**E-BOOK INSIDE + ARBEITSMATERIAL**

**Pigorsch: Der innere Kritiker von Psychotherapeutinnen und Psychotherapeuten**

Mit dem untenstehenden Download-Code erhalten Sie die PDF-Version dieses Buches.

So laden Sie Ihr E-Book inside herunter:

1. Öffnen Sie die Website: http://www.beltz.de/ebookinside
2. Geben Sie den untenstehenden Download-Code ein und füllen Sie das Formular aus.
3. Mit dem Klick auf den Button am Ende des Formulars erhalten Sie Ihren persönlichen Download-Link.
   [Für den Einsatz des E-Books in einer Institution fragen Sie bitte nach einem individuellen Angebot unseres Vertriebs: vertrieb@beltz.de. Nennen Sie uns dazu die Zahl der Nutzer, für die das E-Book zur Verfügung gestellt werden soll.]
4. Beachten Sie bitte, dass der Code nur einmal gültig ist. Bitte speichern Sie die Datei auf Ihrem Computer.

Download-Code

DUBYG4HEG3

Pigorsch

**Der innere Kritiker von Psychotherapeutinnen und Psychotherapeuten**

Boris Pigorsch

# Der innere Kritiker von Psychotherapeutinnen und Psychotherapeuten

Mit E-Book inside und Arbeitsmaterial

1. Auflage

BELTZ

Dipl.-Psych. Boris Pigorsch
Psychologischer Psychotherapeut
Kreuzbergstr. 82
40489 Düsseldorf
E-Mail: info@innerer-kritiker.de



MIX
Papier | Fördert gute Waldnutzung
FSC® C089473

Dieses Buch ist erhältlich als:
ISBN 978-3-621-28573-5 Print
ISBN 978-3-621-28574-2 E-Book (PDF)

1. Auflage 2019



Lektorat: Natalie Brecht
Umschlagbild: © Kouichi Chiba (gettyimages: 823386188)
Herstellung: Uta Euler
Satz: Reemers Publishing Services GmbH, Krefeld
Gesamtherstellung: Beltz Grafische Betriebe, Bad Langensalza
Printed in Germany

Weitere Informationen zu unseren Autor_innen und Titeln finden Sie unter: www.beltz.de

# Inhaltsübersicht

Vorwort 11
Geleitwort 14

**1** Wann ist ein innerer Kritiker ein schädlicher innerer Kritiker? – auch bei Psychotherapeuten 15
**2** Die Arbeit von Therapeuten mit ihrem inneren Kritiker 57
**3** Was will mein innerer Kritiker? 77
**4** Die Kollegeninterviews 86
**5** Wann bin ich denn nun eigentlich als Therapeut gut genug? 121
**6** Bedingte versus bedingungslose Wertschätzung 134
**7** Kritikersätze und Schuldgefühle im Privatleben – O-Töne von Kollegen 167
**8** Den eigenen inneren liebevollen Begleiter kennenlernen – Verbundenheit erleben 180
**9** Eigene Verletzungen als Psychotherapeut (an-)erkennen 192
**10** Einige einfache Schritte zur Selbstfürsorge für Psychotherapeuten 202
**11** Wo sind Ihre Prioritäten? 214
**12** Kompakt und heilsam 217

**Anhang** 237

Hinweise zu den Arbeitsmaterialien und Audiodateien 238
Literatur 241
Sachwortverzeichnis 242

# Inhalt


Vorwort 11

Geleitwort 14

**1 Wann ist ein innerer Kritiker ein schädlicher innerer Kritiker? – auch bei Psychotherapeuten** 15

1.1 Der Ego-State-Begriff und die Arbeit mit dem inneren Kritiker 15

1.2 Ein einfaches Modell innerer Anteile 20

1.3 Nachsicht mir gegenüber 22

1.4 Wann ist ein innerer Kritiker schädlich? Und wann nicht? 22

1.5 Innerer Kritiker oder innerer Antreiber … oder was? 28

1.6 Interaktionelle Motive bei Psychotherapeuten 29

1.7 Das Gentle-Eyes-Modell 46

**2 Die Arbeit von Therapeuten mit ihrem inneren Kritiker** 57

2.1 Wer kann wie daran arbeiten? 57

2.2 Den inneren Kritiker wertschätzen 60

2.3 Die Fähigkeit trainieren, Glück zu erleben 64

2.4 Einen günstigen Rahmen für den Prozess schaffen 67

2.5 In Selbsthypnose (oder mit Gegenüber) einen inneren Ort der Geborgenheit entstehen lassen 68

**3 Was will mein innerer Kritiker?** 77

3.1 Den eigenen inneren Kritiker kennenlernen 77

3.2 Eine Plananalyse zum inneren Kritiker 79

**4 Die Kollegeninterviews** 86

4.1 Der Ablaufplan eines Kritikerinterviews 86

4.2 Du musst es besonders richtig machen 88

4.3 Wie äußere Kritiker die Entwicklung des inneren Kritikers mitgestalten 97

4.4 Kontakt mit dem inneren Kritiker aufnehmen 102

4.5 Dem inneren Kritiker »Danke« sagen? 103

4.6 Eine mögliche Vertragsarbeit mit dem inneren Kritiker 116

**5 Wann bin ich denn nun eigentlich als Therapeut gut genug?** 121

5.1 Du bist nicht gut auf die Sitzung vorbereitet! 121

5.2 Du bist verantwortlich für das Nicht-Vorankommen des Patienten! 122

5.3 Du bist nicht empathisch genug 123

5.4 Die Große oder als Scheidungskind funktionieren müssen 129

**6 Bedingte versus bedingungslose Wertschätzung** 134
6.1 Du solltest dich ein bisschen zusammenreißen! 140
6.2 Sehnsucht nach Zuwendung 146
6.3 Der »große Betrug«, Schuldgefühle und wie ich lerne, mir zu verzeihen 147
6.4 Aber das Besondere habe ich nicht! 148
6.5 Frieden schließen 159

**7 Kritikersätze und Schuldgefühle im Privatleben – O-Töne von Kollegen** 167
7.1 So schräg, wie du selbst drauf bist, kannst du doch nicht anderen helfen 167
7.2 Wenn du dich richtig zeigen würdest, würden die Leute dich nicht mögen 168
7.3 Was hast du schon alles falsch gemacht – verbockt! 169
7.4 Was möchte der innere Kritiker mit einem Vorwurf bezwecken? 171

**8 Den eigenen inneren liebevollen Begleiter kennenlernen – Verbundenheit erleben** 180
8.1 Selbstfürsorge für Psychotherapeuten 181
8.2 Mettameditation 183
8.3 Umgang mit Schwierigkeiten 185

**9 Eigene Verletzungen als Psychotherapeut (an-)erkennen** 192
9.1 »Den Vater im Ohr ...« – wichtige Bezugspersonen als prägende Objekte für den inneren Kritiker und Antreiber 192
9.2 Mich selbst annehmen 195
9.3 Was uns von der Suche nach Anerkennung befreit 196

**10 Einige einfache Schritte zur Selbstfürsorge für Psychotherapeuten** 202
10.1 Nehmen Sie sich wichtig 202
10.2 Arbeiten Sie langsamer – dies ist eine Wanderung 203
10.3 Achten Sie auf Ihren Atem 204
10.4 Passen Sie Ihren Kalender an 206
10.5 Pflegen Sie Ihren Körper – Sie haben nur einen 208
10.6 Tauschen Sie sich regelmäßig aus 209
10.7 Entwickeln Sie Dankbarkeit 209
10.8 Sich so annehmen, wie man ist 210
10.9 Supervision und Selbsterfahrung für Psychotherapeuten – und was ist mit Psychotherapie? 211

**11 Wo sind Ihre Prioritäten?** 214

**12 Kompakt und heilsam** 217

**Anhang** 237
Hinweise zu den Arbeitsmaterialien und Audiodateien 238
Übersicht zu den Arbeitsblättern 238
Übersicht zu den Audiodateien 239
Übersicht zu ungekürzte Kollegeninterviews 239
Literatur 241
Sachwortverzeichnis 242

Für Karina

Für Flo &
alle inneren Kritiker, die sich nach bedingungsloser Zuwendung sehnen

# Vorwort

»Jenseits von richtig und falsch liegt ein Ort. Dort treffen wir uns.«

(Dschalâl-ed-dîn Rumî, 1207–1273;
zitiert nach Rosenberg, 2016, S. 29)

### Psychotherapeuten haben auch innere Kritiker ...?

Während eines meiner Seminare zum Thema »Innerer Kritiker bei Psychologen« fasste sich eine Teilnehmerin ein Herz und sagte: »Ich glaube auch nach zwanzig Berufsjahren noch nicht, dass ich gute therapeutische Arbeit leiste. Ich muss es mir immer noch beweisen.« Eine weitere Kollegin ergänzte: »Ich kann keinen Patienten aus der Therapie gehen lassen, wenn er nicht deutliche Fortschritte gemacht hat. Sonst denke ich, dass ich schuld daran bin, dass es ihm nicht besser geht.«

Viele Kolleginnen und Kollegen leiden nach meiner Erfahrung aus vielen Seminaren, Vorträgen und Gesprächen daran, sich in ihrer Arbeit und ihren Leistungen nicht wirklich anerkennen zu können, sondern diese als *normal, selbstverständlich* oder *hätte besser sein können* abzutun. Auch Anerkennungen für erfolgreich abgeschlossene Therapien oder ihre wertvollen Anregungen im kollegialen Austausch können nur schlecht angenommen werden. Stattdessen wird die Wertschätzung relativiert, im Sinne einer Dissonanzreduktion abgewertet, sodass sich eine ehrliche Anerkennung nicht zu sehr mit dem eher negativen Selbstbild beißt. Oft laufen diese kritischen Prozesse nicht bewusst ab. Allem Fachwissen zum Trotz sind solche dysfunktionalen Grundannahmen häufig automatisiert. Dieses Zusammenspiel von innerem Kritiker des Therapeuten und innerem Kritiker des Patienten kann durchaus fruchtbare Prozesse ergeben, gerade durch das therapeutische Engagement und Verständnis für das Leiden des Patienten. Viele selbstkritische und sich stark antreibende Kollegen erreichen mithilfe dieser inneren Anteile beeindruckende berufliche Erfolge, wie beispielsweise den Abschluss einer Promotion, das Absolvieren einer ganzen Palette psychotherapeutischer Fortbildungen oder den Aufbau einer florierenden eigenen Praxis. So weit, so gut. Doch gleichzeitig ergeben sich häufig nachteilige Effekte, die sie auch in der Arbeit mit Patienten erleben. Es reicht nie. Nach erfolgreichem Abschluss eines Projektes muss gleich das nächste her. Innehalten und Genießen des Erfolges fallen sehr schwer. Immer wieder müssen neue *Beweise* für die eigene Wertigkeit, die eigene Kompetenz, auch im Vergleich zu anderen (!), gefunden und bestätigt werden. In Therapien wird unter Umständen zu viel Verantwortung für deren Gelingen übernommen, alle sollen sie besonders gernhaben, besonders viel von ihnen halten.

Und nicht nur das: Auch im Privatleben spüren therapeutisch tätige Kollegen natürlich die negativen Konsequenzen dieser übertriebenen Anspruchshaltung an sich selbst. »Ich muss Beruf und Familie gleichermaßen hundertprozentig gerecht werden, sonst …?« Ja, was sonst eigentlich? Die negativ antizipierten Konsequenzen sind nämlich häufig wenig klar, weil weder zu Ende gedacht, noch im (therapeutischen) Dialog verbalisiert. So können ebenjener starke innere Druck und das Erleben eines ständigen Nicht-gerecht-Werdens entstehen, die in Arbeit und Berufsleben Anspannung erzeugen und physische wie psychische sowie auch interaktionelle Konflikte hervorrufen. Beispielhaft schilderte ein Kollege: »Ich will am liebsten der beste Therapeut von allen sein. Alle meine Patienten sollen mich herausragend finden. Und auch zu Hause halte ich es kaum aus, wenn Kritik an mir geäußert wird. So bescheuert bin ich, und das als Therapeut!« Der hier zu lesende unerfüllbare Anspruch an sich selbst, das Getrieben-sein in verschiedenen Kontexten und dann noch der folgende Symptomstress inklusive Abwertung ob der eigenen Profession (»Müsste ich doch wissen!«) sorgten für einen immensen Leidensdruck.

Hiermit kommen wir zu einem scheinbar überwundenen Aspekt in der psychotherapeutischen Arbeit. Trotz der vorgeschriebenen Selbsterfahrung im Rahmen der Weiterbildung zum Psychotherapeuten erlebe ich immer noch viele Kollegen, die die eigene Psychohygiene und das eigene Auseinandersetzen mit persönlichen Schemata vernachlässigen. Zum Teil wird auch aus falsch verstandenem beruflichem Stolz keine Hilfe gesucht. Fairerweise muss dazu gesagt werden, dass es als Psychotherapeut nicht leicht ist, die eigene Bedürftigkeit als Helferin bzw. Helfer anzuerkennen und dann noch Beratungs- oder Therapiemöglichkeiten zu finden, in denen man, ohne den eigenen Namen zu gefährden, gute Ansprechpartner findet. Glücklicherweise gibt es im kollegialen Austausch Gelegenheiten, persönliche Themen anzubringen, sich Rat zu holen und Gemeinsamkeiten zu erkennen.

Dieses Buch ist keine wissenschaftliche Abhandlung und erhebt auch nicht diesen Anspruch. Es ist ein Praxisbuch, mit vielen O-Tönen von und Interviews mit Kolleginnen und Kollegen. Dieses Buch soll Ihnen, liebe Kolleginnen und Kollegen, viele praktische Anregungen in der persönlichen Auseinandersetzung mit dem eigenen inneren Kritiker bieten, in Form von Texten, Transkripten, Arbeitsblättern, Audiodateien, Metaphern und Geschichten.

Somit hoffe ich, dass Sie mehr und mehr Verständnis für sich und die eigene kritische Instanz aufbauen, Ihre Beweggründe verstehen und sich dann dahin entwickeln können, sich selbst mit mehr Wohlwollen und Fürsorge im Alltag zu begleiten – zugunsten der eigenen Arbeit, dem eigenen Privatleben und der eigenen Person.

Neulich in einer meiner letzten Gruppentherapien zum Thema Selbstwert brachte es eine Patientin auf den Punkt: »Ich will mich mit mir selbst anfreunden!« Ich glaube fest daran, dass Menschen in kleinen Schritten diesen Prozess zu mehr Selbstannahme und Wohlwollen für sich beginnen und gehen können. Was ich noch bemerken möchte: Der innere Kritiker bzw. die innere Kritikerin darf bleiben.

Das Ziel dieses Buches besteht nicht in einem *Wegmachen* dieses biografisch meist so wichtigen inneren Anteils, sondern darin, ihn zu verstehen, zu würdigen, zu utilisieren und mit ihm ein gesünderes Auskommen zu finden.

**Danksagungen**

Ich danke dir, meiner lieben Frau Karina, für deine unbändige Unterstützung dieses Buchprojektes, viel Fürsorge rund um unsere Familie und deine Liebe in all den Jahren.

Liebe Flori, auch du hast mir beim Buch viel geholfen, mit deiner Neugier, deinen Fragen und »Sagen«. Du hast viel mit dem Herzen verstanden. Ich danke dir sehr dafür und habe dich sehr lieb.

Liebe Moni, lieber Martin, danke für euer liebevolles Unterstützen unserer Kleinfamilie und für eure wohlwollenden Haltungen im Leben, die mich viel lehrten.

Liebe Uschi, lieber Jürgen, ich bin dankbar für so viel Kümmern um uns, euer Mitfiebern, eure Großzügigkeit und das Mir-den-Rücken-Freihalten.

Meiner Lektorin Frau Brecht danke ich für ihr umsichtiges, verständnisvolles und geduldiges Lektorieren des Buches. Frau Dr. Wahl und dem Beltz Verlag möchte ich für ihr Vertrauen danken und dafür, mir diese Chance gegeben zu haben.

Besonders danken will ich dir, liebe Doro. Du hast mir durch dein hilfsbereites und ausdauerndes Begleiten des gesamten Buchprojektes, durch sehr wertvollen fachlichen Rat, inhaltliche Anregungen und pointierte, wohlwollend-kritische Aussagen sehr geholfen. Danke für deine Großzügigkeit in Sachen Zeit und das Teilen deines Fachwissens!

Ich danke Herrn Prof. Dr. Dirk Revenstorf sehr herzlich für sein freundliches Geleitwort und seine Unterstützung meines Buchprojektes.

Eine große Anerkennung und Dank von Herzen allen Kollegen und Kolleginnen, die Interviewpartner waren und mir ihr Vertrauen schenkten sowie den Lesern einen Teil ihrer Kritiker-Geschichte offenbarten, sowie allen, die in den O-Ton-Bögen so wertvolle Beiträge zum Buch leisteten, die dieses sehr echt und authentisch machen.

Auch meinen Patientinnen und Patienten danke ich sehr, da ich durch die Arbeit mit ihnen so viel über den inneren Kritiker und seine wohlwollende Behandlung lernen durfte. Ich habe großen Respekt vor ihren Lebensgeschichten und ihnen als Menschen.

Zum Abschluss sage ich danke an: meinen Chef Hartmut Kujath, von dem ich viel gelernt habe und starke Unterstützung erfuhr, meinen Kolleginnen der »Praxis am Hofgarten«, die mich mit ihrer Kollegialität und inhaltlichen Kompetenz sehr bereichern, dem EIAB (eiab.eu) in Waldbröl und den dortigen Nonnen und Mönchen bin ich sehr dankbar für das Erleben so vieler Momente voller Achtsamkeit, Wohlwollen, Mitgefühl und liebevoller Güte, meinem Dozenten in der Ausbildung Wolfgang Jänicke für das Offenbaren systemischer Therapieformen und psychodramatischer Ansätze, meinen Yogalehrerinnen Nicola und Claudia für viele wertvolle und inspirierende Yogastunden, Steffi Schramm für ihre mich inspirierende Art in Workshops und Supervisionen sowie ihre vielfältige Unterstützung meiner Projekte, Ghita Benaguid für zahlreiche hilfreiche Impulse; Charly danke ich für ihre Hilfe und Anregungen, Josi für ihre technische Unterstützung als es dringend wurde, Katharina für ihre positive Art und viele hilfreiche Mittagspausengespräche und nicht zuletzt vor allem Steffi Collins für das Verkörpern von Güte, Unterstützung und Freundschaft im allerbesten Sinne.

Düsseldorf, Herbst 2018 *Boris Pigorsch*

# Geleitwort

Neben einer tragfähigen Beziehung zum Patienten ist die Überzeugtheit der Therapeuten von ihrem Tun der wichtigste Faktor der Wirksamkeit ihres Behandlungsangebotes – egal, mit welcher Therapieform sie arbeiten. Denn sind sie überzeugt von der Richtigkeit dessen, was sie machen, dann sind sie überzeugend und können den Patienten dabei helfen, ihre Hilflosigkeit und Demoralisierung hinter sich zu lassen. So gewinnen die Patienten wieder Zugang zu ihren Ressourcen und Selbstheilungskräften. Die Basis der Überzeugtheit ist die Sicherheit in der Technik, die Therapeuten gelernt haben. Da sind Zweifel an der eigenen Kompetenz wie Sand im Getriebe. Doch jeder kennt die bange Frage: »Hab' ich alles richtig gemacht, könnte ich es nicht noch besser machen?« Das Bedürfnis, mehr zu wissen, ist kein Makel, sondern ein Zeichen von professioneller Verantwortung. Aber wenn die Selbstkritik zur Verunsicherung führt und die Authentizität untergräbt, wird sie zum Hindernis und verdirbt die Freude am Beruf und hemmt den Zugang zu den therapeutischen Möglichkeiten.

Auch wenn man nach außen hin eine Fassade der Sicherheit aufrechtzuerhalten gelernt hat, führt der innere Antreiber zu noch mehr Perfektion, oft Erschöpfung und verhindert die Gelassenheit, die Therapeuten als Modell vorleben könnten. Boris Pigorsch zeigt in seinem Selbsthilfeansatz, wie Therapeutinnen und Therapeuten zu ihrer inneren Ruhe zurückfinden. Und das Interessante ist, dass man den inneren Kritiker nicht verleugnen muss, sondern besser daran tut, ihn zu würdigen, damit er konstruktiv einbezogen werden kann.

Wie man das mit einer kreativen Mischung aus Ego-State-Therapie, Selbsthypnose und Achtsamkeit macht, wird in diesem Buch vermittelt. Es ist ein wichtiger Beitrag zur Selbstfürsorge, die Therapeuten brauchen, doch sich oft nicht gestatten, weil sie glauben, über alle psychologischen Schwächen erhaben sein zu müssen, denn schließlich sind sie ja die Fachleute dafür. Aber das reicht nicht. Etwas für die eigene Psychohygiene zu tun, ist die Voraussetzung für die innere Balance, zu der dieses Buch verhilft.

Im Oktober 2018 *Dirk Revenstorf*

# 1 Wann ist ein innerer Kritiker ein schädlicher innerer Kritiker? – auch bei Psychotherapeuten

## 1.1 Der Ego-State-Begriff und die Arbeit mit dem inneren Kritiker

Grundsätzlich ist aus meiner Sicht zunächst darauf hinzuweisen, dass natürlich nicht jeder Innerer-Kritiker-Anteil einer Person als Ego-State zu bezeichnen ist. Es gilt zunächst in der Anamnese und im Verlauf des Prozesses herauszufinden, ob es sich dabei um normale Abbildungen von Beziehungserfahrungen handelt, die Moralvorstellungen, Gewissen, Regeln und Normen hervorbringen. Diese Vorstellungen variieren bekannterweise sehr stark, unter anderem abhängig von Kultur, Gesellschaft, Religion und vielen weiteren Faktoren.

Meinem Verständnis nach ist ein Ego-State dabei ein innerer Anteil mit eigenen Erfahrungen, Annahmen über die Hauptperson und die Welt, eigenen Gefühlen, Bedürfnissen, Körperempfindungen, Bildern, Erinnerungen und Verhaltensweisen. Im Inneren sind oft sehr viele verschiedene Anteile zu finden, die sich (s. ABs 1, 2, 3) miteinander verbünden, in Konflikt miteinander stehen oder einander schützen. Diese inneren Instanzen werden in der Literatur als innere Anteile, Ego-States, Persönlichkeitsteile oder Introjekte bezeichnet. Sie stehen miteinander in dynamischen Beziehungskonstellationen, die sich oft dem bewussten Verstand entziehen. Dann erleben wir uns entweder (was auch einen inneren Anteil darstellt) in einer Art »Autopilot-Modus«, in dem eine starke Abgetrenntheit von Gefühlen und Bedürfnissen oder auch eine chaotische Überwältigung schwer zuzuordnender innerer Strömungen vorherrscht. Die verschiedenen inneren Anteile versuchen dabei, die (oft gegenläufigen) Bedürfnisse des Individuums zu befriedigen, und geraten so häufig in Zielkonflikte à la: »Esse ich noch mehr Kuchen?« (ein genießender oder gar gieriger innerer Anteil) oder »Höre ich auf mein Sättigungsgefühl?« (ein vernünftigerer, maßvoller innerer Anteil). Im beobachtbaren Verhalten können Ambivalenzen (um den Kuchen schleichen …) und auch die Entscheidung, je nachdem welcher Anteil sich durchgesetzt hat, sichtbar nachvollzogen werden.

Zum Teil sind innere Anteile wegen der Nähe zum Ich-Erleben nur wenig beschreibbar. Die Person erlebt beispielsweise den selbstkritischen inneren Anteil, hier als der innere Kritiker bezeichnet, als *Ich* und wundert sich, wie man denn als Therapeut darauf kommt, dass der innere Kritiker nur ein Teil von einem sei. Jedoch kann dieses Phänomen der Verschmelzung mit dem eigenen Ich-Erleben nicht generalisiert werden. Andere Menschen kennen auch einen starken inneren Kritiker mit eigenem Erleben und Verhaltenstendenzen, können ihn jedoch aus einer inneren Distanz heraus beschreiben und hinterfragen. Diese Schulung eines inneren Beobachters ist oft in Behandlungen sehr hilfreich und führt zu mehr positiver Dissoziationsfähigkeit und einem »Ich bin mehr als meine Selbstkritik«.

**Beispiel**

Eine Kollegin berichtete, aus der inneren Distanz heraus den inneren Anteil auch biografisch einer Beziehungserfahrung zuordnen zu können:

»… und dann höre ich wieder die Stimme meiner Mutter im Ohr, die an mir herummäkelt.«

Hier liegt eine positive Dissoziationsfähigkeit zur inneren Kritik vor, die ein Analysieren aus der Distanz heraus, ja gelegentlich auch ein Infragestellen oder auch ein Schmunzeln erlaubt.

Doch wann bildet sich nun nur eine (a) normale Moralvorstellung heraus (»Wer feiern kann, kann auch arbeiten.«)? Wann zeigt sich (b) ein innerer Anteil im Sinne eines beobachtbaren inneren Kritikers? Und wann bildet sich (c) ein starker Ego-State heraus, den man kaum vom eigenen Ich unterscheiden kann?

Meine Erfahrung als Therapeut ist, dass die Entwicklung eher in Richtung eines unflexibleren und mit starken Kosten (innerlich und in Beziehungen) verbundenen Ego-States geht. Dabei wird die Tendenz umso mehr verstärkt,

- je dauerhafter und heftiger die Verletzungen in prägenden Beziehungen sind,
- je wichtiger die verletzende Bezugsperson(en) und je rigider die Erwartungen an das Kind waren beziehungsweise sind,
- je mehr Furcht vor Strafe und Verlust des wichtigen Beziehungsobjektes entstand.

Der zugrunde liegende Prozess der Entwicklung von inneren Anteilen, Ego-States oder Introjekten – dieser Begriff schließt das In-sich-Nehmen der Beziehungserfahrung mit einem wichtigen Bezugsobjekt mit ein – kann dabei als Introjektion bezeichnet werden.

»Introjektion meint das Annehmen derjenigen Rolle, die dem Kind im realen Beziehungskontext von den Eltern oder anderen wichtigen Bezugspersonen angetragen wurde.« (Peichl, 2013, S. 20)

Dabei, so führt Peichl weiter aus, muss sich durch den Prozess der Introjektion nicht immer ein das Individuum schützende, aber auch belastendes Introjekt herausbilden. Ein maladaptives Introjekt wäre beispielsweise ein unflexibler innerer Kritiker in antreibender Funktion. Das Antreiben zu perfekter Leistung führt durch den Perfektionsdrang zur völligen Erschöpfung, wobei ein erholsamer Ausgleich vernachlässigt wird. Das Ziel dieses rigideren Introjektes oder inneren Anteils ist meist,

(a) mehr Lob und Zuwendung zu erhalten und
(b) sich vor Kritik durch wichtige Bezugspersonen zu schützen.

In Folge werden die Gesundheit des betreffenden Individuums, seine sozialen Beziehungen und vieles mehr leiden. Im funktionalsten Falle der Verarbeitung wichtiger Beziehungserfahrungen sind es (durch die Bezugspersonen vermittelte) flexible, einen Rahmen gebende Normen hin zu Verantwortungsübernahme, Respekt und anderen

Wertevorstellungen. Ich bin mir dabei bewusst, dass die Gewichtung, welche Normen als wertvoll erachtet werden, je nach kulturellem, familiärem, gesellschaftlichem oder auch religiösem Kontext sehr unterschiedlich ausfällt.

Bei sehr starker Identifikation und Verschmelzung mit seinen Werten und Normen kann aus der Repräsentanz des Objektes im Außen (z. B. den Erfahrungen mit einem strafenden Elternteil) eine Repräsentanz im Selbst entstehen, also ein innerer Anteil bzw. Ego-State mit deutlich starreren Regeln, Normen, Werten, Erinnerungen, Gefühlen, Bedürfnissen und Verhaltenstendenzen. Die Bezugsperson wird unbewusst kopiert und als eigener innerer Anteil im Selbst verankert. So wie ein starker innerer Kritiker im Kritikerinterview mit Franzi (s. Interview, Abschn. 5.4), die den inneren Kritiker als »Ich«, somit als sehr Ich-synton erlebte.

**Eltern-Kind-Beziehung**. Der folgende Hintergrund ist mir dabei wichtig zu wiederholen: Wenn ein Kind den in der Beziehung zu den engsten Bezugspersonen erlebten Regeln, Werten und Normen so gut es geht entspricht, erhält es vielleicht ein wenig mehr Zuwendung, kann so seinem tiefen Bedürfnis, den Bezugspersonen zu gefallen, entsprechen und wird gegebenenfalls weniger hart bestraft. Neben körperlicher Gewalt ist auch ein Liebesentzug für das Kind verstörend. Es kann noch nicht abschätzen, ob und, wenn ja, wann dieser sehr unangenehme, trennende Zustand wieder aufhört. So ist die aktivierte Introjektion nach Peichl (2013) als extrem wichtiger Abwehrmechanismus zu sehen. Die kindliche Angst steht im Bezug zum real drohenden oder vorgestellten Verlassenwerden durch die existenziell wichtige Bezugsperson.

Die Bezugsperson wird mit ihren Werten und Normen über den Prozess der Introjektion ins eigene Ich aufgenommen, um auch in der Abwesenheit dieses wichtigen Interaktionspartners beispielsweise bloß »alles richtig zu machen«, »nicht aufzufallen«, »mich zusammenzureißen« oder andere individuelle Regeln weiter zu befolgen (für weitergehende Aspekte und Details s. Peichl, 2013). Gleichzeitig schädigt dieser Prozess im selben Moment die verletzten inneren Anteile, die nach der realen Schädigung durch die Bezugsperson(en) nun auch innerlich durch die verletzte Person selbst weiterverfolgt, kritisiert und bestraft werden. So wiederholt dieses Individuum seine Beziehungserfahrungen mit sich selbst und reinszeniert unbewusst die erlebten Verhaltensmuster. Mögliche Formen können beispielsweise sein: sich selbst antreiben, (Selbst-)Bestrafung, sich selbst nie gut genug sein – und eben jene Strategien zum Erhalt von etwas mehr Zuneigung und Vermeidung von Kritik und Liebesentzug. Auch werden häufig in den aktuellen Beziehungen die erfahrenen Interaktionsmuster wiederholt, sei es zur Selbstoptimierung, um endlich gut genug für den Partner zu sein, zum Vermeiden der Bearbeitung von Beziehungskonflikten, um bloß nicht verlassen zu werden, oder im Sinne anderer denkbarer (auch unbewusst ablaufender) Motive und zugehöriger Strategien in Beziehungen. Eine Abkehr von den in sich implementierten Regeln hin zu mehr Fürsorge für verletzte, kindliche innere Anteile (somit zur Verbesserung der Beziehung zu sich selbst) und später zur Veränderung wie Verbesserung von Außenbeziehungen erscheint in Therapien anfangs oft völlig utopisch.

Jesper Juul, einer der bekanntesten Gruppen- und Familientherapeuten Europas, fasst die Charakteristika von Introjektionsprozesse unter anderem so zusammen:

»Kinder kooperieren in gleichem Umfang mit konstruktiven wie destruktiven Prozessen in der Familie, weil ihre Psyche zu einer Unterscheidung nicht in der Lage ist. Im Zuge der Entwicklung ihres Bewusstseins, ihrer Sprache und Werte können sie sich zwar intellektuell und moralisch vom destruktiven Verhalten ihrer Eltern abgrenzen, doch *subkutan* wirkt es weiter, da es längst zum Teil der Persönlichkeit geworden ist.« (Juul, 2018, S. 208–209)

Die destruktiven Verhaltensweisen und dadurch erlittenen Verletzungen können neben dem Verlust einer so wichtigen Bezugsperson, wie bereits angedeutet, sehr unterschiedlicher Natur sein. Beispielsweise zählen (ohne Anspruch auf Vollständigkeit) Gewalt, Vernachlässigung, emotionale Kälte, zu hohe moralische Standards, Gleichgültigkeit, Abwertungen, das Gefühl, »nie gut genug sein«, aber auch das starke Zurückstellen der kindlichen Bedürfnisse wegen eines kranken Elternteils, einer Suchterkrankung oder anderer belasteter Familienangehöriger dazu. Diese Schädigungen können in Familie, Kindergarten, Schule, Ausbildung oder später entstanden sein. Oft lohnt sich in der Anamnese ein genaues Beleuchten der einzelnen Lebensphasen, auch wenn den Menschen mit starken inneren Kritikern diverse Ereignisse nicht mehr als schlimm erscheinen. »Das ist doch so lange her« und »Andere haben viel Schlimmeres mitgemacht« höre ich dann auch oft in den Interviews mit Kollegen oder in den Therapien mit Patienten. So werden eigene, oft diffusere traumatische Erfahrungen, die nicht in der Reihe klassischer Traumatisierungen im Rahmen einer Posttraumatischen Belastungsstörung zu finden sind, häufig nicht ernst genommen und bagatellisiert. Auch wenn täglich in Therapien zu erfahren ist, wie schädigend die Abwesenheit(en) von Bezugspersonen oder Strafen für das Kind sein können. Diese beispielhaften Situationen erlebt das Kind als sehr drastisch, bedrohlich und endgültig. Das liegt unter anderem auch an dem noch nicht abgeschlossenen Prozess der Herausbildung einer Objektkonstanz.

**Definition**

**Objektkonstanz** bedeutet, ein wichtiges Bezugsobjekt innerlich zu speichern und auch bei seiner Abwesenheit Liebe und Sicherheit spüren zu können.

Manchmal wundern sich die selbstkritischen Kollegen, dass ich sie als hart mit sich umgehend erlebe, als zu unnachgiebig und sehr fordernd mit sich selbst. Wenn ich ihnen dann weiter spiegele, dass ich diese Strenge angesichts ihrer vielfältigen Leistungen in Beruf und Familie als zu rigide empfinde, kommen sie ins Nachdenken. Sie wissen rein rational und auch mit ihrem Therapeutenverstand, dass sie recht streng mit sich sind, emotional jedoch halten sie weiter stark an dem inneren Antreiben und Sich-Kritisieren fest und halten es in letzter Konsequenz für normal und oft auch angemessen. Sie sind es ja auch gewohnt, sich seit Jahrzehnten entweder anzupassen und ihr Gegenüber stark zu scannen (beispielsweise: wie es diesem geht, ob sie helfen und wie sie die Situation harmonisieren können) – oder sich eben auch immer höher, schneller und weiter zu besten Leistungen anzuspornen. Zuerst nach einer anstrengenden Schullaufbahn ein gutes bis sehr gutes Abitur zu machen, dann sich durch ein forderndes Studium zu arbeiten, häufig parallel zu arbeiten, sich um die Familie kümmern, die entbehrungsreiche Therapeutenausbildung zu absolvieren oder gar noch zu promovieren. Einige Kollegen haben sogar ganz andere Grundausbildungen gemacht und in anderen Berufsfeldern erfolgreich gearbeitet, um dann auf die psychotherapeutische Laufbahn umzusatteln. Hier können sich manche Leser ertappen: »Aber ich habe doch gar nicht promoviert« … oder »Ich musste mich nicht um meine Familie kümmern«.

Wie dem auch sei, die individuelle Entwicklung ihres inneren Kritikers nachzuvollziehen, seine erzielten Erfolge zu würdigen, die ihm zugrunde liegenden Verletzungen und unerfüllten (kindlichen) Bedürfnisse zu entdecken, diesen spannenden Prozess können sie ja mithilfe dieses Buches beginnen. Es geht nicht darum, die eigenen Verletzungen auf stigmatisierende Art zu pathologisieren, aber sie ernst zu nehmen, zu würdigen, in einer wohlwollenden Betrachtung zu untersuchen und schließlich in etwas Heilsames und Hilfreiches umzuwandeln.

In diesem Buch geht es nicht um die Bearbeitung der schwersten psychischen Folgeerkrankungen nach massivsten Verletzungen und Gefahr für Leib und Leben. Es geht nicht um die Behandlung von dissoziativen Identitätsstörungen, von Patienten mit roboterartigen Programmen und massivsten Einschränkungen in ihrer Lebensführung. Stattdessen soll die Arbeit mit inneren Kritikern als inneren Anteilen, Introjekten bzw. Ego-States, die auch bei Therapeuten dysfunktionale Auswirkungen mit starkem Leidensdruck hervorrufen können, im Mittelpunkt stehen.

> **!** Innere Kritiker haben im Entstehungsprozess einen Lösungsversuch des damaligen Kindes dargestellt, um Beziehungen zu schützen, Eltern zu halten, mehr Zuwendung zu erfahren und Strafe und Verlassenwerden zu entgehen.

Wichtig dabei ist auch zu bemerken, dass alle inneren Anteile aufgrund ihrer lebensgeschichtlichen Bedeutung für das Individuum im Sinne von Schutz und Sicherheit unter allen Umständen bleiben wollen und niemals »hinauskomplementiert« werden können. Wird das versucht, wird man grandios scheitern. So sehr das »Wegmachen« unerwünschter innerer Anteile auch gewünscht sein mag. Oder um es mit John und Helen Watkins zu sagen: »Ein weiteres typisches Merkmal von Ich-Zuständen ist, dass sie, einmal etabliert, hoch motiviert sind, ihre Existenz zu bewahren und zu schützen.« (Watkins & Watkins, 2012, S. 50)

Mit diesem Wissen, Bewusstsein und dem dazugehörigen Respekt vor diesen inneren Anteilen respektive Ich-Zuständen, die so viel für die betreffende Person geschafft haben und noch leisten, werden wir deutlich achtsamer sowie geduldiger arbeiten und eher ein Würdigen und Utilisieren (= Nutzbarmachen) dieser Energien anstreben.

## 1.2 Ein einfaches Modell innerer Anteile

In meiner einzel- und gruppenpsychotherapeutischen Arbeit sowie in Seminaren mache ich immer wieder die Erfahrung, dass das folgende Arbeitsmodell innerer Anteile Patienten bzw. Teilnehmern schnell einleuchtet und gut für die Arbeit geeignet ist.

Die wichtigsten Aspekte zur Natur innerer Anteile und deren Handlungssteuerung sind an einfachen Beispielen entsprechend vereinfachend dargestellt. Sie gleichen dem Bild der klassischen Ambivalenz zwischen *Teufelchen* und *Engelchen*, sei es bei der Frage, ob man sich noch einen zweiten Nachtisch nimmt oder die teurere, das Budget übersteigende Reise bucht.

**Die innere Familie.** Das von mir verwendete Modell sah ich zu ersten Mal in meiner Weiterbildung bei einem meiner Dozenten, Wolfgang Jänicke. Im Seminar zu systemischer Therapie malte er ein ähnliches modellhaftes Bild einer »inneren Familie« auf, das ich für den Gebrauch für dieses Thema weiterentwickelt habe. Der Vorteil dieser Figur ist, dass sie einfach verständlich, visuell gut darstellbar und eingängig ist. Bitte beachten Sie, dass Sie erst mal so wenige Anteile wie möglich aufmalen. Also: Weniger ist mehr. Zunächst illustriere ich im Folgenden das Modell und dann ein mögliches Vorgehen in der Selbsterfahrung bzw. auch in Therapiesitzungen. Dieses Arbeitsblatt verdeutlicht vereinfachend den beschriebenen Zusammenhang zwischen innerem Kritiker und einem inneren Anteil, bestehend aus Angst und Trauer. Wie erklärt entwickelt sich der innere Kritiker häufig als lebensgeschichtlich wichtiger innerer Anteil als Schutzversuch des Kindes, um Angst und Trauer (oder auch Wut) zu dämpfen bzw. die berechtigten und zu würdigenden Bedürfnisse des Kindes zu realisieren.

**Beispiel**

Ein Kind erlebt zu Hause einen Vater, der es dann besonders lobt und anerkennt, wenn es sehr gute schulische Leistungen erbringt. Eine Zwei in der Schule missbilligt er und widmet dem Kind sonst wenig Zeit und Aufmerksamkeit. So werden die Grundbedürfnisse (im Graweschen Sinne und Erläuterungen in diesem Buch ab Abschnitt 1.6) des Kindes nach einer tragfähigen Bindung und einer Selbstwerterhöhung im Verhältnis zum Vater stark frustriert. Nun bildet sich ein Innerer-Kritiker-Anteil als Repräsentanz der Beziehung zum Vater im Innern des Kindes heraus, ein kleines Abziehbild seiner Leistungsorientierung, seiner Sprüche und typischen Verhaltensweisen. So treibt sich das Kind zu immer besseren schulischen Leistungen an, um dem Vater zu gefallen und die Angst vor seiner Kritik bzw. seinem Desinteresse zu dämpfen. Es realisiert mit dem inneren Kritisieren und Antreiben seine ureigensten Grundbedürfnisse, die eben genannten Grundbedürfnisse nach

(1) Bindung (mein Vater lächelt mich warmherzig an, wenn ich eine Eins nach Hause bringe),
(2) Selbstwerterhöhung (ich bin mit einer Eins endlich mal gut genug für ihn),

(3) aber sicherlich auch nach Kontrolle (sein Lächeln und seine Aufmerksamkeit geben Sicherheit)
(4) und Lustgewinn bzw. Unlustvermeidung (sein Lob verhindert Schimpfen = Schmerz).

So versucht der innere Kritiker (unbewusst, s. auch AB 1), die inneren Anteile von Angst und Trauer zu schützen.

Gleichzeitig besteht ein innerer Konflikt, sind Angst und Trauer doch gefährlich angesichts einer Umgebung, in der das Kind zentrale Bedürfnisse nicht erfüllt bekommt oder gar immer wieder neue Verletzungen erfährt. Sprich: Der innere Kritiker des Kindes lehnt die eigene Angst ab. Es bezeichnet sich vielleicht als Angsthasen oder Heulsuse, weil man eben mit Angst oder Traurigkeit noch schlechter eine Eins erreichen kann, die einzige für den Vater zählende Note.

! Der innere Kritiker wertet somit ab, treibt an, sorgt für Anpassung an die Erwartungen anderer *und* übernimmt gleichzeitig damit unbewusste Schutzfunktionen.

Nun kann deutlicher werden, wen der innere Kritiker mit welchen Aussagen zu beschützen versucht. Ist es bei Ihnen eher ein verängstigter innerer Anteil? Oder eher eine innere Traurigkeit, die *wegkompensiert* werden muss? (s. AB 1 und 2) AB 1+2

Machen Sie sich bewusst, dass es sich hier um ein statisches Modell für höchst dynamische, innere Prozesse handelt. In unserem Kopf herrscht ständiges Geschnatter unseres Geistes, sodass die Dominanz der Anteile und ihre Redebeiträge sich ständig ändern.

**Was könnte diese Übung für Ihren Wachstumsprozess bedeuten?**
Die Zielrichtung ist häufig, den eigenen inneren Kritiker langsam mit seinen typischen Sätzen kennenzulernen, um so ein Bewusstsein für seine Existenz zu gewinnen. Zudem kann ich seine Bedeutung für das innere System mit verschiedenen inneren Anteilen erlangen. Dadurch wird es oft erst möglich, die durch ihn beschützten, jedoch auch zensierten und unterdrückten inneren Anteile bewusster wahrzunehmen (in diesem Fall Gefühlsanteile) und sowohl eine gesunde innere Distanz zu den Gefühlsanteilen einzunehmen, als auch eine Diskriminierung zwischen dem typischen »Mein innerer Kritiker bzw. Zensor meldet sich« und dem »Ich bin der Zensor« aufzubauen! Zudem kann ich erkennen, dass mein innerer Kritiker mich schädigt, mich heftiger antreibt und zensiert, als jeder andere das mit mir tut. In der Folge kann ich dann behutsam lernen, meine inneren Anteile zu würdigen, sie anzunehmen, ihre Bedeutung zu erkennen und damit verbundene Gefühle vorsichtig zuzulassen. Ich kann einen Prozess liebevoller Güte und Mitgefühl beginnen, der zu viel Freude, Wohlwollen, Verständnis, Lebensqualität und Leichtigkeit führen kann.

## 1.3 Nachsicht mir gegenüber

Im nächsten Arbeitsblatt (AB 3) ist nun ein innerer Anteil erstmalig aufgeführt, der für den Prozess hin zu mehr Selbstachtung und Selbstfürsorge von zentraler Bedeutung ist bzw. sein wird: der des liebevollen, wohlwollenden und sanften inneren Begleiters. Viele Kollegen kennen diese Art zu schauen vom Blick auf geschätzte Patienten, natürlich auch vom freundlichen und gütigen Umgang mit Familien und Freunden. Sich selbst gegenüber ist diese Haltung leider häufig zu gering ausgeprägt und auch in Weiterbildungen geht es häufiger um Selbstoptimierung (als Therapeut) als um das »Gut-genug-Sein«. Werfen wir also einen Blick auf die Ergänzung des einfachen Arbeitsmodells innerer Anteile.

Welche Rolle spielt ein mitfühlender, liebevoller und nachsichtiger Begleiter im inneren System? Gibt es überhaupt (*gefühlt*) eine solche innere Instanz, mit der Sie sich liebevoll und sanft betrachten? Dieses Schaubild stellt dar, dass hier ein wohlwollender innerer Anteil versucht, den eigenen Gefühlsanteil zu schützen, dieses Wohlwollen jedoch noch zu schwach ausgeprägt ist. Somit übernimmt der innere Kritiker das Schützen in Form von Anpassen, Antreiben, *mehr* Erreichen … Dem inneren Kritiker ist der liebevolle Begleiter natürlich suspekt und fremd. Er scheint mit seinen wohlwollenden Sätzen die Unwahrheit zu sagen (s. AB 3).

AB 3

Im Beispiel des Kindes mit dem zu strengen Vater wäre es so, dass es in seinem Leben (hoffentlich) noch einen wohlwollenden und gütigen Lehrer oder eine sanfte und liebevolle Großmutter oder andere wertschätzende Bezugsperson gab. Diese Beziehungserfahrung speiste den liebevollen Begleiter, allerdings war diese positive Gegenfigur vielleicht eher selten da, sodass sich »nur« ein kleinerer liebevoller Begleiter herausbildete.

In Psychotherapien übernehmen wir oft unter anderem auch die Rolle eines liebevollen, wohlwollenden und Hilfestellung gebenden Begleiters. Dabei empfiehlt es sich natürlich, in der Anamnese nach bereits vorhandenen Ressourcenanteilen, wie einem früheren liebevollen Begleiter, suchen zu lassen, um an diese Beziehungserfahrung anzudocken und darauf aufzubauen.

## 1.4 Wann ist ein innerer Kritiker schädlich? Und wann nicht?

Der Volksmund sagt: »Der Ton macht die Musik.« Meiner Erfahrung nach lohnt es sich, sehr hinzuhören, mit welchem Ton unser innerer Kritiker mit uns spricht, uns antreibt und kritisiert. Ist es gerade eher ein motivierendes »Komm, das geht noch besser!« oder »Streng dich an!«? Denn genau das kann Sie gerade zu Höchstleistungen anspornen, Grenzen ausdehnen, Erfolge erzielen und Anerkennung mit sich bringen.

**Beispiel**

**Ein angemessener und funktionaler innerer Kritiker**

Im Gespräch schilderte eine Kollegin, dass sie zunächst nach ihrem Jurastudium beide juristische Staatsexamen erfolgreich absolviert habe, aber nie glücklich in dieser Branche geworden sei. Wer sich mit Jura etwas auskennt, weiß, wie schwer alleine beide Examina sind und wie viele äußere Kritiker diesen Weg säumen. So habe sie (trotz des jahrelangen ersten Studiums) dann während ihrer ersten Schwangerschaft begonnen, Psychologie zu studieren, da das immer ihr großer Traum gewesen sei.

Das Studium und die neue Rolle als Mutter zu vereinbaren sei sehr fordernd gewesen, insbesondere in der Regelstudienzeit an allen Veranstaltungen, Praktika und Tutorien teilnehmen zu können und auch sich durch Statistik durchzuarbeiten. Sie habe in dieser Zeit auf extrem viel Freizeit verzichtet. Das zu bewerkstelligen, dabei habe ihr innerer Kritiker ihr sehr geholfen, den sie schon im Jurastudium hatte entwickeln müssen. Ihre Zielvorstellung habe sie dabei sehr motiviert: »Ich habe mich immer durchgebissen, mich angetrieben, auch durch Statistik. Jetzt kann ich endlich in dem Bereich arbeiten, in dem ich glücklich bin.«

**Der innere Antreiber.** Durch biografisch erworbene Lernerfahrungen kennen viele Kolleginnen und Kollegen diesen inneren Anteil, der sie durch Schule, Studium und Berufsleben geführt hat und noch weiter aktiv zur Zielerreichung beiträgt. Dieser innere Kritiker, oder manchmal passender »innere Antreiber« genannt, trägt mit dazu bei, für Tests, Klausuren und Prüfungen zu lernen. Er verhindert(e), zumindest bei den meisten, die Wochenenden nur für Freizeit, Feiern und Lustgewinn zu nutzen. Er trägt wesentlich zur Impulskontrolle bei. So kann es gelingen, in Erwartung einer späteren, noch verlockenderen Belohnung (z. B. ein Abschlusszeugnis in den Händen zu halten) zunächst auf die erste (Serien schauen, essen, feiern, prokrastinieren) zu verzichten und diese Lustimpulse zurückzustellen.

Oder erleben Sie den Ton des inneren Anteils tendenziell als harsch, abwertend, aggressiv und demotivierend? Eher als »Das ist nicht gut genug!« – aber so harsch vorgetragen, dass man beim bloßen Hören eher verkrampft und Angst entwickelt zu versagen.

Wird bereits klarer, worin die Unterschiede bestehen? Ich vergleiche den inneren Kritiker gerne auch mit einem zu strengen Trainer, der seine Schützlinge immer wieder im Training knechtet, schleift und sie bis über ihre Verletzungsgrenze antreibt. Eine funktionale Wertevorstellung bzw. ein flexibler innerer Kritiker wiederum erkennt die Grenzen zum Schädlichen. Dieser innere Anteil sorgt rechtzeitig für Pausen und schätzt seinen Schützling auch dann wert, wenn die Leistung mal nicht stimmt. So kann ich mir sicher sein, dass Fehler toleriert werden und ich grundsätzlich auch ohne meine allerbeste »Performance« in Ordnung bin. Ich traue mich auch, kleinere Blessuren zuzugeben und auszukurieren. Dagegen ist beim dysfunktionalen inneren Kritisieren das Selbstbild eher negativ, tolle Leistungen bestenfalls normal oder in

Ordnung oder auch »Hätte jeder andere auch geschafft«. Intervisionsgruppen bzw. Qualitätszirkel bieten dabei therapeutisch tätigen Kollegen die Gelegenheit, von Fallbeispielen und Therapien zu berichten, bei denen sie mit Schwierigkeiten oder herausfordernden Themen zu tun haben. In diesem geschützten Rahmen kann auch betrachtet werden, wie es sich mit dem eigenen inneren Kritiker verhält.

**Faustformel: tatsächliches oder nur empfundenes Defizit?**
Weist mein innerer Kritiker nun auf
(a) ein tatsächliches Defizit hin
(b) oder ist seine Kritik zu streng und ungerecht?

Eine Faustformel für diese Frage könnte lauten: »Erzähle es deiner (vertrauten) Intervisionsgruppe: Wenn sie dir freundlich Bücher und Übungen empfehlen, dann könnte es sich um ein tatsächliches, nicht schlimmes, aber aufzuholendes Defizit handeln. Wenn sie jedoch auf einmal beginnen, mit dir über deine Anspruchshaltung und inneren Druck zu sprechen, scheint eher ein Kritikerthema aktiv zu sein.«

**Beispiel**

**Tatsächliches Defizit**
Hier habe ich einen Kollegen im Sinn, dem in seiner Ausbildung bedauerlicherweise nie richtig vermittelt worden war, ein Störungsmodell für eine Generalisierte Angststörung zu entwickeln und dann zu vermitteln. Das traute er sich erst im Coaching zu berichten und wir arbeiteten daran, dass er dieses behebbare kleinere Defizit aufholen konnte.

**Zu strenge Kritik**
Beim Kritikerthema erinnere ich mich an einen anderen Kollegen, der bei einer sehr belasteten und anspruchsvollen Patientin trotz seiner grundsätzlich sehr guten Arbeit immer nach neuen Übungen suchte, die er in den Prozess – ja fast schon »reinschmeißen« konnte. Voller Druck also, den er im Übertragungsprozess von der Patientin unbewusst annahm und den er in Intervisionen sehr konstruktiv reflektieren konnte.

**Eigenlob zulassen.** Komischerweise höre ich so gut wie nie von Kollegen, welche Therapien gerade gut laufen, wo sie Erfolge erleben. Nun kann man einwenden, dass die Intervision ja nicht zum Abfeiern erfolgreicher Fälle, sondern gerade zur Bearbeitung komplexer, belastender Fälle gedacht ist. Das stimmt wohl. Nur was spräche dagegen, eigene Erfolge (und die des Patienten natürlich!) auch in den Intervisionen zu würdigen und vor sich und den engeren Kollegen anzuerkennen. Ist das etwa, im therapeutischen Kontext, das »Eigenlob stinkt«-Prinzip? Widerstrebt es uns tatsächlich, Positivbeispiele selbstbewusst zu benennen? Sicherlich spielt hier die Angst eine Rolle, beim Anerkennen der eigenen Leistung von den Kollegen als arrogant und eingebildet wahrgenommen zu werden. Und seien wir ehrlich: Es könnte ja tatsächlich passieren, dass ein Kollege oder eine Kollegin, vielleicht aus dem Getriggert-Werden in eigenen Unsicherheiten heraus, sich denkt: »Meine Güte, wie der/die die Erfolge herausstellt.« Meine Erfahrung ist, dass dies in guten Qualitätszirkeln nicht passiert. Stattdessen sind dort die Teilnehmer wertschätzend, interessiert und freuen sich einfach mit. Denn so können auch sie davon lernen, welche Interventionen sich bereits als hilfreich erwiesen haben und Passendes für eigene Behandlungen adaptieren.

**Übersicht**

Ein schädlicher innerer Kritiker bei Psychotherapeuten äußert sich meiner Erfahrung nach in beispielsweise folgenden Grundannahmen im beruflichen Bereich:

- Deine Arbeit ist einfach nicht gut genug.
- Du tappst so oft im Dunkeln!
- Wenn deine Patienten wüssten, wie ratlos du bist!
- Du machst dir doch was vor.
- Deine Kollegin / Dein Kollege hat es voll drauf ... im Gegensatz zu dir!
- Du machst zu wenig in den Sitzungen, du musst aktiver werden!
- Du musst dem Patienten helfen, du bist sein letzter Strohhalm.
- Du bist ein Blender.
- Du kommst nie an die Koryphäen ran.
- Du kennst zu wenig Theorie! Du liest zu wenig!
- Alle Patienten müssen dich mögen!
- Du musst dich noch mehr fortbilden, noch eine Weiterbildung machen.

**Funktional versus dysfunktional.** Anhand des beobachtbaren Verhaltens und der daraus folgenden Konsequenzen ist differenzierbar, ob es sich um einen funktionalen oder eher dysfunktionalen inneren Kritiker handelt. Das Kontinuum zwischen Funktionalität und Dysfunktionalität beinhaltet natürlich entsprechend viele Schattierungen und je nach Situation und Anforderungen zeigt sich der innere Anteil des Kritikers mal eher hilfreich und adaptiv, mal übertrieben ausgeprägt, mal unflexibel und schädlich.

Macht beispielsweise ein Kollege Fortbildung um Fortbildung, um sein subjektives Empfinden, als Therapeut nie gut genug zu sein, auszugleichen, so kann dies ein Ausdruck ebenjenes inneren Kritikers sein. Vor allem, wenn er zu viel Zeit, Geld und Gedanken in diese Jagd nach dem »Gut-Genug« steckt. Stattdessen könnte er ja auch gezielter Fortbildungen zu Wissenslücken besuchen, sich sein gesammeltes Wissen vergegenwärtigen und darauf vertrauen, allein durch seine wertschätzende Präsenz, Empathie und Echtheit den Patienten gegenüber einen sehr wertvollen Dienst zu tun.

Oder nehmen wir das Beispiel, wenn ein Kollege sich in den Sitzungen aus dem Motiv heraus, Anerkennung durch den Patienten zu erhalten und eigenen Selbstwert zu festigen, emotional zu sehr verausgabt. Dieser Kollege wird sicherlich deutlich erschöpfter in die folgenden Sitzungen des Tages gehen als jemand, der mit ausreichendem Abstand das Leid der Patienten behandelt und die Arbeit weniger für den eigenen Selbstwert benötigt. Letzteres wirkt sich definitiv positiv auf sein Berufs- und Privatleben aus.

Aus vielen dieser Annahmen spricht sicherlich nicht nur Strenge, sondern auch die dahinter oft tief liegende Angst vor Kritik, dem Verlust von Sympathie, Anerkennung und Beziehung. Beziehungsweise der Wunsch, über Leistung, Herausragen aus der Masse und Status besondere Anerkennung und Zuwendung zu erfahren. Diese, dem inneren Antreiben zugrunde liegenden und absolut anerkennungswürdigen Motive werden im Buch eine große Rolle spielen. Erkennen wir doch oft in ihnen völlig normale und gute Motive des (eigenen inneren) Kindes, die in der Lebensgeschichte frustriert wurden, und dass sich auf Basis dieser Verletzungen und Frustrationen der innere Kritiker eben entwickelt hat.

**Beispiel**

Auch im *privaten Bereich* findet der innere Kritiker von Kollegen natürlich einige zu kritisierende Punkte, beispielsweise die oft vage formulierten Aspekte:
- ein besserer Freund sein
- ein besserer Partner sein
- eine bessere Tochter / ein besserer Sohn sein
- eine bessere Mutter / ein besserer Vater sein

Spezifiziert scheint es bei vielen Kollegen da auch um das mit dem Beruf verwandte Thema des »Sich-Kümmerns« zu gehen:
- »Kümmere dich mehr um deinen Mann, der macht alles für dich.« (O-Ton)
- »Du musst dich häufiger melden, anrufen, die Freundschaft pflegen.«
- »Du bist eine schlechte Zuhörerin, zu ungeduldig mit den Kindern.«
- »Du arbeitest zu viel.«
- »Du bist mehr Therapeutin als Freundin.«
- »Du bist beziehungsunfähig.«
- »Du kümmerst dich zu wenig um dein Kind.«

Und auch die Sorge, bei Abgrenzung einen Verlust an Beziehung(en) bzw. Ausgrenzung zu erfahren: Wenn du dich mehr abgrenzt, würden die Leute (privat) aufhören, dich zu mögen.

Andere Themen bzw. Aussagen des inneren Kritikers können privat auch sein:
- »Es müsste dir leichter fallen, ein Geschenk für XY zu finden. Du müsstest XY doch besser kennen.«
- »Du bist egoistisch.«
- »Du müsstest mehr Lust auf Sex haben.«
- »Fall nicht unangenehm auf.« (O-Ton)
- »Du bist faul.«
- »Du bist immer schlecht strukturiert und organisiert.«

Besonders listig auch dieses Beispiel: Stell dich hinten an – sei aber die Erste.

Oder auch:

- »Du musst für alles Verständnis haben.«
- »Du musst das (alles) aushalten.«
- »Du störst.«
- »Du bist ein Versager.«
- »Dir müsste bei diesen Fragebögen (in Vorbereitung auf ein Kritiker-Interview) viel mehr einfallen!«

Hier ein Beispiel eines typischen Kritikersatzes einer Kollegin: O-Ton Anna auf einem O-Ton-Bogen: »Ich muss als Therapeutin doch eigentlich Expertin sein!«

**Die Krux mit dem Therapeutenwissen.** Aus meiner Sicht ist die eigene Fachlichkeit und Expertise immer wieder Fluch und Segen zugleich. Segen, wenn wir mit den erlernten Techniken und unserer Haltung und Erfahrung anderen Menschen in Lebenskrisen helfen, Impulse geben, die Entwicklung neuer Sichtweisen begleiten und Geheimnisträger sein dürfen. Zudem ist es ein Privileg, durch Selbsterfahrung, die tägliche Arbeit, den Austausch mit Kollegen und Weiterbildungen mehr über sich selbst und das Menschsein zu erfahren. Sicher ahnen Sie schon das »Aber«. Aber gleichzeitig kann der Fluch darin bestehen, in Selbsterfahrung und anderen Settings eben noch nicht gelernt zu haben, achtsam und wohlwollend mit sich selbst umzugehen und dann noch zu erwarten, die Expertin sein zu *müssen*, um Patienten zu helfen. Und wenn ich eben nicht mit allen Gefühlslagen und Herausforderungen des Lebens reif und kompetent umgehe, dann …

> »Es kann ja wohl nicht sein, dass ich mir über meine eigenen Gefühle oftmals nicht klar bin. Ich als Therapeutin müsste ja eigentlich Expertin darin sein. Dann kann ich ja anscheinend keine gute Therapeutin sein …«
> (Anna, *Name geändert*)

Zum einen wird ja tatsächlich diese Erwartung an uns herangetragen, dass Patienten uns als Experten und manchmal auch Heilsbringer ansehen, auch wenn wir auf Augenhöhe mit ihnen in Beziehung treten und ihr Unbewusstes zu eigenen, besseren Lösungen anregen wollen. Natürlich geben wir Impulse und arbeiten gerade auf Beziehungsebene an der Genesung des Patienten. Und es macht absolut Sinn, dass wir als Therapeuten unsere eigene Gefühlslandkarte kennenlernen! Welche Berge, Täler, Wüsten oder auch Wälder befinden sich dort? Welche Bilder tauchen bei Ihnen auf? Schreiben Sie jetzt schnell ein paar aufkommende Fantasien auf (s. AB 4).

Manchmal ist es hilfreich, erst mal wie Patienten auch, eine Art Gefühlswörterbuch für sich selbst zu entwickeln, eine Sprache für das eigene, oft chaotisch und konfuse innere Erleben. Denn meist kommt ein Gefühl ja nicht allein, sondern es handelt sich um ein Gemisch aus z. B. Traurigkeit und Ärger, das wir dann Enttäuschung nennen. Das ist völlig in Ordnung, gleichzeitig hilft es aber auch, genauer zu differenzieren, welche Gefühle aufkommen und wie sie heißen. Denn so kann ich detektivisch mit einer offenen, neugierigen Grundhaltung in meiner Gefühlswelt auf meiner Gefühls- AB 4 landkarte ermitteln, welche Bedürfnisse im Zusammenhang mit dem Gefühl befriedigt oder eben unbefriedigt, verletzt, missachtet worden sind.

Viel gelernt habe ich über diesen Zusammenhang zwischen der klaren Äußerung von Gefühlen und Bedürfnissen in den Prinzipien der gewaltfreien Kommunikation (GfK) nach dem leider 2015 verstorbenen Marshall B. Rosenberg. Mithilfe eben jener Fragen: »Welches Gefühl ist da?«, »Welches zugehörige Bedürfnis wurde verletzt?« ist es auch als Therapeutin möglich, immer wieder den Zugang zur eigenen Gefühls- und Bedürfniswelt zu erlangen.

**Müssen wir das immer perfekt draufhaben?**

Dürfen wir als Therapeuten auch im Dunkeln bezüglich unserer Empfindungen tappen? Können wir trotzdem gute Arbeit leisten? Sicherlich können Sie die Fragen schnell mit sanften Augen beantworten, zumindest für andere Kollegen … Im Falle des Zitats von Anna koppelte sich diese strenge, kritische Erwartung an ein »Ich muss immer für andere da sein«, »Ich muss immer allen empathisch begegnen und mir deren Sorgen anhören« und »Ich muss unbedingt von meinen Patienten gemocht werden, sonst mache ich etwas falsch«. Diese Kombination kann leider schnell in Überengagement, Unachtsamkeit im Therapieprozess (gegenüber eigenen Grenzen und Signalen des Patienten), Erschöpfung und Anfälligkeit für weitere Erkrankungen münden. Muss es aber nicht.

Rechtzeitig erkannt bin ich in der Lage, den wahren Kern der Kritikeraussage zu erkennen, diese jedoch im richtigen Maß und mit einer Portion Demut zu formulieren:

- Lerne, dir über deine Gefühle klar zu werden,
- sei empathisch, wenn möglich,
- höre dir Sorgen an,
- arbeite daran, dass ihr euch in der Therapie versteht,
- befreie die Aussage jedoch von »muss« und »immer«,
- erlaube dir mehr »Ich darf«.

## 1.5 Innerer Kritiker oder innerer Antreiber … oder was?

Meiner Erfahrung nach kann der innere Kritiker verschiedene Gewänder tragen.

- Es kann das Gewand eines *inneren Antreibers* sein (so wie ein Trainingsanzug, mit dem der oft perfektionistische Sporttrainer seinen Schützling zu Höchstleistungen anspornt).
- Oder es kann der Anzug eines *strengen Jurors* sein, der mit äußerst kritischem Blick die vorgetragene Leistung *bewertet,* leider oft auch abwertet.
- Ich will Ihr Augenmerk auch auf den *inneren Zensor* richten, der möglichst unscheinbare Gewänder bevorzugt und verhindern möchte, dass die Hauptperson negativ auffällt. Dafür verfügt diese Instanz häufig über einen starken moralischen Wertekodex.

- Schließlich kann der innerer Kritiker auch wie ein Golden Retriever mit dem absoluten »will to please« daherkommen, dem Gegenüber unbedingt gefallen wollen und sich dessen Bedürfnissen anpassen, gegebenenfalls auch unterwerfen.

Ich werde nun meist den Begriff des »inneren Kritikers« verwenden, arbeite aber jeweils heraus, ob es sich im Beispiel eher um eine antreibende, bewertende, anpassende oder auch zensierende Funktion und Rolle handelt. Dem Leser bleibt überlassen, für sich einen stimmigen Begriff für die eigene innere Instanz zu finden.

## 1.6 Interaktionelle Motive bei Psychotherapeuten

Um Psychotherapeuten verstehen zu lernen, die einen starken inneren Antreiber hinsichtlich ihres Berufes und Privatlebens haben, ist folgende Frage zunächst wichtig: Welches Motiv hatten Sie (damals), um Psychotherapeut zu werden? Sind Sie eher zufällig in die therapeutische Richtung geschwenkt oder war es vielleicht zusätzlich der Wunsch, anderen Menschen zu helfen und sie bei der Genesung zu unterstützen? Welche Überschneidungen gibt es zwischen den Familienstrukturen und -erfahrungen und dem Berufsfeld? Meine Erfahrung ist, dass natürlich sehr persönliche Grundmotive und -bedürfnisse die Wahl, Therapeut zu werden, maßgeblich prägen. Persönlich kann ich berichten, dass meine Eltern, beides Sozialpädagogen, mir klar mitgaben: »Du kannst alles werden, nur nicht Sozialpädagoge!« Heute muss ich feststellen: Hat ja prima geklappt, stattdessen bin ich halt Psychotherapeut geworden!

Wie einige Hypothesen zu interaktionellen Motiven lauten könnten, wird im Folgenden beschrieben (orientiert an den Grundbedürfnissen nach Grawe, 1998).

#### (1) Das Grundbedürfnis nach Bindung

In Psychotherapien laufen vielfältige Bindungsprozesse ab. Auch als Verhaltenstherapeut ist es immens wichtig, sich der Beziehungsprozesse dieser besonderen Beziehungsform, nicht Familie, nicht Freundschaft, gewahr zu werden und diese im Sinne der Therapieziele des Patienten zu nutzen.

**Bindung aus Patientensicht.** Patienten suchen natürlicherweise oft Nähe, Vertrauen, Verständnis, auch Anerkennung und Sympathie. Viele sind im Modus des Funktionierens einsam und lassen, wenn überhaupt, nur wenige Menschen an ihrem Gefühlsleben teilhaben – vorausgesetzt sie haben selber noch einen kleinen Zugang dazu. Oft spielen Übertragungsphänomene eine wichtige Rolle in den Therapien, wenn Patienten unbewusst beispielsweise in mir als Therapeuten eine Art großen Bruder oder auch (was mich erstaunte) eine Vaterfigur sehen. Warum Erstaunen? Weil die Patienten zum Zeitpunkt des Offenlegens dieser Übertragung 50 Jahre alt und ich (erst, so dachte ich) 37 Jahre alt war. Wie dem auch sei, den psychoanalytischen Kollegen ist natürlich qua ihrer Ausbildung und Lehranalyse weitaus präsenter, wie Patienten, aber vor allem auch sie selbst Bindung und Beziehung in den Therapien gestalten. Bin ich gerne in der Vaterrolle? Tut es mir als Therapeut insgeheim sehr gut, der einzige Vertraute großer Geheimnisse zu sein? Meines Erachtens dürfen wir froh und dankbar über dieses Privileg sein. In diesem Zusammenhang mag ein Großteil, wenn nicht die überwältigende Mehrheit von Kolleginnen und Kollegen Nähe in psychotherapeutischen Gesprächen, um auf dieser Basis Schritt für Schritt eine tragfähige therapeutische Beziehung aufbauen zu können. Viele Beziehungsangebote, wie wohlwollende, vertiefende und interessierte Fragen an den Patienten, bauen Nähe auf. In ihrer inhaltlichen Zielsetzung sind sie je nach Interaktion, Störungsbild und Individualität des Therapeuten sinnvollerweise verschieden. Im Sinne eines stabilen Rapports und einer stabilen Therapiebeziehung wird oftmals das Bedürfnis nach Bindung auf beiden Seiten, also auch beim Therapeuten selber, befriedigt. Erneut ein völlig normales Phänomen, das erst dann einen problematischen Einschlag bekommen kann, wenn ich als Therapeut mehr Nähe durch Fragen und Interventionen suche und forciere, als es der Patient gebrauchen kann. Gerade sehr misstrauische, durch lebensgeschichtliche Verletzungen sehr auf Distanz bedachte Patienten können sich nur schwer auf uns als Therapeuten im Therapieprozess und die zugehörigen Interventionen einlassen.

**Bindung aus Therapeutensicht.** Am anderen Ende der Skala gibt es auch Kollegen, die ungeachtet aller fachlichen Kompetenz eine adäquate Nähe im Therapieprozess selber nur schwer herstellen können bzw. diese nur bedingt zulassen wollen. Sei es, dass ihr eigenes Grundbedürfnis nach Bindung generell in ihrem Erleben schwächer ausgeprägt ist oder sie den Therapieprozess nicht als Raum ansehen, in dem eine angemessene Nähe und persönliche Bindungen zum Wohle des Patienten vorhanden sein können. Sie wahren eine stärkere Distanz, es »menschelt« weniger im Prozess, vielleicht verstecken sie sich hinter einer Unnahbarkeit, sehr geringen (oder sehr starken!) Redeanteilen, einem stärkeren Theoretisieren oder gar hinter dem Schreibtisch. Diese Strategien können alle dazu beitragen, nicht auf Augenhöhe Nähe und Bindungen zuzulassen. Sondern entweder im Sinne eines Selbstschutzes eine persönlichere Bindung zu vermeiden oder ganz anders: gerade zum Wohle des Patienten ihn und mich zu schützen. Diese möglicherweise auf Distanz und Schutz bedachten Strategien für ein höheres Maß an Kontrolle über den Therapieprozess bedienen somit ein weiteres der Graweschen Grundbedürfnisse, nämlich das Bedürfnis der Kontrolle.

Natürlich variiert das Erlauben von Nähe im therapeutischen Prozess stark je nach Therapieschule. So wie ich analytische Kollegen verstehe, wollen sie durch eine starke Abstinenz ihre Patienten möglichst wenig im Prozess beeinflussen bzw. stören. So würden sie sicher nur selten bis nie etwas Persönliches preisgeben. In hypnotherapeutischen Behandlungen hingegen kann durch die verwendeten klinischen Trancen bisweilen mehr Nähe entstehen, durch eine bestimmte Trancesprache und beispielsweise vorher besprochene Interventionen wie Armlevitationen mit erlaubter Berührung des Handgelenks.

Im anderen Extrem stellt sich die Frage: Suche ich unbewusst entweder selber zu stark nach Bindungen (und Selbstwerterhöhung) in Therapien und kann auch deshalb Patienten schwer gehen lassen, vor allem wenn sie noch nicht ganz gesund sind …? Das Abschiedgestalten kann auch erfahrenen Therapeuten schwerfallen, wenn sie jahrelang vertraut innerhalb einer sehr persönlichen therapeutischen Beziehung mit dem Patienten gearbeitet haben. Oder lassen mich als Therapeut Abschiede von besonderen

Patienten regelmäßig auffallend kalt? Beide Polaritäten will ich hiermit weder als falsch noch als schlecht bewerten. Beide Extreme können wie auch weitere Schattierungen vorkommen, das kennen alle mit Patienten arbeitenden Kollegen. Es geht mir allein darum, Ihnen beim weiteren Bewusstwerden der eigenen Bindungsschemata in Therapien zu helfen.

> **!** Ein Grundsatz sollte sehr klar benannt werden:
>
> Der Patient ist nicht zum Stillen der Therapeutenbedürfnisse da!

Die zuletzt diskutierten Grenzüberschreitungen durch Kollegen sprechen dafür, dass es weiterhin wichtig ist, auf diesen Grundsatz hinzuweisen und auf mehr Schutz für (zum Teil bereits traumatisierte) Patienten und neben einer möglichen Strafverfolgung eine adäquate Intervision und Supervision für Kollegen anzubieten, die sehr starke Impulse bezüglich Patienten wahrnehmen. Um sie eben vor einem Ausagieren zu verstehen und zu verarbeiten, ohne dass sie Schaden anrichten.

Auch hier erkenne ich mein und auch das Bedürfnis von Kollegen an, innerhalb meines Berufes je nach persönlichem Typ, Therapieschule, Individualität des Patienten und Störungsbild Bindungen einzugehen, wenn auch natürlich nicht zu nahe, jederzeit mit dem therapeutischen Gebot der Abstinenz und die Grenzen im Prozess wahrend. Problematisch kann das Bedürfnis nach Bindung werden, wenn es, im Privatleben ungestillt, sich auf den Therapiekontext verlagert. Dann können Phänomene auftreten, etwa dass Kollegen ohne Not Extratermine für jene Patienten einrichten, die ihnen menschlich besonders sympathisch sind. Oder dass Sitzungen mit den Patienten regelmäßig überzogen werden, die besonders nähesuchend sind und damit auf das unter Umständen stärker ausgeprägte Bedürfnis des Therapeuten nach Nähe treffen. Im Extremfall kann es auch zu stärkeren Gefühlen in Therapien kommen, die ebenfalls baldmöglichst nach Supervision verlangen, um die Beziehungsprozesse mit einem erfahrenen Kollegen zu analysieren und daraus zu lernen. Falls die Impulse und Übertragungsphänomene nicht in den Griff zu bekommen sind und den Therapieprozess schädigen könnten, sollte auch eine Weitervermittlung des Patienten in Betracht gezogen werden. All dies ist (sofern keine Grenzverletzungen stattfanden) ohne Aufgeregtheit zu behandeln, weil es sich im Menschsein als Therapeut um normale Phänomene handelt, die auftreten können und mehr Bewusstheit für die eigene innere Motivlage als Therapeut und Mensch schaffen. So habe ich mehr Wahlfreiheit, wenn ein Patient mit großen Augen und unter Versicherung seiner Wertschätzung für mich einen Extratermin einfordern will.

**Beispiel**

Ein zum Thema Bindung passender typischer O-Ton eines Kollegen lautete: »Du hast bestimmt was falsch gemacht, sodass der Patient die Therapie abbricht / sich nicht mehr meldet.«

Eine wichtige Frage lautet hier: Was wäre für dich als Kollege so schlimm daran, wenn der Patient sich nicht mehr meldet? Ginge die Antwort in die Richtung »Dann wäre ich für ihn nicht da gewesen, ... dann wäre ich keine stabile Bezugsperson gewesen ...«, würde das Grundbedürfnis nach Bindung deutlich hindurchschimmern. Auch wenn der Patient die Behandlung beendet hat oder beenden will, wird das Beziehungsende sich selbst schuldhaft zugeschoben. Sollte es eher um »Dann hätte ich versagt, dann wäre ich kein guter Therapeut« gehen, kommen wir zu einem nächsten Grundbedürfnis, das Bedürfnis nach Selbstwerterhöhung.

**(2) Das Grundbedürfnis nach Selbstwerterhöhung**

Auch bei diesem Grundbedürfnis ist zu Beginn anzumerken, dass es völlig normal ist, über den eigenen Beruf das Selbstwerterleben steigern zu wollen.

**Erfolge erzielen.** Die eigene Tätigkeit und Erfolge darin zählen für viele Menschen zu den Grundfesten ihres Selbstwertes. Doch wann wird es problematisch, wann suchen Therapeuten zu stark im Beruf eine Quelle der eigenen Selbstwertsteigerung? Zum Beispiel durch Interventionen, die erfolgreich sein müssen bzw. sollen, um den (vermeintlichen) Beweis zu erbringen, ein guter Therapeut zu sein. Laufen die Interventionen jedoch ins Leere, fruchten nicht, empfinden einige Kollegen dies als Makel hinsichtlich der eigenen therapeutischen Kompetenz. Verdeutlicht durch die in einer Frage versteckte Annahme: »Was mache ich bloß falsch?«

**Verantwortung tragen.** »Es muss an mir als Therapeut liegen, schließlich bin ich für den Erfolg der Behandlung verantwortlich.« Wenn Therapeuten ihren Selbstwert vom Gelingen des Therapieprozesses abhängig machen, kann die Grundannahme »Du bist als Therapeut für den Therapieerfolg verantwortlich!« bei ausbleibenden (sichtbaren) Effekten zu einer inneren Krise des Behandlers führen.

**Beispiel**

Ein anderer Kollege formulierte es nach einem Fehler folgendermaßen im Fragebogen:

- »Jetzt weiß ich, dass ich inkompetent bin.«
- »Ich habe dem Patienten geschadet.«
- »Der Patient vertraut mir nicht mehr.«

Mal davon ausgegangen, dass es hier nicht um grob fahrlässige Fehler geht, bei denen eine Verantwortungsübernahme sehr wichtig wäre, was fällt Ihnen an der Aussage auf? Genau, sie ist sehr global, generalisiert und katastrophal. Auch das Grundbedürfnis nach Bindung scheint im Sorgenszenario direkt beeinträchtigt, nämlich durch einen befürchteten Beziehungsabbruch seitens des Patienten. Auf das Thema Verantwortungsübernahme für das Wohlergehen des Patienten komme ich später noch einmal zu sprechen.

Folgende Indikatoren sprechen zusammengefasst für ein Übermaß des Selbstwerterhöhungsmotivs in Therapien:

(1) Die Interventionen müssen erfolgreich sein, sonst bin ich ein schlechter Therapeut.
(2) Patienten, die keine ausreichende Mitarbeit aufweisen, sind generell im Widerstand.
(3) Ich führe lange Warteliste mit der Schwierigkeit, Nein zu sagen.
(4) Patienten müssen dankbar für meine Arbeit sein.
(5) Ich erzähle von Patientengeschichten, um zu glänzen, um Bewunderung zu erhalten oder auch Rückversicherung ob der eigenen Wertigkeit zu erhalten.

Haben Sie sich bereits entlarvt? Wenn ja, seien Sie gewiss: Sie sind *nur* ein weiteres Mitglied in einem großen Klub und damit nicht alleine. Das Sich-Ertappen und desillusionieren kann dabei ernüchternd sein, ja sich wie ein Kater nach dem Alkoholrausch anfühlen, jedoch ist es oft der erste Schritt zur Besserung. Es ist ein spannender Lernprozess, mein Bedürfnis nach Selbstwerterhöhung anderweitig zu befriedigen. Dazu mehr am Ende des Abschnitts.

**Beispiel**

Hier nun ein weiterer O-Ton:
»Du musst immer wissen, was für den Patienten gerade wichtig ist, was er braucht und du ihm anbieten kannst, sonst bist du eine schlechte Therapeutin.«

Auch dieser O-Ton zeichnet sich durch das globale negative Urteil aus, wenn die perfektionistischen Ziele nicht unerreichbar und de facto nicht erfüllt werden können. So als würde Hellsehen zur therapeutischen Grundausstattung gehören. Diese Annahme, zur Selbstwerterhöhung vorgesehen, kann leicht zum Bumerang und zur Falle werden. Der Selbstwert ist auf größenwahnsinnigen und unerreichbaren Ideen aufgebaut und ein Scheitern an dieser grandiosen Anspruchshaltung ist absehbar.

Apropos Grandiosität: Das Gegenteil ist auch zu beobachten, nämlich Psychotherapeuten, die in einer Art Überlegenheitskomplex Misserfolge in Behandlungen zu stark dem Patienten zuschreiben, der *im Widerstand war*, *nicht mitgemacht hat* oder anderweitig als *unkooperativ* erlebt wurde. Natürlich gibt es Patienten, die sich gegen das Einlassen auf einen Therapieprozess wehren. Wir als Therapeuten können so kaum Zugang zum Menschen finden. Und nicht zuletzt trägt der Patient ein hohes Maß an Eigenverantwortung für den therapeutischen Prozess.

Gleichzeitig gibt es sicherlich auch eigene Fehler in der Arbeit. Wir sind schließlich Menschen … das wird häufig vergessen. Ein tendenziell narzisstisches Überkompensieren von Behandlungsmisserfolgen, -fehlern oder -abbrüchen deutet meist ebenfalls auf einen sehr fragilen Selbstwert hin, der intrapsychisch oft unbewusst vor dem Eingestehen von Fehlern oder Schwächen unbedingt geschützt werden *muss*. Stockende Therapieprozesse, Kritik von Patienten oder Kollegen werden hier von betroffenen Kollegen als *persönliche* Kränkungen erlebt, was oft fernab der Absicht des Patienten oder des Kollegen lag.

**Beispiel**

Ein anderes Schema lautet so, wie es ein weiterer Kollege auf einen O-Ton-Bogen schrieb:

- »Du musst alles geben! Du musst der Beste sein!«

Oder auch

- »Die Koryphäen zeigen dir immer wieder auf, wie weit du noch von einem guten Therapeuten entfernt ist.«

Oder ein weiteres Zitat:

- »Du freust dich mehr über deinen Beitrag zum Behandlungserfolg als für den Patienten selbst.«

Es kann blenden, einem vermeintlich goldenen Preis oder einer anderen Belohnung hinterherzulaufen (denken Sie an Hunderennen), eine vermeintlich unfehlbare Koryphäe (die angeblich nur Bewunderung erfährt) werden zu wollen. Und überhaupt: Was wäre ein solcher Preis? Es kann Kollegen die Augen für das verschließen, was der Patient gerade anbietet, was aufzugreifen wäre, wo er in seiner Individualität steht, was er braucht. Oder soll auch der Patient geblendet werden? Mit ultratiefen, besonderen, intensiven emotionalen Interventionen, die der Therapeut letztendlich mehr für sein fragiles Selbstwerterleben macht als für ihn oder sie? Um endlich mal der Beste zu sein, um endlich wichtig zu sein? Dazu trennt mich eine zu starke Außenorientierung auf die *Stars der Psychoszene* (als vermeintlich ideale Rollenvorbilder) vom Entdecken und Einsetzen meiner ureigenen menschlichen sowie therapeutischen Ressourcen. Was nützt es mir, genauso sein zu wollen wie mein therapeutisches Vorbild?

Sicherlich können gute therapeutische Modelle und Vorbilder uns inspirieren, uns ihre Techniken und Vorgehensweisen viel lehren, uns ermutigen und zu guten Leistungen anspornen. Und gleichzeitig macht es dennoch so viel Sinn zu erkennen,

- dass es wichtig ist, einen ganz eigenen Weg zu gehen;
- dass Sie am besten wissen, was das bedeutet.

Sie mit Ihren ganz persönlichen Ressourcen, … wie eine Schatzkiste oder etwas Ähnliches (immer verfügbar). Trauen Sie sich zu, genau das auszuprobieren und anzuwenden, was Ihre eigenen Kompetenzen ausmacht.

Wo erkennen Sie sich wieder? Sind Sie auch zu selbstkritisch mit sich und zu abhängig von Rückmeldungen und Erfolgen in Therapien? Oder neigen Sie zu sehr zum Selbstschutz im Sinne von »Patient war im Widerstand« oder »Du musst der Beste sein!«?

Vielleicht sind Sie aber auch (mit oder ohne die Selbstkritik) völlig normal … Wenn Sie das im Privaten beantworten, dann stellen Sie ruhig eigene Zusammenhänge zu Ihrem Selbstwerterleben her. Kann es sein, dass Ihr eigener Selbstwert noch zu abhängig von Ihrer Arbeitsleistung und beruflichen Erfolgen – die schwer zu messen sind – ist? Wenn ja, sind Sie mit dem Buch genau auf der richtigen Fährte, nämlich zu erkennen, dass Sie doch eigentlich gut so sind, wie Sie sind – auch, wenn der Gedanke möglicherweise noch Widerstand hervorruft. Wenn Ihr Selbstwert bereits unabhängig(er) vom Feedback aus Therapien ist, dann gratuliere ich Ihnen.

Doch nicht nur in Psychotherapien kann das Grundbedürfnis nach Selbstwerterhöhung eine bedeutende Rolle spielen. Ich selber stellte in der Vergangenheit fest, wie sehr ich in meinen Workshops möglichst allen Teilnehmern gefallen wollte. Besonders denen, die *ihre inneren Kritiker nach außen wandten* und den Workshop kritisch begleiteten. Sei es mit versteinerter Mimik und Gestik oder mit einem »Ich habe das aber ganz anders gelernt«, um dann vor dem gesammelten Kurs das *andere* respektive *bessere* Vorgehen zu demonstrieren. Interessanterweise erlebte ich das konkurrierende Verhalten eher bei männlichen Teilnehmern, die sich mit mir wohl in einem unbewussten Übertragungsprozess verhakten, an dem ich aber auch meinen Anteil hatte. Mit der Zeit legte ich dieses Alle-müssen-begeistert-Sein mehr und mehr ab. Ich gab weiter mein Bestes, nahm aber auch Außenkritiker als nun mal gegeben hin. Wie formulierte es ein Journalist sinngemäß sehr treffend, als er über eine Art Wohnpark für Rentner schrieb: »Auch hier gebe es einen Querulanten, einen, der für alle zum Geburtstag Kuchen backt, einen Alkoholiker, einen Zurückgezogenen … « So scheint es in allen Gemeinschaften mehr oder weniger zu sein.

**Beispiel**

Einer der Klassiker im Hinblick auf das Grundbedürfnis nach Selbstwerterhöhung aus den O-Töne-Fragebögen lautet: »Du solltest mehr lesen.«

Frei nach dem Motto: Wenn ich jetzt dieses Buch noch kaufe, dann werde ich endlich gut genug sein … falls ich es denn lese und es nicht auf dem Stapel ungelesener, »da wolltest du noch mal reingucken« Bücher landet. Als könnte ich mich durch ein Buch endlich wertvoll in meiner psychotherapeutischen Arbeit fühlen. Anders verhält es sich natürlich, wenn ich als Therapeut mich bezüglich der Behandlung eines Störungsbildes oder in der Durchführung eines Therapieverfahrens tatsächlich noch fitter machen muss, noch Wissen und Kompetenzen aufbauen sollte. Dann macht natürlich das Lesen guter Literatur zum Thema Sinn. Jedoch verhält es sich bei den meisten Kollegen, die einen Kritikersatz wie bereits genannte kennen, meist andersherum: Sie haben eine gute Grundausbildung und viele lesen tatsächlich schon genug oder können ihre Fälle gut ohne weitere Bücherschlachten vollkommen gut genug (!) behandeln.

**Beispiel**

Es geht weiter: »Keiner ist so schlecht / unprofessionell / katastrophal wie du!«

Was für eine Aussage! Total global, generalisiert, kein Entkommen aus dem Superlativ des (gefühlten) Versagens. Wie viele Kollegen mit dieser Ansicht konkurrieren dürften, mindestens genauso schlecht und unprofessionell zu sein wie der anonyme Kollege? Mir tut dieser Kollege leid, weil in dieser radikalen Art der inneren Kritik, fast schon innerlich-verfolgend, ein starker Leidensdruck und viel Autoaggression mitschwingen. So macht er oder sie sich sicherlich die Freude an der eigenen Arbeit häufig kaputt, erschöpft sich im Überengagement und ist weniger offen für das, was der Patient anbietet, geschweige denn für respektable Behandlungserfolge. Wenn diese Grundannahme stark ausgeprägt sein sollte und nicht nur eine Momentaufnahme war, würde ich ihm oder ihr definitiv die Aufnahme einer intensiveren Supervision empfehlen. So kann mit dem Blick eines erfahrenen Kollegen oder einer Kollegin Licht ins Dunkel der gefühlten Katastrophe gebracht und Ansätze zur Entlastung erarbeitet werden. Ich würde als Supervisor mir erst mal in Ruhe ein Bild davon machen wollen, wie groß das *Körnchen Wahrheit* an dieser drastischen inneren Kritik ist. Welche offensichtlichen Fehler gab und gibt es? Mit wem kann ich die Behandlungsabbrüche analysieren? Dann kann ich die genauen Inhalte der inneren Kritik sortieren. Geht es um bestimmte Störungsbilder, Patientengruppen, typische mich herausfordernde Charaktere? Und was genau wird unter *schlecht sein – gut sein, unprofessionell sein – professionell sein* und *katastrophal sein – perfekt sein* … oder *normal sein* verstanden und gar gemessen?

Erst mit einem geduldigen, empathischen Verstehen des eigenen Wertesystems könnten wir dann gemeinsam einen Schlachtplan zur Entlastung des Inneren erstellen. Dazu zählt auch das Fördern des eigenen Selbstwirksamkeitserlebens (eigenes Wirksamwerden bemerken) und das Erstellen einer Handlungsorientierung (besprechen Sie den Fall evtl. auch mit Ihrer Intervisionsgruppe!). Ein hilfreiches Werkzeug wäre dabei beispielsweise ein Positiv- oder Dankbarkeitstagebuch zu führen (kennen wir irgendwoher …). Eventuell notwendig kann tatsächlich das Lesen sinnvoller ergänzender Literatur sein, wenn ich mit einem Störungsbild lange nicht gearbeitet habe oder Anregungen brauche. Gelegentlich kann der inneren Kritiker auch dem Professionalisieren der eigenen Praxis hinsichtlich Warteliste, Terminvergabe und Arbeitstagsgestaltung den Nährboden entziehen. Oder auch das Sich-Hilfe-Holen für Abrechnungen bzw. betriebswirtschaftliche Fragen bzw. inhaltlich mit dem Öffnen für neue Impulse (Fortbildungen, Kooperationen).

Sollte sich im Klärungsprozess jedoch herausstellen, dass es sich eher um einen stark destruktiven inneren Verfolger anstatt eines inneren Kritikers (der noch eine gute Absicht verfolgt) handelt, würde die Reise eher in Richtung Therapie und Distanzierung von dieser Destruktivität gehen.

Nun soll es im Folgenden anhand konkreter Kritikersätze von Kollegen darum gehen, wie

(1) aus dem inneren Kritiker eine Art Coach werden kann, der konstruktiv antreibt (das wäre die antreibende Funktion des inneren Kritikers) – so kann meine Arbeitsqualität ja gesteigert werden,
(2) ihm (oder ihr) ein wohlwollender Co-Trainer zur Seite gestellt werden kann, sodass das Antreiben nicht lähmt, und
(3) es am Ende ein ausgewogenes Urteil über die erbrachte Leistung geben kann (hier die wertende Funktion des inneren Kritikers, aber ergänzt um eine wohlwollende Komponente!).

So kann eine Zunahme von Selbsterkenntnis und Selbstachtung eben meiner Fähigkeiten zu zufriedeneren Therapien und privaten Beziehungen führen.

So wie Reddemann sinngemäß ausdrückt, »dass eine Achtung vor dem anderen und sich selbst nicht möglich ist, ohne das Bemühen, die eigene Tiefe und die des anderen kennenzulernen« (nach Reddemann, 2010).

**Beispiel**

Ein weiteres klassisches Kritikerbeispiel aus den Fragebögen war:
»Dir fehlt noch eine weitere Ausbildung.«

Oh ja, das Thema Fortbildungssucht gibt es auch unter Kollegen: »Zuerst das Curriculum Ego-States, dann eine schematherapeutische Fortbildung, EMDR sollte ich auch noch machen und Klopfen als Therapieform sollte ich auch mal lernen …!« Puh, wie soll man das schaffen, ohne dass einem schwindelig wird? Meiner Erfahrung nach handelt es sich hierbei oft um die Suche nach dem Therapieverfahren, von dem man vollends überzeugt ist. Dieses Sammeln von Verfahren kann im Übermaß ein Ausdruck von Selbstunsicherheit hinsichtlich des eigenen Arbeitsstils sein, ein mangelndes Vertrauen in die Möglichkeit, sich eklektisch das Beste aus den erlernten Methoden herauszusuchen und dann individualisiert den Patienten anzubieten. Manchmal dienen dann auch die vielen besuchten Seminare und Workshops dem Mangel an Selbstbewusstsein, um über diese *Trophäen* besuchter Curricula sich endlich vollwertiger zu erleben. Bis zur nächsten Unsicherheit und zum nächsten Seminar: »Ich hätte mich besser vorbereiten müssen.«

**Übersicht**

Die wichtigste Vorbereitung auf eine Sitzung ist für mich persönlich:

(1) Mir selber muss es okay gehen (heißt bei mir z. B.: Habe ich genug getrunken? Steht Wasser auf dem Tisch? Sollte ich noch lüften?).
(2) Habe ich genügend Pausen zwischen den Patienten? Mir reichen zehn Minuten oft nicht. Eindeutig besser sind 25 Minuten. Das geht nicht immer, aber nach zwei Sitzungen sollte bei mir der nächste Patient erst um viertel nach statt zur vollen Stunde kommen.

(3) Akte rauslegen und das Protokoll der letzten Sitzung anschauen
(4) eventuell Arbeitsblatt ausdrucken oder etwas anderes für die Sitzung vornehmen, was dran ist
(5) Wichtig: Mich daran erinnern, warum ich diesen Job gerne mache! In meinem Fall aus Sympathie für und Interesse an Menschen. Und gleich gehe ich freundlicher und lockerer, sanfter, weniger unter Druck auf den nächsten Patienten zu.

So geht es mir persönlich weniger um die zündende Idee, die ich vor der Sitzung haben sollte, oder den Mega-Plan für die Sitzung, sondern darum, dass ich aus einer persönlich stabilen Situation heraus mich individuell auf den nächsten Menschen einlassen und ja, auch bedarfsgerecht den roten Faden für die Sitzung parat habe:

- Welche Themen sind besonders zentral?
- Was passiert auf Beziehungsebene?
- Welche Übung bietet sich an?
- Welche Ressourcen kann ich mehr einbauen?

**Beispiel**

Weiteres Kritikerbeispiel: »Du musst dich mehr anstrengen!«

Ich selbst wollte zu Beginn meiner therapeutischen Tätigkeit natürlich ein besonders toller, kompetenter Therapeut werden, zu dem alle Patienten besonders gerne gehen. Ganz klar sah ich (anfangs unbewusst) auch diese Tätigkeit als eine Ebene an, auf der ich meinen Selbstwert mit entsprechend gutem Feedback stärken könnte. Die Konsequenz war jedoch, dass ich durch diese innere Anspannung nach den ersten Sitzungen des Tages sehr erschöpft und ausgelaugt war. So überprüfte ich nach und nach meine Haltung und versuche inzwischen »nur« noch, ein verantwortungsvoller, wohlwollender und interessierter Therapeut zu sein.

Gerade im freiberuflichen Bereich kann uns als Therapeuten das Grundbedürfnis nach Selbstwerterhöhung zu positiven Höchstleistungen treiben, jedoch auch ausbrennen lassen. Als ich meinem engsten Kreis berichtete, vom Beltz-Verlag wegen dieses Buchprojektes angesprochen worden zu sein, reagierte dieser mit Glückwünschen, aber auch sorgenvollen Mienen wegen der weiteren Mehrbelastung. Sie ahnten wie ich, dass der Schreibprozess viel Arbeit bedeuten würde. So begann mein innerer Kritiker mich anzutreiben, dieses Projekt auch noch zu stemmen, während ich, um im Sportlerbild zu bleiben, versuche, die Balance aus Training und Regeneration immer wieder auszuloten.

Die buddhistische Nonne Ayya Khema (1923–1997) vertrat dabei die Haltung, dass nur wir selbst uns Ruhe geben können. Das mache uns unabhängig von *äußeren* Dingen und Umständen (nach Khema, 2009). Eine Haltung, deren Verwirklichung im

Alltag auch ich immer wieder üben muss, um freier davon zu werden, Ruhe, Halt und Selbstwerterhöhung (zu sehr) in äußeren Dingen zu suchen.

**(3) Das Grundbedürfnis nach Orientierung und Kontrolle**

Vielleicht fällt es Ihnen beim ersten Lesen schwer, dieses Grundbedürfnis auf den Psychotherapiekontext zu beziehen. Schließlich wollen weder Sie noch ich unsere Patienten in negativer Weise kontrollieren. Es geht bei diesem Grundbedürfnis um das »Bedürfnis zu verstehen und Kontrolle zu haben« (Grawe, 1998, S. 385), um so das eigene Realitätskonzept zu festigen und eigene Lebenserfahrungen daran anschließen zu können. So strebt das Individuum nach der Konsistenz innerer Prozesse. Und weiter: »Das Kontrollbedürfnis wird befriedigt durch die Bereitstellung möglichst vieler freier Handlungsalternativen in möglichst wichtigen Wertbereichen« (Grawe, S. 387). Denn die Dinge um uns herum annähernd zu verstehen (*zumindest das zu glauben*), gibt Sicherheit. Und etwas aktiv tun zu können, erhöht die Selbstwirksamkeitserwartung.

Bezogen auf Therapieprozesse ist eine Kontrolle über den interaktionellen Prozess im Sinne eines wohlwollenden, aufmerksamen Blickes auf das Therapiegeschehen und die bewusste Wahl der eigenen Methodik wünschenswert. Wobei ich persönlich das Wort Kontrolle weich verstehe, nicht im Sinne einer einengenden, starren Haltung, sondern als den roten Faden im Blick (oder in der Hand) haltend. Eine starre und rigide Kontrolle der Gespräche würde beim Patienten berechtigte Irritationen und Zweifel an der Behandlung aufkommen lassen. Gar grenzüberschreitende, impulsive Handlungen, weil der Therapeut sich nicht unter Kontrolle hat, sind eindeutig schädigend und bedeuten Angst, Wut und einen erneuten Kontrollverlust nach dem bereits in der Lebensgeschichte Durchlittenen. Der Behandler sollte sich immer dessen gewahr sein, dass innerhalb der Therapeutenrolle und des therapeutischen Settings ein bestimmter Rahmen und bestimmte Grenzen sowie Regeln gelten. Es darf in keinem Fall dysfunktional Macht über den Patienten ausgeübt werden, dieser egozentrisch (als Therapeut) kontrolliert und manipuliert werden, nur um die eigenen narzisstischen oder aggressiven inneren Anteile zu füttern.

> **!** Die Verantwortung innerhalb der Therapeutenrolle verlangt danach, dieser im Sinne der Therapieziele des Patienten gerecht zu werden.

Wenn dabei etwaige eigene *schwierige* innere Anteile auftauchen, können und sollten diese innerhalb einer vertrauten Intervisionsgruppe oder in der Supervision offen gemacht werden, um

(a) kollegiale Verbundenheit zu erleben (wir sind auch nur Menschen) und
(b) diese einer bewussten Bearbeitung zuzuführen.

Ich verstehe den Kontrollbegriff im funktionalen Sinne als »einen berechenbaren Rahmen schaffen« für eine vertrauensvolle und sichere Atmosphäre, in der Mut, Willenskraft und Kreativität des Patienten sich entfalten können. Keine Kontrolle besteht natürlicherweise über den Therapie- und Entwicklungsprozess des Individuums. Ihm können in der gemeinsamen Arbeit die eigenen therapeutischen Hinweise und Interventionen helfen, verschüttete Ressourcen zu aktivieren, eigene Lösungsansätze zu entwickeln oder auch mit seinen Gefühlen in der Therapiesituation Halt zu finden.

Denn oft erleben Patienten eben mit ihrer Symptomatik einen verstörenden Kontrollverlust, dem sie auch mit verstärkter Kontrolle ihrer Selbst (Zusammenreißen, Fassade aufbauen, ...), einem Betäuben der aufkommenden Ängste (Substanzen, Arbeit, Internet, ...) oder ihres Umfeldes (Einbeziehen anderer, Einnehmen einer Opferrolle, sekundärer Krankheitsgewinn, ...) versuchen entgegenzuwirken. So wird versucht, den erlebten Kontrollverlust und die verstörende Realität über die Kompensationsstrategien auszugleichen, Handlungsspielraum wiederzuerlangen und das Selbstkonzept zu schützen. Wenn auch nur kurzfristig, denn auf lange Sicht werden Orientierung und Kontrolle durch die zu stark verdrängende Kompensation geschwächt.

Dabei ist eine Psychotherapiesitzung ein deutlich reglementierter Rahmen. Zeit und Ort sind festgelegt, häufig auch manchmal die Eingangsfrage und je nach Therapieschule gelegentlich auch der Inhalt der Sitzung. Jeder Rahmen bietet dem Inhalt Sicherheit, an den sich dieser anlehnen und auf den sich dieser beziehen kann. Es ist in der Regel klar, das lernen die meisten Patienten schnell, was in einer Psychotherapiesitzung als besonderer sozialer Situation möglich ist und was aufgrund ihrer Struktur, Therapieschule und der Person des Therapeuten eben nicht. Genauso haben wir als Therapeuten natürlich ein durch unsere berufliche Ausbildungs- und Entwicklungsgeschichte mehr oder weniger bewusstes Konzept vom Rahmen unseres Therapieansatzes. In jeder Ausbildung erleben wir schließlich verschiedene therapeutische Modelle, die uns explizit oder implizit Geschichten über die Art und Weise innerhalb dieser Schule, Therapie zu machen, erzählen, tradieren und illustrieren. Wann wird nun stärkere Kontrolle über den Therapieprozess ausgeübt und wann ist sie weniger stark? Wann kann das eigene Kontrollbedürfnis sehr positiv für die einzelne Behandlung sein und wann hindert es eher am (freieren) Entwickeln von Lösungsprozessen?

Wenn die Rolle als Leitender, als wissender Experte (von einigen Patienten ja durchaus eingefordert oder idealisierend eingebracht) zu stark narzisstische Elemente des Therapeuten nähren sollte, empfehle ich auch diese in einem vertrauten Setting zu bearbeiten.

**Beispiel**

Hier zum Thema Kontrolle passende Kritiker-O-Töne von Kollegen:

- »Ja ja – erst handeln und dann vielleicht mal denken.«
- »Das hättest du von Anfang an besser planen sollen!«
- »Andere haben ein besseres System – sind weniger chaotisch.«

In diesen Zitaten wird das Bedürfnis des inneren Kritikers respektive der Kollegen nach besserer Planung, mehr Strukturiertheit und vorausschauendem Denken sehr deutlich. All diese Faktoren helfen natürlich, den Rahmen für die Psychotherapie mit zugehörigen Zielen, Behandlungsplan und den dazu passenden Interventionen zu gestalten. Zudem geben sie uns in unserer Arbeit eben jene Sicherheit und genau die Kontrolle, die hilft, den Behandlungsprozess nicht (nur) auf Intuition, Spontaneität und Zufall aufzubauen. Somit können beispielsweise die bereits genannten Kritikpunkte der Kollegen natürlich einen mehr oder weniger großen wahren Kern enthalten. Unter Umständen wäre es besser (gewesen), sich mehr Zeit für Therapieplanung zu nehmen und das Heraussuchen passender Behandlungsschritte zu verwenden. Meine Erfahrung ist jedoch, dass Kollegen mit ähnlichen Kritikersätzen meist zu kritisch mit sich sind, sie definitiv eine Grundstruktur in Behandlung und Sitzungen haben und eher moderate Veränderungen in Sachen Therapieplanung und Struktur nötig wären. Hier gibt es natürlich auch wieder schulen-typische Unterschiede zwischen Verhaltenstherapie, tiefenpsychologisch fundierter Therapie, Psychoanalyse und anderen Therapieverfahren, von denen die Verhaltenstherapie traditionsgemäß am meisten sichtbare Strukturen durch Manuale, Übungen, Hausaufgaben, Expositionen und Verhaltensexperimenten aufweist. Viele erfahrene Verhaltenstherapeuten trauen sich im Laufe ihres Arbeitslebens durch die Integration weiterer Verfahren mehr und mehr, die Verhaltenstherapie durch ebenjene Methoden sinnvoll zu ergänzen und damit auch die Behandlungsstruktur zu verändern. So kann das Verzichten auf zu viel Strukturvorgabe in einer Sitzung, das Zurücknehmen der eigenen Person und Sichtweise (was der Patient gerade aus meiner Sicht braucht), unter Umständen überhaupt erst einen Raum für die Lösungsansätze des Patienten selbst bieten, seine unbewussten Lösungsprozesse, -bilder und -strukturen hervorzubringen. Dazu passend ein Zitat aus der Geschichte »Der vergrabene Schatz« des argentinischen Psychiaters, Gestalttherapeuten und Buchautoren George Bucay.

> »Die Antwort auf deine Fragen habe nicht ich, sondern du.«
> (Bucay, 2013, S. 81–86)

Es entspannt zudem die manchmal in der Verhaltenstherapie vermittelte Annahme, ich sei als Therapeut hauptverantwortlich für den therapeutischen Prozess. So trage ich Verantwortung für das therapeutische Vorgehen und meine eigenen Reaktionen auf den Patienten, jedoch nicht für den bei ihm ablaufenden inneren Prozess.

Beim Grundbedürfnis nach Kontrolle geht es jedoch nicht nur um das Thema des therapeutischen Vorgehens. Auch das absolut legitime Ablehnen von Patienten mit bestimmten Störungsbildern ist ein Kontroll- und damit Schutzmechanismus. Sicherlich kann dieser sinnvoll sein, wenn ich mich als nicht kompetent bei der Behandlung eines bestimmten Störungsbildes bzw. in der Interaktion mit Patienten mit bestimmten Persönlichkeitseigenschaften fühle. Falls Sie den Eindruck haben sollten, den Zugang zu Ihren Behandlungen zu stark zu kontrollieren, können Sie auch hier dem eigenen Kontrollbedürfnis auf den Grund gehen. Und am Ende unter Umständen mit den vorher *schwierigeren* Patienten mehr über sich und die eigene Arbeit lernen als mit den *leichteren* Fällen.

### (4) Das Grundbedürfnis nach Lustgewinn bzw. Unlustvermeidung

Dieses Grundbedürfnis des Menschen und höher entwickelter Lebewesen, positive Emotionen beziehungsweise Zustände zu erleben und schmerzhafte zu vermeiden, ist nach Grawe derart existenziell, dass das Erklären unserer seelischen Funktionen es in jedem Fall miteinbeziehen muss (nach Grawe, 1998).

**Begriffserklärungen.** Wenn ich an dieser Stelle Lustgewinn mit *Freude bereiten* synonym setze, dann machen gelingende Behandlungen natürlich viel Freude und fördern die Lust aufs Arbeiten. Damit wird dieses sehr grundlegende Bedürfnis im Beruf des Therapeuten mit gestillt. Unlustvermeidung kann allgemein darin bestehen, unangenehme Erfahrungen und Schmerz auch in Therapien zu vermeiden.

Wie im vorherigen Abschnitt thematisiert kann ein Beispiel von Unlustvermeidung in Psychotherapien sein, schwierige Patienten nicht anzunehmen und eventuell auch bestimmte Störungsbilder gleich von Beginn an auszuschließen. Dies ist wie beschrieben auch durchaus legitim und im Verantwortungsbereich jedes Kollegen zu verorten. Auch das Vermeiden von für den Therapeuten persönlich schwierigen Themen kann mit dem Grundbedürfnis nach Unlustvermeidung (aber auch dem nach Kontrolle) zusammenhängen. Im schlechteren Fall bleibt der Patient auf seinen Themen sitzen, die Behandlung erfährt nicht die nötige Vertiefung, Erweiterung und es kommt zu keinen emotional korrigierenden Erfahrungen.

Genauso löst Kritik von Patienten oder auch Kollegen an uns natürlich *Unlust gleich Schmerz* aus, unter Umständen Ärger, Verunsicherung, Selbstzweifel oder Traurigkeit. Wie ist es bei Ihnen? Nehmen Sie Kritik sportlich, aber ernst? Oder geraten Sie zu schnell in eine Rechtfertigungshaltung bzw. einen Gegenangriff? Wenn der Selbstwert als Therapeut eher fragil ist, suchen manche Kollegen natürlich eher nach bestätigenden Situationen in Behandlungen, die positive Gefühle auslösen. Sie nehmen eher den Therapeuten positiv bestätigende Patienten als *sperrigere* Menschen auf, die unter Umständen zu Therapiebeginn viele kritische Fragen stellen oder ein Störungsbild aufweisen, dass sie selten behandeln. Bei Schwierigkeiten in der Behandlung wird bei starkem Bedürfnis nach Unlustvermeidung schneller an einen Abbruch der Behandlung gedacht, als beispielsweise das Beziehungsgeschehen zwischen dem Therapeuten und Patient vor dem Hintergrund der Biografie(n) zu beleuchten, sodass beide an einer konstruktiven Bearbeitung wachsen können. Bei einem sehr starken Bedürfnis nach Unlustvermeidung kommt im Falle einer Kritik von außen der innere Kritiker ins Spiel. Er wird zum Beschützer und richtet den Schutz nach Außen, in diesem Fall durch ein, wie im Schaubild zu sehen ist, Projizieren der Kritik nach außen. Dadurch wird die Kritik abgewehrt und die lebensgeschichtlich entstandene Verletzung des Selbstwertes des Therapeuten geschützt. (s. Abb. 1.1).

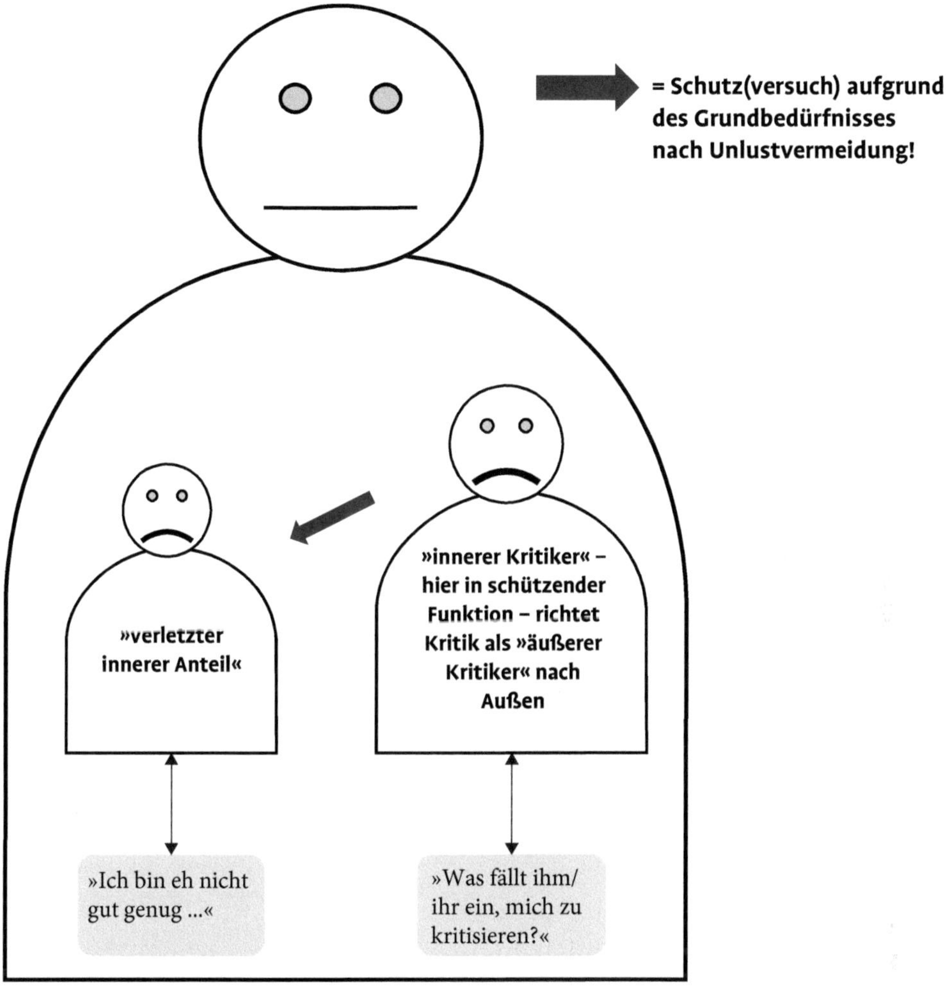


**Abbildung 1.1** Starkes Bedürfnis nach Unlustvermeidung

Im Schaubild können als Gefühle beim Schutzversuch Wut und Ärger entstehen, auf der Verhaltensebene macht der Kollege zu und geht unter Umständen zum Gegenangriff über (s. Abb. 1.2).

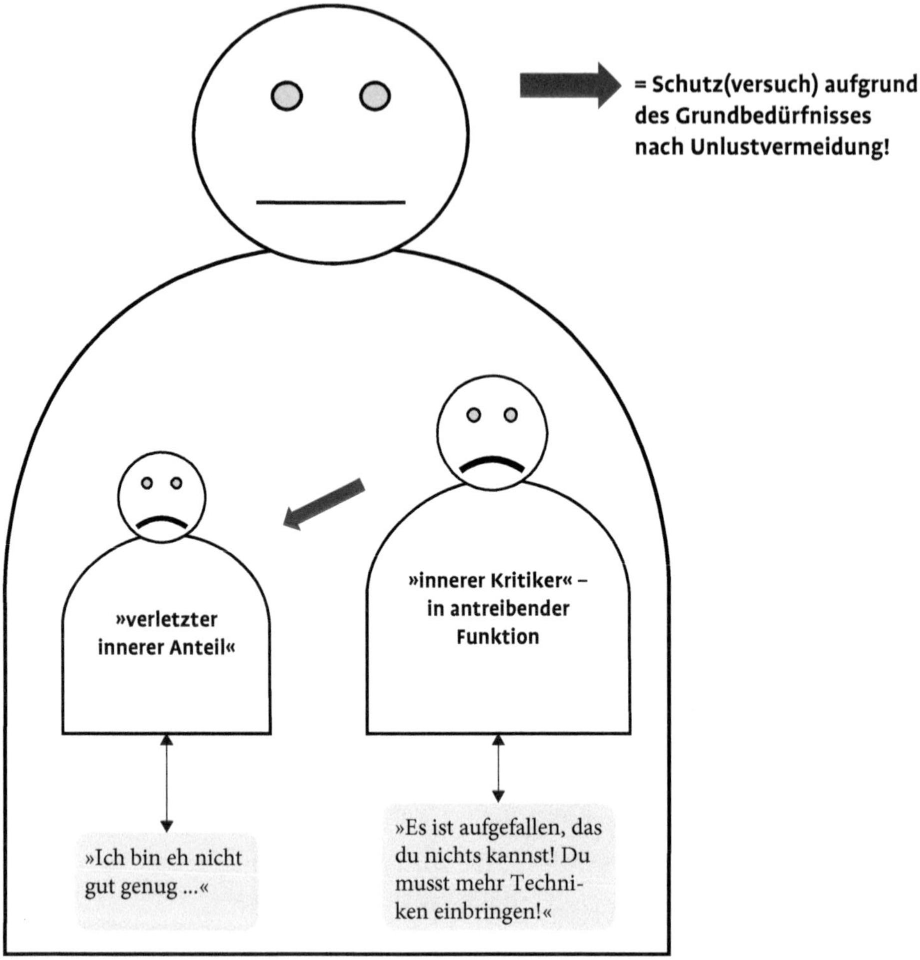


**Abbildung 1.2** Zweites mögliches Szenario

In dieser Variante ist der Therapeut nach der Verunsicherung weiter in einem ängstlichen Modus, dem der innere Kritiker mit einem Antreiben zu mehr Leistung begegnen will. Dadurch wird das Schutzmotiv indirekt befriedigt, da

- durch das mehr an innerem Antreiben der Therapeut beispielsweise versucht, sich mehr Wissen und Techniken anzueignen, dadurch weniger Angriffsfläche zu bieten und weniger innere Unlust, Hilflosigkeit und Selbstzweifel aufkommen zu lassen (Grundbedürfnis nach Unlustvermeidung),
- er das Grundbedürfnis nach Selbstwerterhöhung durch das Antreiben auch bedient: das Mehr an Wissen, Fortbildungen und Techniken gibt ihm (eventuell auch zertifiziert, also von außen »mit Stempel versehen«) kurzfristig die Überzeugung, ein guter Therapeut zu sein, anerkannt zu werden und (einen Moment lang) gut genug zu sein,
- er mit dem inneren Druck auch versucht, Kontrolle zu erlangen: Durch das neu erworbene Wissen hofft er, möglichen Fragen von Kollegen und Patienten besser zu

begegnen, weniger »ins Schwimmen« zu geraten und so mehr Kontrolle über sein inneres und äußeres Erleben zu erhalten.

> **!** Ich begreife den inneren Kritiker als eine Art Diener der Grundbedürfnisse, um etwas mehr Zuwendung zu erfahren und emotionalen Schmerz im Sinne starker (bisweilen unbewusster) Vermeidungsziele zu verhindern.

Als Beispiele können das Vermeiden von Angst, Unsicherheit, Traurigkeit und Wut in Berufs- und Privatleben gelten. Dazu strebt dieser innere Anteil oft hinter der harten Fassade danach, positive Gefühle im Sinne von Annäherungszielen (gut genug sein, anerkannt werden, geschützt sein) zu erzeugen.

Hier nun eine kleine Anregung für Sie, um Ihre persönlichen Schutzstrategien zu reflektieren (s. AB 5).

AB 5

**Kritikerfunktion.** Der innere Kritiker kann als Träger der starken kompensatorischen Verhaltensweisen gesehen werden. Ich erkenne häufig einen alten biografischen Schmerz hinter diesem inneren Anteil, der sich in der Arbeit reinszeniert und Gefühle wie Angst, Traurigkeit oder Ärger hervorrufen kann. Somit beschützt der innere Kritiker in vielen Fällen eine lebensgeschichtliche Verletzung. Er versucht, einen alten Mangel an Zuwendung auszugleichen oder sich endlich als wertvoll zu erleben. Im folgenden Abschnitt können Sie beginnen, Ihrer eigenen alten Verletzung, die mit der Entwicklung des inneren Kritikers verbunden ist, auf die Spur zu kommen und mehr Bewusstsein für die (schützende) Rolle des inneren Kritikers in Ihrer Geschichte zu erlangen. Unter Umständen können Sie auch mehr Verständnis und Mitgefühl für diese Seite in Ihnen aufbringen (s. AB 6).

AB 6

**Entstehungsgeschichte Ihres Kritikers.** Das Benennen des Schmerzes kann dabei ein wichtiges Element sein, um ihn beim Entstehen frühzeitig zu erkennen, zu identifizieren und damit eine erste innere Distanz zu ihm aufbauen zu können. So wird die Art achtsamer innerer Beobachter weiter geschult, der sich erwachsen und selbstfürsorglich um den Schmerz kümmern kann. So gerät die betroffene Person weniger in die Art emotionalen Strudel, in dem sich das Erleben chaotisch, überfordernd und unkontrollierbar anfühlt. Vielmehr können nach dem Erkennen der Frühwarnzeichen zu einem Zeitpunkt Achtsamkeit, Selbstfürsorge und Mitgefühl geübt werden, zu dem sich der Schmerz noch besser versorgen lässt als im Hochstressbereich. Und nun noch einmal zu Ihren Bewältigungsstrategien (s. AB 7).

AB 7

## 1.7 Das Gentle-Eyes-Modell

Auf der Jahrestagung der Milton-Erickson-Gesellschaft 2017 in Bad Kissingen erlebte ich Åsa Fe Kockum in einem Workshop und war beeindruckt, wie sie »Gentle Eyes« gegenüber den Teilnehmern und deren Fragen und Anliegen vorlebte und vermittelte. Das Modell ging laut Kockum auf Richard Schwartz, dem Begründer des Konzepts der »internal family systems« (IFS) zurück. Sie hatte es im akzeptanzbasierten Sinne leicht verändert (Kockum, 2018). Ich habe es für das Thema des inneren Kritikers weiterentwickelt (s. Abb. 1.3).

Dieses Modell ist meiner Ansicht und Erfahrung nach aufgrund der folgenden Aspekte sehr hilfreich:

(1) Es ist einfach und leicht, Patienten das Modell (ggf. über mehrere Sitzungen) in der Praxis zu vermitteln.

(2) Es beschreibt treffend eine Managerfunktion (im Original »Managers«, s. Schwartz, 2018), mit der das Individuum versucht, Kontrolle über sein Leben zu erhalten und unangenehme Erfahrungen (gleich Schmerz) zu verhindern. Anders als Schwartz, der einen inneren Kritiker (self-critical) und Richter (judge) auch in der Managerfunktion verortet, sehe ich diese inneren Anteile eher bei den Feuerwehren.

(3) Das Modell erhebt bewusst nicht den Zeigefinger gegenüber den (oft) dysfunktionalen Strategien (Feuerwehren, im Original »firefighters«).

(4) Das Modell erkennt die (lebensgeschichtliche) Sinnhaftigkeit von dysfunktionalen Strategien als »das Beste, was das Kind tun konnte«.

(5) Es setzt die Feuerwehren in Beziehung zu den Verletzungen und würdigt sie damit auch. Diese verletzten inneren Anteile sind oft verdrängt, isoliert und verbannt, wie es im Modell von Schwartz bzw. Kockum beschrieben wird. Dort werden die Verletzungen und Vulnerabilitäten als »Verbannte« (exiles) bezeichnet. Mithilfe verschiedener Verdrängungsmechanismen wie Rationalisieren, Leugnen, Bagatellisieren, Intellektualisieren und vielen anderen Strategien wird (unbewusst) versucht, sie zu kontrollieren und nicht spürbar werden zu lassen.

(6) Es nimmt Güte, Mitgefühl und Wohlwollen ins Herz der Übung, ähnlich wie bei der Metta-Meditation (s. AB 32) also emotional korrigierende und fürsorgliche Strategien.

Die Art der Strategie kann dabei, wie im bereits von mir dargestellten Modell, sehr verschieden sein. In jedem Fall sind es fürsorgliche, wohlwollende und sinnvolle Verhaltensweisen im Sinne der Erfüllung meiner Grundbedürfnisse, ohne dabei andere mutwillig zu verletzen. Dass es selbst bei einem Handeln aus diesem Zentrum heraus zu Konflikten kommen kann, zeigt die Lebenserfahrung. Denn die Interaktionspartner haben andere Bedürfnisse und Interessen als ich. Aus meiner Sicht ist das Bei-mir-Bleiben, Auf-mich-Achten und die Entwicklung dieser Qualitäten von Mitgefühl und Annahme so viel wert, dass auch ohne harmonische Reaktion des Gegenübers eine solche Übung aus dem Zentrum des Modells heraus so oder so einen Erfolg darstellt.

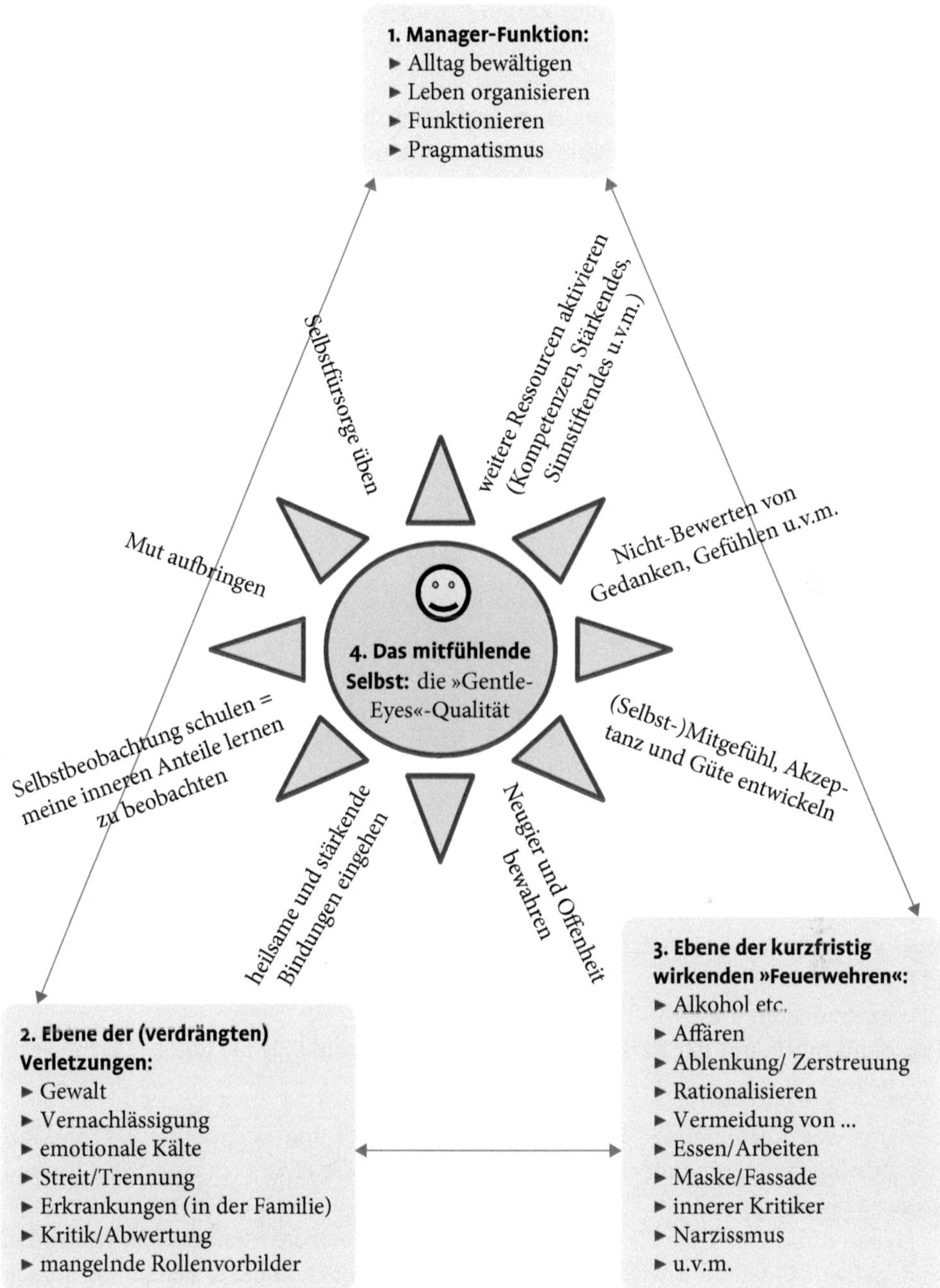


**Abbildung 1.3** Das »Gentle-Eyes«-Modell (nach Schwartz, 2018; adaptiert von Kockum, 2018; weiterentwickelt durch Pigorsch)

Und die Wahrscheinlichkeit, sich wirklich zu verstehen, Mitgefühl füreinander zu entwickeln und gelingende Beziehungen zu führen, steigt stark an, wenn ich mein mitfühlendes Selbst entwickle.

**Beruhigungsmechanismus.** Dieses Herzstück wird dann sogar mit einem physischen Merkmal dieses Zustandes gemarkert, den sanften Augen. Wenn man seine Augen entspannt, entspannt sich oft auch der ganze Körper mit. Dann signalisiere ich meinem Körper, dass kein Grund für »fight or flight«, also für eine sympathische Aktivierung, vorliegt. Und so kann ich meinen Geist und Körper lehren, sich unter anderem durch diese sanften Augen zu beruhigen.

Denn praktisch jeder Mensch kennt diese Art, jemanden sanft anzusehen. Unser Blick ist dann weit, weniger verurteilend, bewertend, als mit fixiertem angespanntem Ausdruck. Die Augen sind ein sehr guter Ankerpunkt um festzustellen, wie es gerade um meinen Zustand bestellt ist. Muss ich als kämpfend oder fliehend (entspricht Kritikerstrategien, antreibend oder mich beschützend) ein Ziel oder einen potenziellen Angreifer fixieren oder löse ich meinen Blick? Bei Letzterem defokussiere ich, entspanne mich, werde sanft und geduldig … und kann so die Herausforderungen des Lebens aktiv angehen.

Diese Art zu sehen, bzw. diese Herzensqualität, die der Haltung innewohnt, können Sie lernen, auf sich zu übertragen. So üben Sie, sich selbst mit all Ihren Verletzungen, Vulnerabilitäten und Feuerwehren wohlwollend zu betrachten, möglichst ohne sich zu bewerten. Eben dieses Nicht-Beurteilen ist für viele Menschen sehr ungewohnt, beurteilen und verurteilen wir doch häufig im Tagesverlauf. Und doch lässt es sich in kleinen Alltagssituationen üben. So könnten Sie morgens schon, anstatt den Tag schon als zu lang oder sich als zu faul zu bewerten, Ihre Augen und damit Körper wie Geist entspannen und so achtsamer und selbstfürsorglicher durch den Tag gehen. Und den Tag Stück für Stück bestreiten, gleichmütig und annehmend. Oder Sie bringen den Mut auf, *anstatt eine Feuerwehr losfahren zu lassen und beispielsweise in die Vermeidung eines unangenehmen Gesprächs zu gehen*, diesen Autopilot

(1) zu erkennen,
(2) innezuhalten und
(3) dann mutig mit der Person zum passenden Zeitpunkt (!) ins nötige Gespräch zu gehen.

So kann das mitfühlende Selbst im Zentrum der Übung auch Mut und Tatkraft hervorbringen, wie ein innerer Helfer, der weitere innere Helfer (in dem Fall Mut und Tatkraft) hinzuruft.

Genau um dieses Herzstück, um das Kultivieren dieser liebevollen, wohlwollenden und gütigen Qualitäten wird es im Buch immer wieder konkret gehen. Und auch darum, an welchen Stellen der innere Kritiker wichtige Funktionen und Lernerfahrungen durch sein Antreiben erst ermöglicht.

**Beispiel**

Diese hilfreichen Funktionen beschrieb unsere Tochter (7 Jahre), als sie mir kurz vor Abgabe des Manuskripts über die Schulter schaute, weil sie unbedingt noch etwas zum Buch beitragen wollte:

Ich: »Was möchtest du denn noch sagen?«

Sie: »Der innere Kritiker ist auch wichtig für den Körper. Denn sonst könnte man nichts lernen. Aus Streit. Wie man sich wieder verträgt.«

## AB 1 Schematischer Zusammenhang zwischen innerem Kritiker und weiteren inneren Anteilen

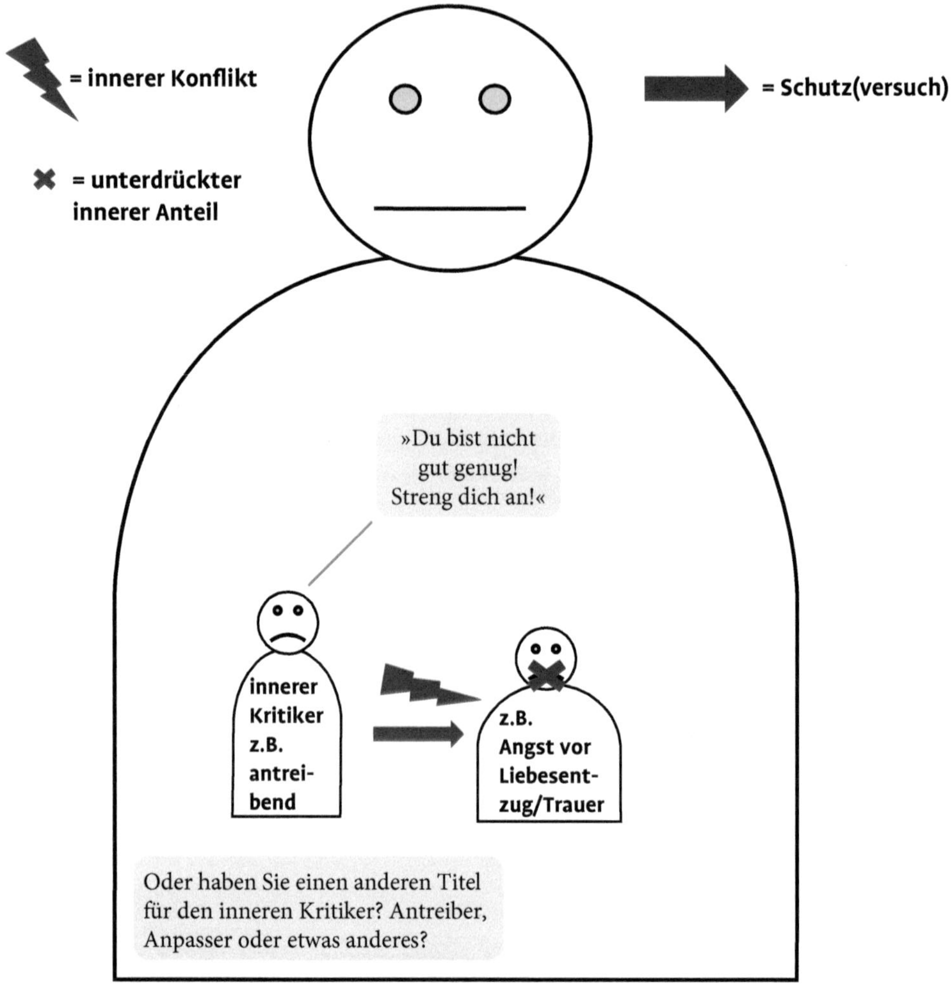


(nach Jänicke & Peichl, 2013, modifiziert nach Pigorsch)

 

## AB 2 Erste kleine Aufgabe in Ihrer Arbeit mit dem inneren Kritiker

(a) Wählen Sie einen Titel für den inneren Anteil, den der innere Kritiker zu schützen / zu kompensieren versucht(e).

(b) Schreiben Sie für den inneren Kritiker und den zu schützenden Anteil jeweils drei typische Sätze auf (z. B. »Das war nicht gut genug!«; »Du darfst nicht auffallen…«; »Stell dich nicht so an!«).

(c) Schreiben Sie typische Sätze für Ihren unterdrückten inneren (Gefühls-) Anteil auf (z. B. »Ich bin traurig…«, »Ich fühle mich einsam …«).

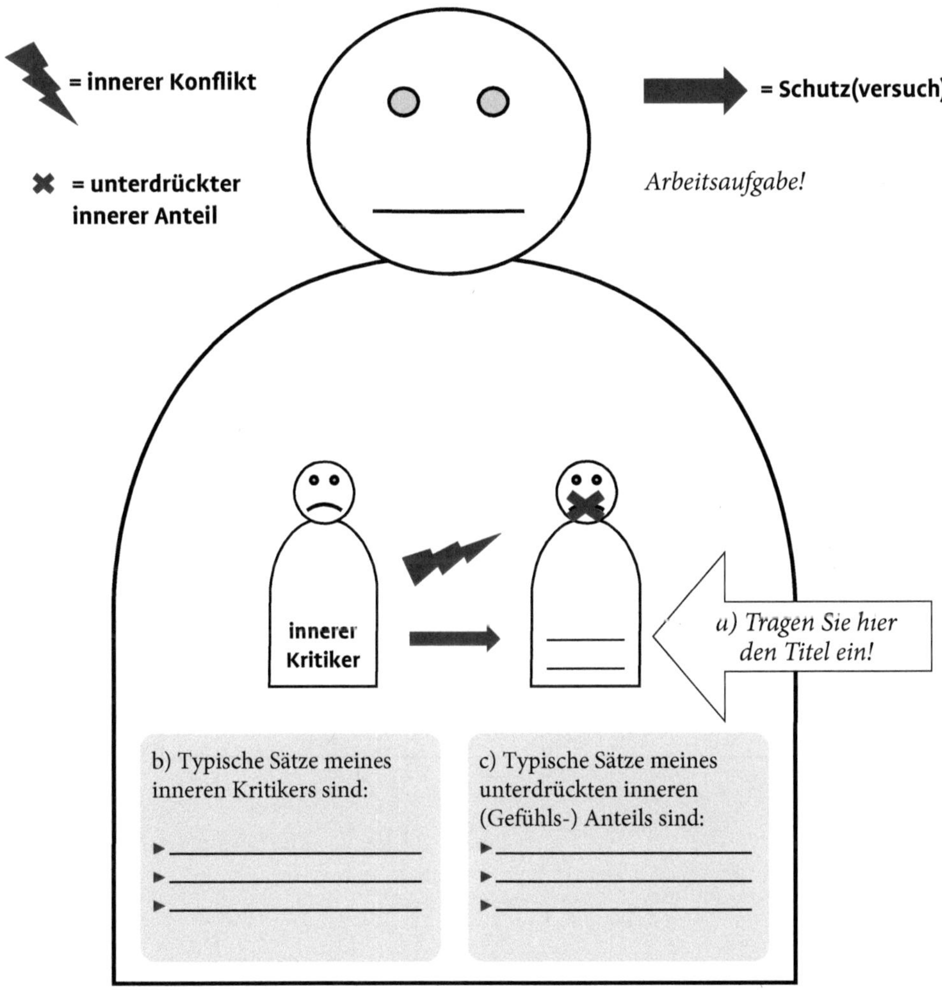


(nach Jänicke & Peichl, 2013, modifiziert nach Pigorsch)

**AB 3** Schematischer Zusammenhang zwischen innerem Kritiker, dem liebevollen Begleiter und einem weiteren inneren Anteil

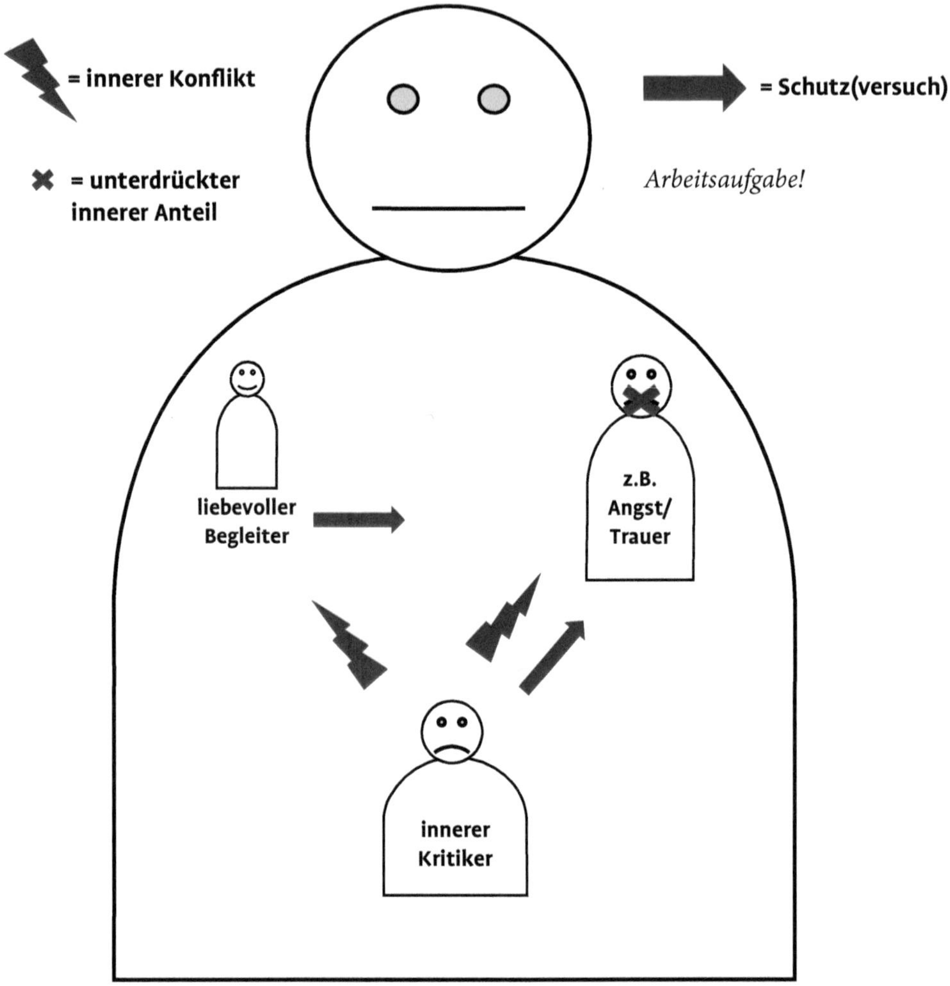


 

## AB 4 Zeichnen Sie Ihre Gefühlslandschaft

Hier können Gefühle, wie Freude, Ärger, Angst, Traurigkeit und eventuell Ekel, auftauchen. Vertrauen Sie ganz Ihrem Unbewussten dabei, die passenden Landschaften, wie Wüsten, Berge, Wälder, Täler, Flüsse oder Nebelsümpfe oder etwas ganz anderes, zu zeichnen. Ohne Zensur, ganz aus Ihrem Inneren heraus. Besprechen Sie das Bild, wenn Sie mögen, mit einer Vertrauensperson.

## AB 5 Eigene Schutzstrategien erkennen

Was vermeide ich in meiner Arbeit als Therapeut / Therapeutin?

Wenn ja: Wovor laufe ich weg?

Was strebe ich in meiner Arbeit an?

Kenne ich eine Art »Workaholic«-Verhalten oder das Gegenteil davon?

Vermeide ich Konflikte in Psychotherapien anzusprechen?

 

## AB 6 Den Schmerz benennen

Geben Sie hier dem biografischen Schmerz (oder verschiedenen Schmerzpunkten) einen Namen (beispielsweise: alleingelassen werden):

- ___
- ___
- ___
- ___
- ___
- ___
- ___
- ___
- ___
- ___
- ___
- ___
- ___
- ___
- ___
- ___
- ___
- ___
- ___

## AB 7 Welche weiteren Schutzstrategien benutzen Sie zum Vermeiden aversiver Gefühlszustände in Therapien?

Mögliche Schutzstrategien können zum Beispiel sein: eine starke Fassade, ein distanziertes Verhalten oder im Gegenteil viel persönliches, nahbares Engagement …

________________________________

________________________________

________________________________

________________________________

Welche weiteren Bewältigungsstrategien zum Lustgewinn und Unlustvermeidung nutzen Sie im Privatleben (z. B. Hobbys, Sozialkontakte, Sport, Essen, Alkohol oder etwas anderes):

________________________________

________________________________

________________________________

________________________________

Welche dürfen aus Ihrer Sicht bleiben oder brauchen nur leicht angepasst zu werden?

________________________________

________________________________

________________________________

________________________________

Welche »Krücken« behindern das Laufen auf lange Sicht eher und sind aus Ihrer Sicht als dysfunktionales Weglaufen vor dem eigenen emotionalen Schmerz einzuordnen?

________________________________

________________________________

________________________________

________________________________

 

# 2 Die Arbeit von Therapeuten mit ihrem inneren Kritiker

## 2.1 Wer kann wie daran arbeiten?

Da sich dieses Buch an Sie als Kollegen richtet, haben Sie die Wahl: Viele Übungen können Sie selbst ohne zweite Person anwenden, um so unabhängig von der Hilfe anderer sich mit Ihrem inneren Kritiker auseinanderzusetzen. Andere Übungen, wie das Kritikergespräch, lassen sich natürlich einfacher mit einer Kollegin oder einem Kollegen gestalten, der oder die Rolle des Fragenden übernimmt und Sie durch das Gespräch führt. Das kann im Rahmen einer vertrauten Intervisionsgruppe oder einer Supervision geschehen.

Aus meiner Erfahrung ist zunächst das Anerkennen der Problematik der wichtigste Schritt: Ja, ich leide unter zu starker Selbstkritik und auch, wenn ich Therapeut bin, darf ich diese Schwierigkeiten haben und kann daran arbeiten.

Wie an anderer Stelle erwähnt, fällt uns Fachleuten dieses Eingeständnis aus unserer Rolle heraus oft sehr schwer. Denn sollten wir es nicht besser wissen? Hier verweise ich gerne auf das Beispiel eines Internisten, der zu bestimmten Vorsorgeuntersuchungen auch zum Arzt seines Vertrauens gehen sollte.

> **!** Im Gegensatz zu einem inneren Kritiker, der beispielsweise
>
> - stark antreibt,
> - das eigene Verhalten kontrolliert und zensiert,
> - für Anpassung an Bedürfnisse anderer sorgt oder auch das eigene Verhalten abwertet,
>
> erleben manche Kollegen das eigene Sich-Abwerten als so fundamental und existenziell negativ, dass sie sich auf alle Lebensbereiche bezieht. Sogar auf die eigene Berechtigung, Glück zu erleben.

Jochen Peichl weist in »Innere Kritiker, Verfolger und Zerstörer. Ein Praxishandbuch für die Arbeit mit Täterintrojekten« auf Charakteristika von inneren Anteilen, wie dem inneren Kritiker, innerem Verfolger und innerem Zerstörer sowie mögliche Unterscheidungsmerkmale hin.

**(1) Innerer Kritiker.** Beginnend mit dem inneren Kritiker, führt er aus, dass die Botschaft der Bezugspersonen an das Kind überwiegend intrapunitiv (d. h. sich selbst anklagend) sei. Also nicht im Sinne direkten externen Angriffes auf das Kind (dies sei extrapunitiv), sondern durch einen zu stark um sich selbst kreisenden ängstlichen oder narzisstischen, in jedem Fall dominanten Selbstbezugs der relevanten Personen.

Hieraus könnten sich verschiedene Typen innerer Kritiker entwickeln, die zur Perfektion drängen, antreiben, das Individuum kontrollieren, zur Anpassung aufrufen oder moralisierend auftreten (Peichl, 2013). Immer aus der Beziehungserfahrung der um sich kreisenden Bezugsperson(en) gespeist, nicht gut genug zu sein, um mit den eigenen Bedürfnissen und Gefühlen, dem eigenen Aussehen, den kindlichen Verhaltensweisen oder auch den persönlichen Leistungen gesehen, ausreichend anerkannt und geliebt zu werden. Sodass dieser Mangel, diese Lücke, mithilfe des inneren Kritikers in verschiedenen Erscheinungsformen gefüllt werden muss.

**(2) Innerer Verfolger.** Im Fall des inneren Verfolgers verhalte es sich hingegen in Sachen Beziehungserfahrungen laut Peichl anders. Dort: »... zeigen die Eltern aktiv ihre Ablehnung und weisen das Kind rüde zurück – ihre Botschaft ist extrapunitiv (d.h. den anderen beschuldigend)« (Peichl, 2013, S. 48).

Und weiter: »Das Kind sieht den Hass und den Ekel in der Mimik der Eltern und glaubt sich real gespiegelt. Es denkt: Ich bin so hassenswert wie das, was ich sehe.« Das Gefühl von Bösartigkeit werde so in eine als real empfundene Bösartigkeit umgewandelt, die einen Ausweg aus diesem hoch aversiven Erleben nur durch eine Flucht in Richtung (auch autosuggestiver) Selbstzerstörung – hier durch das Herausbilden eines inneren Verfolgers – möglich erscheinen lässt. Dieser verwendet noch härtere und aggressivere Abwertungen als der innere Kritiker, sein Ton ist noch harscher und unnachgiebiger. Frei nach dem Motto: »Wenn ich mich am härtesten runtermache, was soll mich dann noch von außen schrecken?« Neben diesem Schutzaspekt kann sich Strafe intrapsychisch, beispielsweise durch Selbstverletzungen (auch verbal-kognitive zählen zu diesen), so als sehr gerechtfertigt anfühlen. Das Leiden wird unter der gespiegelten angeblichen Bösartigkeit kurzfristig gedämpft. Gleichzeitig stellt das durch den Prozess der Introjektion (das Nach-innen-Nehmen der Beziehungserfahrung) herausgebildete Introjekt, bzw. der entstandene Ego-State des inneren Verfolgers, einen weiteren Lösungsversuch dar, indem ich mit dem Täter einig über meine eigene Bösartigkeit, Minderwertigkeit oder andere Abwertungen bin. So kann das Opfer der Tat(en) kognitive und emotionale Dissonanz reduzieren und versucht unbewusst, über diese Einigkeit in der Abwertung seiner selbst dem als sehr mächtig und existenziell bedrohlich erfahrenen Täter näher zu sein, letztendlich einen Funken mehr Zuwendung oder weniger Strafe zu erfahren. Ich erlebe immer wieder in meinen Selbstwertgruppentherapien, wie (nach dem Aufbau ausreichender Stabilität und eines guten Rapports) wunderschöne Anerkennungen von Gruppenteilnehmern für andere von diesen Mitstreitern nicht oder kaum angenommen werden können. Stehen sie doch in krasser Dissonanz zum Selbstbild, zum Introjekt oder Ego-State des inneren Kritikers bzw. Verfolgers. Was passiert? Die ehrliche Anerkennung wird abgewertet (»Das sagt der doch nur so ...«; »Das ist ja nett, aber ...«; »Was führt die im Schilde?«; »Das ist doch nichts Besonderes ...«), um die Dissonanz zwischen Selbstabwertung im Innern und der Anerkennung im Außen zu reduzieren und die Einigkeit mit dem früheren Angreifer (unbewusst) wiederherzustellen. Diese Abwehrmechanismen in Gruppentherapien bieten oft beim wertschätzenden Aufdecken und Klären der äußeren und inneren Prozesse viel Stoff zum Weiterarbeiten, wird doch manchem Patienten erst durch diese Sequenz bewusst, wie stark Selbstkritik und -abwertung sind, welche Gründe es dafür geben könnte und schließlich wie schön es sein könnte, eines Tages das eigene Herz einen Spalt für ehrliche Anerkennung öffnen zu können. Selbst wenn es nie eine völlige Sicherheit geben kann, nicht doch verletzt zu werden.

**(3) Innerer Zerstörer.** Schließlich läge beim Vorhandensein einer weiteren Steigerung auf dem Leidenskontinuum, dem Herausbilden eines inneren Zerstörers, oft gekennzeichnet durch die »... Neigung zur Selbstverletzung, Dissoziation und zwanghafte Bedeutungssuche auf der Basis einer desorganisierten Bindung ...« (Peichl, 2013, S. 51), die Grunderfahrung vor, dass die Bezugspersonen rigoros ihre Überlegenheit einsetzen (würden), um den Willen des Kindes zu brechen. Dieser stark autoaggressive innere Anteil, welcher sich aus traumatischen Erfahrungen mit realen Tätern herausgebildet hat, habe jedoch auch eine wesentliche Schutzfunktion:

»Aber diese täteridentifizierten Teile sind nicht das Problem, sondern die Lösung eines Problems, indem sie versuchen, den Traumatisierten vor einer wahrgenommenen Bedrohung zu schützen« (Peichl, 2013, S. 54). Das Unterdrücken von Bindung im Hier und Jetzt, emotionalen (Grund-)Bedürfnissen und das Richten der Wut nach Innen (das nach Außenrichten der Wut ist für das existenziell abhängige Kind in der traumatischen Situation entweder unmöglich oder wird schnell sanktioniert) sind dabei von zentraler Bedeutung. Ein innerer Verfolger versucht so mit den genannten (meist unbewussten) Schutzstrategien,

(a) stark belastende Gefühle wie überwältigende Verlustangst, Wut, Hass oder Trauer zu vermeiden,
(b) mit der Schuldübernahme – was Kinder häufig tun – die Beziehung zu den grundsätzlich geliebten, aber auch traumatisierenden Bezugspersonen zu schützen, die eigene Machtlosigkeit zu dämpfen und Auswege aus der inneren Zerrissenheit zu finden.

Sicherlich besteht nicht immer ein auch liebevolles Band zwischen der verletzenden und der traumatisierten Person, wie bei Übergriffen und Angriffen durch fremde Menschen. Auch bei dem im Vergleich mit inneren Verfolgern noch autoaggressiveren inneren Zerstörer spielt der Prozess der Introjektion der Erfahrungen und Botschaften des Täters eine mindestens ebenso wichtige Rolle.

»Täternahe Ego-States sind sozusagen die letzte Möglichkeit, die Traumatisierung zu überstehen. Demnach können sie nicht verflucht, verbannt oder getötet werden, sondern benötigen eine Art Rehabilitierung« (Fritzsche, 2014, S. 98).

Bei diesem oft längeren Prozess der Auseinandersetzung mit einem solch zerstörerischen, lebensgeschichtlich aber wichtigen inneren Anteil liegt meiner Erfahrung nach die Lösung im Patienten selbst. Das Individuum kommt selbst auf kreativere und passendere Fantasien und intuitiven Lösungsbilder, als es der Therapeut je vermocht hätte.

In der Praxis ist dabei sicherlich auf dem Kontinuum der potenziellen Ausprägung nicht immer eine trennscharfe Abgrenzung möglich zwischen

(1) innerem Kritiker,
(2) innerem Verfolger oder gar
(3) innerem Zerstörer.

Sie dient aber der Einordnung des Schweregrades und der Reflexion der möglicherweise zugrunde liegenden traumatischen (Beziehungs-)Erfahrungen. Da der »Ton die Musik macht«, lohnt es sich in Therapien wie in der eigenen Reflexion sehr, den Tonfall der inneren Botschaften und Glaubenssätze zu erforschen. So kann eine Unterscheidung zwischen diesen Ausprägungsgraden innerer kritischer bis zerstörerischer Anteile vorgenommen werden, um so zu wissen, mit wem man es im Bearbeitungsprozess zu tun hat.

**Die verdeckte Schutzfunktion.** Meiner Erfahrung nach weisen ein sehr grundsätzliches Infragestellen der Wertigkeit der Person bzw. globale Abwertungen und Selbsthass darauf hin, es eher mit einem innerem Verfolger oder Zerstörer, denn mit einem inneren Kritiker zu tun zu haben. Eine Disputation im klassischen verhaltenstherapeutischen Kontext (z.B. Beweise und Gegenbeweise für Annahmen finden, Ausnahmen ermitteln, Denkfehler identifizieren u.v.m.) scheitert oft mit diesen inneren Anteilen daran, dass diese das Anliegen der Disputation natürlich sofort durchschauen und auf kreative Art und Weise diesen Prozess blockieren. Kein Wunder beim Gedanken daran, welch wichtige (verdeckte) Schutzfunktion auch diese inneren Anteile hatten und noch haben! So kann vor einer Würdigung dieser guten Absichten keine konstruktive Bearbeitung erfolgen. Bei solchen Blockaden würden sich beide Beteiligten im Gespräch dann darüber austauschen, dass die Alternativverbalisationen und funktionaleren Grundannahmen nur auf der kognitiven Ebene verarbeitet wurden und es weder zu einer emotionalen Aktivierung, noch zu einem Andersfühlen im Sinne von mehr Selbstannahme und Wohlwollen sich selbst gegenüber kam.

Bei solch starken inneren Abwertungsprozessen kann ein Festhalten an der klassischen Disputation sogar für eine Zunahme der Selbstabwertung führen. Die Betroffenen erleben sich dann z.B. als *zu doof* für eine Veränderung dieses tief sitzenden Schemas, sie *müssten es doch besser wissen.*

Und sowieso: Bevor sie mit sich zufrieden sein dürften, wäre so einiges noch zu leisten!

## 2.2 Den inneren Kritiker wertschätzen

Bei diesem Kapitel ist es mir extrem wichtig, nochmal voranzuschicken, dass es hier *nicht* um die Art innerer Zerstörer geht, unter denen Patienten nach extremen Traumatisierungen leiden, die ihnen z.B. das Recht auf Leben absprechen. Diese durch die Aggression des Täters oder der Täter entstandenen inneren Anteile, bzw. Ego-States, bedürfen einer besonderen traumatherapeutischen Behandlung. Wie zu Beginn beschrieben sind die Grenzen zwischen verschiedenen Ausprägungen der selbstkritischen inneren Anteile fließend. Jedoch wissen Sie als Fachleser aus Ihrer Berufserfahrung und dem *gesunden Menschenverstand* heraus, mit Achtsamkeit und Behutsamkeit den passenden Behandlungsrahmen und die passenden Interventionen zu wählen. Die Entscheidung, das Würdigen einer solchen (versteckten) positiven Funktion bei inneren Kritikern oder Verfolgern im Dialog zu beginnen, erfordert eine ausreichende Stabilität, Achtsamkeit im Prozess und das Respektieren der Grenzen des Patienten. Bei extremsten Traumatisierungen mit schwerster Psychopathologie und Einschränkungen der Lebensführung suche ich im Therapieprozess mit dem Patienten *nicht* nach einer möglichen guten Absicht (vgl. Peichl, 2013, S. 78).

**Das SARI-Modell.** Als weiterführende hypnotherapeutische Literatur zum Thema Traumatherapie und Ego-States sei auch das »Handbuch der Hypnotherapie bei posttraumatischen und dissoziativen Störungen« von Dr. Maggie Phillips und der 2015 verstorbenen Dr. Claire Frederick empfohlen, die ein ausführliches Behandlungsmodell für die hypnotherapeutische Arbeit mit diesen Störungsbildern (und den zugehörigen inneren Anteilen) aufgestellt haben. In den vier Phasen der Behandlung ihres SARI-Modells sind enthalten:

(1) Sicherheit und Stabilisierung (*Safety and Stabilisation*)
(2) Zugang zum Trauma und verwandten Ressourcen schaffen (*Accessing*)
(3) traumatische Reaktion und Restabilisierung auflösen (*Resolving and Restabilization*)
(4) Persönlichkeit integrieren und neue Identität schaffen (*Integration and Identity*)

Dabei thematisieren sie in ihrem Buch neben den vielen wertvollen theoretischen Überlegungen und praktischen Techniken auch die Notwendigkeit, bei der Arbeit mit traumatisierten Patienten unbedingt als Therapeut die eigenen Ressourcen im Auge zu behalten und diese zu pflegen. Sie führen aus, dass unser alltägliches Familienleben und unsere emotionalen Beziehungen dabei helfen, kompetentere Therapeuten zu sein. Diese Bindungen sowie auch Kontakt zu Kollegen, Gruppen und Gemeinschaften würden uns genau wie unsere Leidenschaften dabei unterstützen, den in den Therapien erlebten Schmerz zu verwandeln (vgl. Phillips & Frederick, 2015, S. 322).

Wenn wir den inneren Kritiker im Rahmen von Ängsten, depressiven Störungen, Persönlichkeitsstörungen oder dem Missbrauch von Substanzen betrachten, so gibt es sicherlich deutliche Unterschiede zwischen den Störungsbildern und zugehörigen inneren Kritikern, jedoch auch einige Gemeinsamkeiten. Als Symptom betrachtet ist der innere Kritiker mehr Lösungsversuch kindlicher Schwierigkeiten, ein maladaptiver Ausdruck kindlicher Wünsche und Sehnsüchte und *kein wegzutherapierendes* Übel. Wobei hat er Ihnen geholfen? Dabei, den Studienabschluss zu schaffen? Besser zu sein als andere? Sehr belastende Zeiten in der Herkunftsfamilie zu überstehen? Ein wenig mehr Zuwendung von den Eltern oder Lehrern zu erfahren oder gar Strafe (Schweigen, Nicht-Beachtung als Liebesentzug sind auch strafend …) zu entgehen? (s. AB 8)

AB 8

Wie beim Interview mit der Kollegin Lina (s. Abschn. 4.2) kann es an der Zeit sein, den inneren Kritiker auch bei sich selbst als Lösungsversuch kindlicher Schwierigkeiten anzusehen und ihm unter Umständen sogar Dank zu zollen für viele schützende

Strategien. Auch wenn wir weiter unter seiner Härte und Unnachgiebigkeit leiden, so kann diese ausgestreckte Hand, sofern die Zeit dafür reif ist, die Bedingungen für Heilung und Selbstannahme schaffen. Wenn diese Bedingungen geschaffen sind, kann der innere Kritiker oft erst *nach Hause kommen* und wieder in mein inneres Team integriert werden. »Vom Tyrann zum Diener« sozusagen – der mir weiterhelfen kann und soll, Krisen durchzustehen, Leistung(en) zu verbessern, Grenzen zu erweitern oder auch Kontrolle zu wahren und z. B. depressive Phasen nicht zu tief werden zu lassen.

**Verfolgerübung**

In meinen Gruppentherapien verwende ich gerne nach ausführlicher Vorbereitung der Teilnehmer und ausreichender Stabilität eine selbstkonzipierte Übung: die Verfolgerübung. Diese läuft folgendermaßen ab:

**Teil 1:** Ein Teilnehmer stellt sich mit seinem Kritikerthema zu Verfügung und skizziert dieses mit typischen inneren Sätzen (»Du bist nicht gut genug!«, »Du bist unfähig!« ).

Dann werden Rollen verteilt: Eine Person spielt das alte Ego der Hauptperson, eine andere den inneren Verfolger. Der Schauspieler, der die Hauptperson spielt, läuft vor dem inneren Verfolger weg. Der Verfolger sagt alle typischen Sätze und Aussagen, die die Hauptperson sich selbst an den Kopf wirft. Die Hauptperson selbst steht dabei mit mir am Rand in sicherer Distanz. Ich erfrage immer wieder, was die Hauptperson bei Beobachten ihrer inneren Szene, gespielt im Außen, wahrnimmt. Oft sind die Hauptpersonen erschrocken darüber, was sie sich antun.

In den folgenden Durchgängen bringe ich entweder einen sogenannten liebevollen Begleiter ins Spiel, einen weiteren Teilnehmer, der vorher abgestimmte wohlwollende, annehmende und sanfte Sätze beiträgt. Diese Sätze hat die Hauptperson formuliert als »das, was ich an Zuwendung und Liebevollem gut gebrauchen könnte«. Dabei läuft der liebevolle Begleiter neben der Hauptperson, schützend und unterstützend. Was den Verfolger natürlich noch wütender macht!

Natürlich kann die Übung jederzeit beendet werden. Ich selbst fungiere als Regisseur, der einzelne Abschnitte unterteilt und immer wieder aktiv Teilnehmende und Beobachter nach ihren Empfindungen fragt. Ich unterteile das Spielen in Sequenzen und achte auf die Grenzen aller Beteiligten.

Was häufig passiert, ist Folgendes: Zunächst laufen beide los, relativ nah beieinander, der Kritiker beginnt seine Tiraden und es entsteht natürlich eine Dichte und Spannung im Raum. Der Kritiker sitzt der Hauptperson im Nacken ... dann eine Pause, in der alle ihre Erfahrungen mitteilen. Angst, Traurigkeit, manchmal Wut entstehen und der innere Verfolger schwankt je nach Zungenschlag zwischen Zufriedenheit, Unzufriedenheit oder auch einer enttäuschten Frustration.

Spätestens jetzt kommt es oft zum *Shift*, zur Wandlung der Szene. Die Beteiligten merken, dass sie »dem mal die Meinung sagen wollen« (Hauptperson), endlich mal Gehör finden wollen (Verfolger) oder auch den Kritiker rausschmeißen wollen (liebevoller Begleiter als Anfänger) bzw. ihn einbinden wollen (fortgeschrittener liebevoller

Begleiter). So drehen sich häufig Hauptperson und liebevoller Begleiter irgendwann um, sehen dem Kritiker endlich (mutig!) in die Augen und es entsteht Nähe und Austausch.

**Beispiel**

Szene in der Verfolgerübung einer Selbstwertgruppentherapie:

Hauptperson: »Warum verfolgst du mich? Was willst du von mir?«

Kritiker: »Du musst besser werden! Andere sind besser als du, streng dich an!«

Liebevolle Begleiterin: »Lass sie bitte mehr in Ruhe, sie gibt ihr Bestes, ist doch auch nur ein Mensch.« (…)

**Teil 2:** Im besten Fall entsteht endlich Augenkontakt, Austausch und die Szene löst sich in ein Miteinander auf. In ein Gespräch auf Augenhöhe, Respekt und geprägt vom Bemühen, sich besser zu verstehen. Das Umdrehen, der vermeintlichen Gefahr des inneren Verfolgers ins Auge zu sehen, ist dabei sehr bedeutend. Und wenn es dem liebevollen Begleiter irgendwann gelingt, aus dem *gegen den Verfolger* (gut, weil rebellisch!) ein integrierendes und wertschätzendes *mit dem Verfolger* entstehen zu lassen, dann fühlt der Verfolger sich endlich gesehen, verstanden. Er wird nicht selten nachdenklich und traurig über die erlebten Traumatisierungen, die ihm und seiner Entwicklung zugrunde liegen. Dann kommt die Verletzung zum Vorschein, die hinter dem inneren Verfolger steht und die dringend eine mitfühlende, wohlwollende und geduldige Unterstützung braucht. Dies kann der liebevolle Begleiter lernen zu tun, beispielsweise indem er das bei anderen leichter spürbare Mitgefühl und Wohlwollen auf Hauptperson und den inneren Anteil des Verfolgers zu übertragen lernt. Diese mit einzubinden in diese liebevolle Kapazität.

Am Ende kommt es zum Aus-den-Rollen-Gehen: Alle schütteln sich, trinken etwas, wir lüften durch.

Nach ausreichender Reorientierung und Stabilisierung wird zum Abschluss das Erlebte kurz nachbesprochen und selbstfürsorgliche Aktivitäten für den Rest des Tages geplant.

**Exkurs**

Kennen Sie übrigens Herrn Tur Tur? Diese berühmte Figur kommt bei Michael Endes »Jim Knopf und Lukas der Lokomotivführer« vor, als Lukas und Jim sich mit ihrer Lokomotive Emma in der Wüste verirren. Aus der Ferne erscheint Herr Tur Tur riesig. Doch als beide sich (nachdem Lukas dem ängstlicheren Jim Mut macht) ihm nähern und er auch näherkommen darf, stellt er sich als »Scheinriese« heraus. Als Riese, der beim Näherkommen kleiner statt größer wird. Er berichtet den beiden, dass er schrecklich allein sei, da viele vor ihm weglaufen würden. Später hilft er ihnen, einen Weg aus der Wüste zu finden, und versorgt sie mit Wasser.

Ist es nicht genauso, dass innere Kritiker oder Verfolger oft alleine sind? Und aufgrund des Erlebten sich verlassen und verletzt fühlen? Wie ein Nähe suchendes

Kind. Schwer bei diesem Tonfall des Verfolgers zu glauben, so wie Jim Knopf ob der schieren Größe von Herrn Tur Tur an dessen Friedfertigkeit arg zweifelt! Gerne zeige ich Patienten die Episode als Film, denn diese Metaphern behalten sie besser als rein kognitive Techniken.

## 2.3 Die Fähigkeit trainieren, Glück zu erleben

Als Thay Phap An, der Abt des European Institutes for Applied Buddhism (EIAB), auf einem Sommerretreat formulierte, dass es keinen Weg zum Glück gebe, sondern Glück im Hier und Jetzt zu erleben der Weg selbst sei, wirkten viele Teilnehmer im Raum nachdenklich. Hängt es also tatsächlich von einem selbst ab, Glück im gegenwärtigen Moment zu empfinden anstatt vom gegenwärtigen Moment und den das Individuum umgebenden Umständen? Wenn das so wäre, könnte das die Abkehr vom Warten auf das (lange erwartete) Eintreten von Ereignissen bedeuten, nach deren Eintreten erst endlich Glück und Zufriedenheit entstehen dürfen. Könnte es sein, dass jeder schon jetzt damit beginnen darf, glücklich und zufrieden mit sich zu sein, auch wenn ich XY noch nicht erreicht habe oder YZ noch nicht eingetreten ist? Dass es möglich ist, immer wieder Glück zu empfinden, auch wenn es immer noch offene Baustellen, Erkrankungen oder andere Schmerzen gibt? Diese Sichtweise löst meiner Erfahrung nach häufig auch starke Bewertungen aus: »Wenn das so einfach wäre!«, »Leicht reden bei so vielen Aufgaben!«, »Das ist mir zu platt«. Hineinversetzt in einen Menschen mit einem starken Perfektionsdrang kann dieses Zitat tatsächlich irritierend klingen. Die betreffende Person fühlt sich nicht verstanden und kann den Eindruck bekommen, dass sie nun auch selbst noch schuld daran sei, nicht glücklich genug zu sein … puh … so schnell kann eine wohlgemeinte Intervention an der falschen Stelle Missverständnisse auslösen. Bei genauerer Betrachtung erscheint die Haltung, Glück als Weg, Glück auf dem Weg zu erleben, anstatt darauf als Endziel zu warten – und im Hier und Jetzt nichts Positives zu empfinden –, durchaus als lohnenswerte Anregung. Bei dieser Sichtweise ist nicht gemeint, dass das Glücksempfinden konstant, dauerhaft, immerwährend da sein kann. Sicherlich sind auch die Glücksmomente vergänglich, so wie alles vergänglich ist, und doch kann ich sie kultivieren – sie aus mir heraus, unabhängiger von den mich umgebenden Umständen spüren zu können. Dies schenkt viel Freiheit, Unabhängigkeit und Glück. Und auch wenn dies anfangs kaum klappt, ist das meiner Ansicht nach völlig typisch und normal. Diese Sichtweise und Haltung muss erst erprobt, erfahren und erspürt werden, wie ein Muskel ein Training erfährt, bis ich die Früchte dieser Übung ernten kann.

Wer es einmal erlebt und geschafft hat, trotz einer Krise den Fokus auf etwas Schönes, Gelingendes, Stärkendes zu richten, und dabei ein wenig Linderung erfuhr, weiß wovon ich spreche. Wer trotz oder gerade wegen einer akuten Belastung weiter in den geliebten Garten geht und die Natur dort bewusst erlebt, buddelt, sät, erntet, Rasen mäht, ahnt auch, worauf ich hinauswill. Bei anderen ist es Kunst, Sport, ein geliebtes

Hobby oder insbesondere ein emotional nährender Kontakt zu Menschen oder Tieren, was im gegenwärtigen Moment Glück schafft. Genau diese Glücksmomente können genau die Kraft geben, die ich in der schwierigen Lebenssituation psychisch und physisch brauche. Und somit hat diese Haltung eine Tiefe und eben nichts Postkartenmäßiges. Einer meiner Patienten, seit Jahren infolge einer schweren multiplen Sklerose auf den Rollstuhl angewiesen, litt zuletzt (auch noch) unter Nahrungsmittelunverträglichkeiten. Dabei hatte ihm Essen bislang so viel Freude bereiten können! Anstatt zu resignieren, begann er jedoch bald, zahlreiche Nahrungsmittel durchzuprobieren und entdeckte ein Restaurant in seiner Nähe, in dem köstliche Gerichte für ihn verträglich zubereitet wurden. Er suchte aktiv nach Möglichkeiten, Glück im Alltag zu erleben, anstatt aufzugeben oder darauf zu warten, dass das Glück sich von selbst einstellen würde.

> **!** Wir können uns dafür entscheiden, Glück im gegenwärtigen Moment zu suchen, zu finden und dadurch Balsam auf unsere eigenen Verletzungen zu geben. So können wir viel Freude und Glück im gegenwärtigen Moment erleben.

Mit diesem Ansatz gehe ich jedoch mit Fingerspitzengefühl um. Beispielsweise könnte ein Mensch nach einem Trauerfall oder dem Erhalt einer schlimmen Diagnose diese Haltung als zynisch empfinden und sich nicht ernst genommen fühlen. Intuitiv machen viele Freunde und Angehörige mit menschlicher Anteilnahme, Mitgefühl und dem Bereiten kleiner Freuden dann im besten Sinne genau das Richtige.

Hier eine abgewandelte Form einer Übung zum Praktizieren des Glücklichseins im Hier und Jetzt. Ich habe sie im European Institute of applied Buddhism (EIAB, Waldbröl) kennengelernt und sie orientiert sich an einem Sutra des Buddha. So hat Thich Nhat Hanh, der Zen-Meister und Friedensaktivist, immer wieder die Wichtigkeit des achtsamen Atmens betont, um in den gegenwärtigen Moment zurückzukehren und in diesem Glück, Frieden und Sicherheit zu erfahren (vgl. Thich Nhat Hanh, »Über das Wesen des Glücks«, S. 93–97, S. 112–113). Bitte sofort ausprobieren. Ja, genau jetzt … (s. AB 9).

AB 9

Das Vergegenwärtigen von Glücksmomenten ist beim Schaffen von mehr Zufriedenheit, Freude und Glück einer der Grundpfeiler, um die positiven und freudvollen Samen schöner Ereignisse immer wieder zu wässern und dadurch Stück für Stück aus dem negativ orientierten Denken heraus zu treten. Neben dem Erinnern vergangener schöner Momente gilt es natürlich auch darum, neue freudvolle Ereignisse zu schaffen. So dass in Ihrem eigenen inneren Garten eben eher Pflanzen des Glücks und der Fröhlichkeit wachsen, als die von Traurigkeit, innerer Kritik, Zynismus, Wut oder Angst (s. AB 10).

AB 10

Eine interessante Anekdote verriet ebenjener Thich Nhat Hanh (2006) auf einem Retreat: Auf einer multireligiösen Podiumsdiskussion (*so erinnere ich es*), sagte er zu Bischöfen, dass das Königreich Gottes im Hier und Jetzt schon gefunden werden könne. Auch auf anderen Retreats erläutere er, dass das »kingdom of god« im Sinne eines friedvollen Moments schon im Hier und Jetzt, schon in einem achtsamen Atemzug, einer guten Begegnung gefunden werden könne. Davon, dass Erleuchtung im Hier und Jetzt möglich sei, im Kleinen, ohne dafür jahrelang hart praktizieren zu müssen. Die Bischöfe meinten wohl eher abwehrend, dass sie dennoch lieber auf das Himmelreich warten wollten. Vielleicht angesichts des Leidens im Hier und Jetzt? Oder ihrer Jenseitsvorstellung eines Paradieses ohne jegliches Leiden? Thich Nhat Hanh wiederum erwiderte darauf, dass es passieren könne, es (das Paradies) nie zu erleben, wenn man es im Hier und Jetzt nicht wahrnehmen kann. Und dass er sich den Himmel nicht ohne Leid vorstelle, sondern darin, dass dort die Wesen mit ihrem Schmerz gut gelernt haben umzugehen.

Worauf ist unsere Aufmerksamkeit im Alltag gerichtet? Nicht immer, doch häufig auf »To dos«:

- berufliche und private Projekte
- Familienalltag organisieren und leben
- Geldverdienen
- Erwartungen anderer gerecht werden wollen

Und als Kompensation der Anspannung gerne mal:

- der (übermäßige) Konsum von: Essen, Süßigkeiten, Trinken, Konsumgütern und Medien …

Dabei will ich nicht falsch verstanden werden: Das eigene Konsumverhalten in Bezug zur Suche nach Glück, Nahrung und Zufriedenheit wird hier nicht hochmoralisch verurteilt. Das wäre wieder eine Form des Kritikers, der moralisch andere verurteilt. Vielmehr gehört diese Tendenz unseres Geistes, ständig nach Ablenkung, Lustgewinn und Zerstreuung zu suchen, sicherlich zu den menschlichsten Eigenarten. Dennoch könnte es ja gelingen herauszufinden, worauf ich eigentlich Hunger habe, wenn ich eine ganze Tafel Schokolade nach der Arbeit vertilge. Diese Frage: »Worauf haben Sie eigentlich Hunger?« lernte ich bei Verena Münker, einer Kollegin und Oecotrophologin während meiner Tätigkeit in einer psychosomatischen Reha kennen. Viele Patienten fanden damals so heraus, dass sie häufig aßen, um sich zu trösten, aufzumuntern, sich kleine Glücksmomente zu schaffen, so ein »warmes, gutes Gefühl« zu haben. Im Grunde ging es häufig um die Vermeidung von schmerzhaft empfundenen Gefühlen wie Trauer, Angst, Wut oder auch von Einsamkeit. Mit dem übermäßigen Essen stillten die Patienten kurzfristig ihren Hunger nach Zuwendung, Liebe und Sicherheit.

»Ein andermal glaubt der Geist vielleicht, dass er irgendwas braucht. Nun gut, dann lasst den Geist dies eben einfach glauben. Das heißt nicht, dass ihr euch darin verstricken müsst.« (Khema, 2016, S. 25)

Dieses Zitat können wir, wie Sie als Leser aus den eigenen Therapien kennen, auf andere Konsumgüter übertragen wie Alkohol, Zucker, Fernsehen, Internetnutzung, Shoppen – im Übermaß der problematische Versuch, mit externen Spannungslösern zu arbeiten, anstatt die Spannung auszuhalten, das gegenwärtige Leiden (in kleinen Schritten) anzunehmen und schließlich im gegenwärtigen Moment Zufriedenheit und Glück zu erfahren. Das kann das Sehen junger Triebe im Frühling sein, das Aufblühen der Natur, der angenehme Kontakt zu einem Menschen, die warme Decke, das schöne Büro, der leckere Tee, das eigene Hobby, die Gelöstheit des Körpers nach dem Sport oder etwas ganz anderes.

Selbst im achtsamen Wahrnehmen eigener Traurigkeit kann ein Glücksmoment verborgen sein, spüre ich doch fürsorglich in mich hinein und schaue ohne Bewertung (was schwer ist!), was in diesem Moment los ist und was ich gerade brauchen kann. So kann es gelingen, mich Stück für Stück vom übermäßigen Lechzen nach Konsum, Geld, Status oder anderem zu lösen. Im gegenwärtigen Moment zu verweilen, in dem, auch wenn es sich oft nicht so anfühlt, schon genug Bedingungen erfüllt sind, um zufrieden und glücklich zu sein. Was sich leicht anhört, erfahre auch ich immer wieder als größte Herausforderung. Erst noch das Seminar geben, diese Gruppentherapie voller Erfolg abschließen oder auch ganz frei von Angst und Traurigkeit zu sein – dann kann ich glücklich sein! So wird da wohl nichts draus, das erkenne ich mittlerweile nach vielen Übungen und Erfahrungen in Arbeit und Privatleben an – in diesem Moment, einem Sonntag im März 2017, Glück wahrnehmen. Ich darf schreiben, auf dem Sofa sitzen, Ruhe um mich herum … (s. AB 11). Natürlich gelingt mir diese Haltung oft auch nicht so gut.

Abschließen möchte ich mit der Haltung Thich Nhat Hanhs, der formulierte, dass wir tags und nachts in Eile seien und nie innehalten würden. Er sei der Meinung, dass das Innehalten unsere Praxis der Achtsamkeit ausmache (vgl. Thich Nhat Hanh, 2006). AB 11

## 2.4 Einen günstigen Rahmen für den Prozess schaffen

Immer wieder machen wir als Therapeuten die Erfahrung, dass Patienten sich erst öffnen und beispielsweise auf den Dialog mit dem inneren Kritiker einlassen, wenn sie sich im Therapiekontext sicher und geborgen fühlen. Zwar sind auch schon häufig von Beginn an dysfunktionale selbstkritische Annahmen präsent, aber einer wirklichen Bearbeitung entziehen sich diese Schemata respektive entzieht sich der Patient dann doch. Hat der Patient den Eindruck, der innere Kritiker solle wegdisputiert werden oder wenn beispielsweise eine Art Leistungsdruck in der Behandlung entsteht, möglichst schnell therapeutische Ziele zu erreichen (ein toller Patient sein!), dann geht der Schuss bekannterweise meist nach hinten los. So erweist es sich immer wieder als wesentlich, mithilfe einer wohlwollenden, annehmenden und Sicherheit spendenden Beziehungsgestaltung überhaupt erst einen günstigen Rahmen für Veränderung zu schaffen. Das an sich ist nun keine neue Erkenntnis. Und doch habe ich mich schon dabei ertappt, mich

(a) über innere Kritiker von Patienten zu ärgern (»Sie sind wirklich gut genug!«) – möglicherweise kurzzeitig mit ihrem Ärger identifiziert und
(b) sie dann argumentativ widerlegen zu wollen.

Achtung! Auch an dieser Stelle geht es nicht darum, sich als Therapeut für das Tappen in diese Falle zu beschuldigen, sich als schlechteren Therapeuten abzustempeln. Stattdessen achtsam zu reflektieren, wie ich auf den Patienten und seine Beziehungsangebote reagiere und wie ich in der therapeutischen Beziehung den Rahmen gestalte, der einen Heilungsprozess möglich machen kann. Was hilft uns, einen günstigen Rahmen für einen Dialog mit dem eigenen inneren Kritiker zu schaffen? Häufig natürlich die Tatsache, einen *Affenkumpel* zu haben. Diese Metapher lernte ich von Ghita Benaguid, einer Kollegin aus Bielefeld, die sich damit auf eine Geschichte Gerald Hüthers bezog, die dieser in seinem Buch »Biologie der Angst. Wie aus Stress Gefühle werden« (Hüther, 2014) beschrieb. Im Experiment sei seinen Schilderungen zufolge nachgewiesen worden, dass Affen sich in Anwesenheit eines zweiten, ihnen bekannten und ruhigen Artgenossen schneller beruhigen, wenn sie mit einem Angst auslösenden Stimulus (in diesem Fall ein Hund) konfrontiert waren. Demnach sei das wirkungsvollste Mittel gegen Angst (bei Primaten) entdeckt worden: Partnerschaft, Freundschaft, soziale Unterstützung. Übertragen auf das Thema dieses Buches: Wenn uns also unser Gegenüber in der Intervision, Supervision oder im freundschaftlichen Gespräch mit unserer Verunsicherung und daraus resultierenden Selbstkritik in Ruhe, Offenheit, Wohlwollen und Achtsamkeit begegnet, fürchten wir uns weniger vor unseren Themen, Gefühlen und Abgründen.

Zusätzlich zu der zwischenmenschlichen Erfahrung von Sicherheit und Annahme ist die Etablierung eines imaginierten Ortes der Geborgenheit hilfreich, um von diesem aus im Verlauf weitere imaginative Techniken einzuflechten. Im Folgenden geht es genau darum.

## 2.5 In Selbsthypnose (oder mit Gegenüber) einen inneren Ort der Geborgenheit entstehen lassen

Auch ich lernte, wie sicher viele von Ihnen, diese Imaginationstechnik von Reddemann kennen, die sie in vielen Seminaren und Büchern (neben vielem anderen) bis heute lehrt. Das Aufkommenlassen des eigenen inneren Ortes der Geborgenheit kann eine wunderschöne Erfahrung sein, um so einen inneren Schutz- und Ruheraum zu schaffen, dort auszuruhen und mich in der dort erlebten Sicherheit zu stärken. Ebenso kann ich dort Gefühlen begegnen, diese lernen anzuerkennen, beginnen, sie zu trösten, und schließlich wieder am inneren Ort der Geborgenheit ausruhen und mich schließlich reorientieren. Es macht Sinn, den Ort unabhängig von anderen Personen zu gestalten, aber wenn die Lieblingstante oder der Partner unbedingt da sein soll, ist es auch okay. Im folgenden Mini-Protokoll können Sie Ihre Eindrücke nach der Übung festhalten. Den Weg zum Ort kennen Sie selbst am besten, Sie können sich aber auch mit einem Gegenüber dorthin helfen lassen. Hilfreich ist natürlich ein ruhiger Platz zum Üben, wo Sie nicht gestört werden und Zeit haben. Die Übung habe ich aus Gründen der Vereinfachung in der Du-Form verfasst (s. AB 12).

AB 12

Wenn Sie Beobachtungen notieren wollen, dann können Sie das nun hier tun (s. Tab. 2.1).

**Tabelle 2.1** Notizblatt

Notizblatt zur Übung

Datum ______________________________

Meine Beobachtungen während der Übung (aufkommende Gedanken, Gefühle, Impulse und Körperreaktionen notieren)

______________________________

______________________________

______________________________

______________________________

Einen dazu passenden wunderschönen Artikel mit der Überschrift »Das Leben führt nach Hause« fand ich in der Intersein-Zeitschrift (Mühlbacher, 2018). Dort schreibt sie, dass sie erkenne, dass ihre Gedanken, Handlungen, Ereignisse sind nicht ihr wahres Zuhause seien, sondern vielmehr der Raum, der sie umgibt. Deshalb nehme ich liebevoll alles wahr, was in meinem inneren Raum vor sich geht, und lenke gleichzeitig meine Aufmerksamkeit auf den Raum rundherum. Ihr Atem fege dabei *sanft* durch ihn hindurch. Er kläre und umarme alles, was sich dort in ihrem Raum befinde.

## Den Zusammenhang zwischen Bedürfnissen und innerem Kritiker erkennen

| Welche kindlichen Bedürfnisse wurden zu wenig gestillt (Bindung, Selbstwerterhöhung, Kontrolle oder Lustgewinn / Unlustvermeidung)? | Wie hat mein innerer Kritiker darauf reagiert, wie hat er versucht den Schmerz besser auszuhalten (bessere Leistungen / lieb Kind sein / sich unsichtbar machen / Gefühle verstecken ...)? |
|---|---|
| | |
| | |
| | |
| | |
| | |
| | |

- Richten Sie Ihre Aufmerksamkeit zunächst sanft auf Ihren Atem.
- Setzen Sie sich bequem hin und sagen Sie zu sich selbst im Geiste:
  - »Einatmend nehme ich wahr, dass ich einatme«
  - »Ausatmend nehme ich wahr, dass ich ausatme«
  - »Ein – Aus«
- Atmen Sie mindestens fünf Atemzüge mit diesem Mantra.
- Nehmen Sie dabei wahr, wie der Atem von der Nase bis tief in den Bauch strömt, und sagen Sie dann zu sich selbst im Geiste:
  - »Einatmend nehme einen Moment des Glücks wahr, den ich zuletzt erlebt habe (das können Kleinigkeiten sein)«
  - »Ausatmend freue ich mich über diesen Moment«
  - »Glück wahrnehmen – mich freuen«
- Atmen Sie mindestens fünf Atemzüge mit diesem Mantra und sagen Sie zu sich selbst im Geiste:
  - »Einatmend nehme ich wahr, dass ich einatme«
  - »Ausatmend nehme ich wahr, dass ich ausatme«
  - »Ein – Aus«
- Atmen Sie mindestens fünf Atemzüge mit diesem Mantra.
- Beenden Sie die Übung und nehmen Sie ohne Bewertung wahr, wie es Ihnen gerade geht.

Alleine das Durchführen der Übung ist ein (kleiner) Grund zum Glücklichsein ... selbst, wenn sie sich als schwierig herausgestellt hat! Es ist völlig normal, wenn beim Üben Gedanken, Ablehnung (Langeweile!) oder Gefühle aufkommen.

Hier ist Platz für Ihre Notizen zur Übung:

- ______________________________
- ______________________________
- ______________________________
- ______________________________

Planen Sie für die nächste Woche im Voraus, welche »guten Samen« Sie wässern wollen! Jetzt!

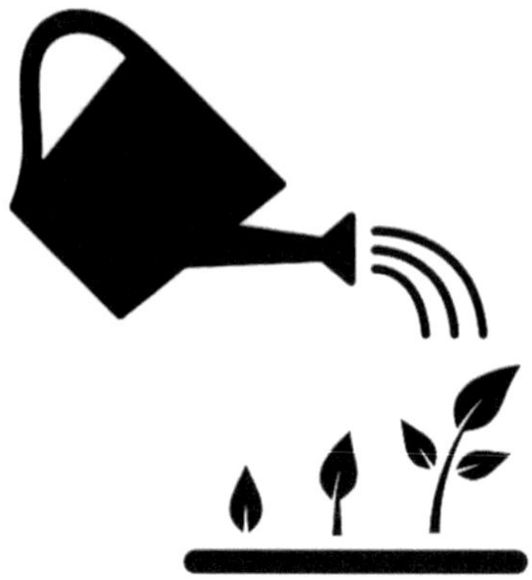

(angelehnt an Metaphern aus dem EIAB, Waldbröl)

Hier nun eine beispielhafte Tabelle zur Planung schöner Aktivitäten, so wie wir sie ja auch Patienten oft empfehlen:

| **Wochentag** | **Samenkorn** | **Aktivität, die das Korn wässert** |
|---|---|---|
| Montag | z. B. Freundschaft | beste Freundin anrufen |
| Dienstag | Fitness | Joggen gehen |
| Mittwoch | Genuss | etwas Besonderes kochen |
| Donnerstag | Selbstwirksamkeit | alleine ein Zimmer streichen |
| Freitag | Achtsamkeit | geführte Meditation ausprobieren |
| Samstag | Konzentration | Stricken |
| Sonntag | Glück | etwas verschenken |

Und nun eine Blankotabelle für Sie zum Planen!
Meine Tipps:
(1) Im Voraus planen! Am besten jetzt sofort.
(2) Lieber kleinere Aktivitäten planen, die auch durchführbar erscheinen!

 

| Wochentag | Samenkorn | Aktivität, die das Korn wässert |
|---|---|---|
| Montag | | |
| Dienstag | | |
| Mittwoch | | |
| Donnerstag | | |
| Freitag | | |
| Samstag | | |
| Sonntag | | |

Auswertung am Ende der Woche: Was haben Sie beobachtet? Wie ist es Ihnen mit dem Durchführen der Aktivitäten ergangen?

Ihre Notizen:

______________________________

______________________________

______________________________

______________________________

______________________________

______________________________

 

# AB 11 Glücksmomente sammeln

Einen Glücksmoment pro Tag bewusst erleben: Suchen Sie einen kleinen Glücksmoment. Es kann sich um etwas sehr Alltägliches handeln, wie ich weiter oben beschrieben habe. Kosten Sie diesen Glücksmoment zu Beginn 3 Minuten achtsam aus. Hier ist Platz für Ihre Notizen: Welchen Glücksmoment habe ich erlebt? Was hat mir daran Freude bereitet?

| **Datum:** | **Glücksmoment:** |
|---|---|
| | |
| | |
| | |
| | |
| | |

Passende Bilder dazu?

- ▶ ______________________
- ▶ ______________________
- ▶ ______________________
- ▶ ______________________
- ▶ ______________________
- ▶ ______________________

 

Ich begrüße Sie zur Übung des »inneren Ortes der Geborgenheit«.

Schließen Sie die Augen oder lassen Sie sie an einem Punkt Ihres Gesichtsfeldes ausruhen … entspannen Sie Ihren Blick und nehmen Sie sich die Zeit, die Sie brauchen …

eine Zeit nur für Sie selbst, zur Erholung, Entspannung und Heilung.

Nehmen Sie zunächst einige tiefe Atemzüge … in denen Sie spüren, wie sich die Bauchdecke hebt und wieder senkt ….ein und aus …

dieser immerwährende Rhythmus … wie die Wellen des Meeres …immer da und mich immer mit dem Hier und Jetzt in Verbindung bringend … ein und aus … gut …

Es gibt nichts zu tun … nichts zu leisten … einfach nur da sein ….erholen … mit Sicherheit etwas in sich zu entdecken … mit Ruhe und Entspannung … nach und nach …

Lassen Sie auf Ihre eigene Art und Weise einen inneren Ort in sich aufkommen …

… voller Neugier, Offenheit und Wachheit … oder verschiedene Orte, 1000%ig sicher, geborgen und genauso, wie Sie es brauchen …

… ein Ort, an dem Sie auf Ihre Art und Weise ausruhen, sich erholen … sich stärken … und entspannen können ….wo nichts und niemand Sie stören kann, wo Sie so sein dürfen, wie Sie sind … ein Ort, an dem es endlich gut genug …

… ist … an dem Sie endlich gut genug … sind … nichts mehr zu tun … nichts mehr zu leisten … voller Freiheit und … Frieden … einfach neugierig dabei zu sein, welcher … Sinneseindruck – ob im Sehen …Hören … Fühlen … Riechen oder … Schmecken … als Erstes aufkommt … und diesen Eindruck auszukosten, wie ein Kind, was zum ersten Mal eine Sonnenblume oder etwas anderes sieht, das Meer hört.… eine Orange …

schmeckt … an einer Blume riecht … oder das Gras einer Wiese spürt …

Wie geht es Ihnen an Ihrem Ort der Geborgenheit? ….Was möchten Sie dort tun? Liegen, stehen, rennen … schwimmen oder gar fliegen? …

… ganz gleich, was Sie dort tun, nehmen Sie sich Zeit … dafür … an diesem Ort, an dem Sie so sein dürfen, wie Sie gerade sind … an dem Sie so in Ordnung sind, wie Sie gerade da sind …

Wenn Gedanken oder Gefühle … Bewertungen vorhanden sein sollten, ist das auch normal und okay … Nehmen Sie sie achtsam wahr … und wenn Sie mögen, dann benennen Sie im Kopf sie als »Gedanke« oder »Gefühl von Traurigkeit« … oder Freude … oder etwas ganz anderes …und kehren zur Atmung und der Übung … zurück …

… konzentrieren Sie sich nun an Ihrem Ort wieder einen Moment lang auf Ihr Ein- und Ausatmen … und … genießen Sie diesen wunderbaren, erholsamen Ort ….der nun weiter erkundet werden kann, wenn Sie mögen … und der Körper entspannt sich dabei mehr und mehr … tiefer und tiefer … gewinnt neue …Energie … Kraft … Stabilität … und manchmal beruhigen sich sogar Gefühle dort … werden wie von selbst getröstet … können sicherlich leichter … zur Ruhe kommen … wie gut das tut … diese Geborgenheit …Sicherheit … und liebevolle … Fürsorge … für sich selbst …

… diese Erholung und Fürsorge verdienend … kosten Sie diese Erfahrung aus … und wenn das heute schwierig sein sollte, ist es auch in Ordnung …

… einfach wahrnehmen … ohne zu bewerten … und …

vielleicht nachschauen … welches Symbol für Ihren Ort …

… steht … das könnte ein Bild sein … ein Geruch … eine Berührung … oder andere …

Erfahrungen … ein Geräusch … wie eine Tür zu dieser ….Erfahrung … eine Garantie, diese Erfahrung zuverlässig … wiederzuerleben ….es muss aber auch kein Symbol geben …

… atmen Sie tief und ruhig … voller Dankbarkeit für diese Zeit … die Sie sich geschenkt haben … und … Vertrauen … darauf … dass dieser Ort der Geborgenheit immer da ist ….tief in Ihnen …

… egal wie das Wetter draußen ist … ganz bestimmt Geborgenheit … und Frieden … in sich. … abrufbar … wenn Sie das brauchen …

… lassen Sie sich ruhig überraschen …. …

… auf welche Art und Weise diese Erfahrung … so wie ein …

Samenkorn oder ein Kern des Ganzen … Früchte trägt …

(nach Reddemann, 2017; adaptiert und modifiziert)

Zum Abschluss nehmen Sie noch drei tiefe Atemzüge an diesem Ort der Geborgenheit und kommen dann langsam ins Hier und Jetzt zurück. Recken und strecken Sie sich und fahren dann achtsam mit Ihrem Alltag fort.

(Der Text ist auch zum Download und als Audiodatei verfügbar)

 

# 3 Was will mein innerer Kritiker?

Die Beweggründe des inneren Kritikers neugierig und ohne (zu viel) Verurteilen kennenzulernen, gehört aus meiner Sicht zu den wichtigsten Schritten in der Arbeit mit ihm. Viele Kollegen wollen ihn meiner Erfahrung nach am liebsten loswerden.

So geht es nicht. Der Versuch, die innere Kritik mit Meditation und Seminaren *loszuwerden*, führt meist zu folgender Konsequenz: Natürlich wehrt sich der innere Kritiker gegen seine Abschaffung. Denn das Abschaffen eines inneren Kritikers wird nicht möglich sein. Weil er so wichtige Funktionen in meinem Aufwachsen übernommen hat. Und weil er noch immer gebraucht wird.

Also noch mal eine (Suggestiv-)Frage: Sind sie bereit zu lernen, den inneren Kritiker zunächst nur zu beobachten, zu verstehen? Selbst wenn Sie innerlich nur mit »Ja, aber …« antworten, sollten Sie ruhig weiterlesen. Ein Funken Interesse und Neugier an diesem eigenen inneren Anteil genügt. Ist gut genug … Kreuzen Sie einfach an, welche Motive Ihres inneren Kritikers vorhanden sein könnten (s. AB 13).

AB 13

Meiner Ansicht nach sehnt er sich letztendlich vor allem nach Würdigung, echter Zuwendung, also ehrlich und emotional nährender Zuwendung. Und will auf keinen Fall verletzt, verlassen oder ausgeschlossen werden! Er will, dass wir mit belastenden Gefühlen wie Angst, Trauer, Wut oder Hass fertig werden, die sonst überwältigend sein könnten (vgl. Peichl, 2013). Wenn wir auf die vier Grundbedürfnisse nach Grawe zurückkommen, dann finden Sie sicherlich schnell Bezugspunkte, mit welchen inneren (verborgenen bzw. unbewussten) Plänen ihr innerer Kritiker versucht ebenjene Grundbedürfnisse zu stillen. Menschen, die über einen starken inneren Kritiker verfügen, leiden meist noch unter alten lebensgeschichtlichen Verletzungen, die überwunden geglaubt, jedoch noch nicht ausreichend versorgt worden sind. Im Kapitel, das sich mit den Verletzungen von Therapeuten beschäftigt, bin ich bereits darauf eingegangen, wie schwer das Anerkennen eigener Verletzungen ist, wie wichtig es jedoch für den Heilungsprozess ist.

## 3.1 Den eigenen inneren Kritiker kennenlernen

Hier zu Beginn wieder ein paar Fragen zum Kennenlernen des inneren Kritikers: Stellen Sie sich Ihren inneren Kritiker gleich einen Moment lang als Figur vor, wenn das schon möglich ist (s. auch AB 14).

AB 14

- Wie sieht er aus?
- Wer spricht, mit welchem Tonfall?
- Nehmen Sie alles aus sicherer Entfernung wahr, ohne es zu bewerten.

Schließen Sie jetzt dafür die Augen. Genau, beginnen Sie in diesem Moment.

- Wie sieht ihr innerer Kritiker aus?
- Was trägt er für Kleidung?

- Wie alt ist er oder sie?
- Wie ist sein Gesichtsausdruck?
- Ist dieser Anteil eher weiblich, männlich oder Mann oder ein *Es*?
- Sagt er etwas oder ist er stumm?
- Wie ist seine Körperhaltung?

Diese Fragen helfen durch einen imaginativen Zugang, die eigene kritische Instanz kennenzulernen. Häufig werden auch Ursprünge des inneren Kritikers deutlich.

Einer meiner Patienten beschrieb seinen extrem ausgeprägten inneren Kritiker schnell als männlich und er spreche *so wie mein Vater*. Dennoch war er so identifiziert mit diesem Introjekt, dass man durch das Ich-syntone Erleben eindeutig von einem eigenen Ego-State sprechen kann. Also von einem sehr Ich-nahen, assoziierten Zustand innerer Kritik und Härte, zu dem keine oder kaum Distanz eingenommen werden kann. Nur langsam gelang es ihm, ein wenig Abstand zu dieser selbstantreibenden und -abwertenden Seite zu erlangen. Was dann passierte war recht typisch und dennoch eindrucksvoll: Als Reaktion auf meine annehmende und auf Akzeptanz ausgerichtete Haltung begann der Patient, sich über den eigenen inneren Kritiker so zu ärgern, es mache ihn massiv wütend (O-Ton): »Dass ich es immer noch nicht hinkriege, mich zu akzeptieren!« Somit machte er, zunächst unbewusst, auch aus dem Thema (Selbst-)Akzeptanz ein Thema voller Leistungsdruck und Insuffizienzerleben.

Als hilfreich erlebte er dabei zu prüfen, welchen *Radiosender* er jeden Tag höre. Im tatsächlichen wie im übertragenen Sinne. Basierend auf einer Metapher Thich Nhat Hanhs (auf einem von mir besuchten Retreat) fragte ich ihn, welche Sendungen, Talkshows, Musik etc. er im Kopf anschalte.

Beginne den Tag schon mit:
- 7 Uhr – Infos: Zehn Gründe, warum du heute eh nichts schaffen wirst.
- 8 Uhr – Talkshow: Deine größten Fehler der letzten Monate
- 9.30 Uhr – Nachrichten: Fünf Kollegen, die besser sind als du
- 11 Uhr – Vortrag: Warum die Welt schlecht ist und schlecht bleiben wird.
- 12.30 Uhr: Liederreihe »Wie dumm bist du eigentlich?«
- 16.00 Uhr: Du Versager! Der Beweis, wie unfähig du bist. Eine Dokumentation
- 18.00 Uhr: »Never (good) enough« – Singer-Songwriter-Abend mit den düstersten Songs der Musikgeschichte

... wie fühle er sich dann? Warum schalte er dann jeden Tag diesen Sender ein? Er könne nichts dagegen tun? Doch. Er könne lernen, bewusster und achtsamer schon frühmorgens wahrzunehmen, wie er denke, welche *Sendungen* oder *Filme* er sich innerlich antue. Die Hausaufgabe für ihn bestand tatsächlich darin, in seinem Auto einen neuen Sender einzuprogrammieren und jeden Tag achtsam, ohne sich zu verurteilen, die eigene Senderwahl zu betrachten und dann gelegentlich ANDERS ZU HANDELN. Letzteres bereitete ihm die meisten Schwierigkeiten. Denn aus Angst,

Bezugspersonen zu verlieren, tat er sich sehr schwer damit und stellte weiter seine Bedürfnisse zugunsten der Bedürfnisse von dominanteren Interaktionspartner zurück.

Gefragt nach Bildern bezüglich des inneren Kritikers ist unser Unbewusstes oft verblüffend kreativ darin, passende Bilder zum inneren Erleben zu kreieren, an die wir mit unserem bewussten Denken nicht kommen. So wie in Träumen, in denen sich Erfahrungen, Bilder, Fantasien und so vieles mehr mischen, zum Teil verblüffen nah an den Ängsten und Hoffnungen, die uns bewegen. Ein Patient berichtete mir von einem Traum, in dem er gegen einen riesigen Dämon kämpfte, am Ende jedoch das Schwert sinken ließ. Warum? Er erkannte, dass dieser Kampf sinnlos war, kämpfte er doch gegen sich selbst.

Wer künstlerisch oder handwerklich begabt ist, kann den eigenen inneren Kritiker natürlich auch malen, zeichnen oder anders darstellen. Hier ist nun etwas Platz, Ihre eigenen freien Assoziationen zu Aussehen, Form und weiteren Attributen aufzuschreiben (s. AB 15). Auch aufkommende Fragen zum inneren Kritiker sind willkommen!

AB 15

Oft hat der innere Kritiker keine Figur, keine konkret erkennbare Gestalt, sondern es handelt sich mehr um ein Grundgefühl und Hintergrundrauschen (keine Basisemotion, mehr sprachgebräuchlich und damit eher vage und missverständlich. Darum sollten Sie sich nicht den Kopf zerbrechen, wenn Ihnen noch kein passendes Bild einfällt).

## 3.2 Eine Plananalyse zum inneren Kritiker

Was haben Sie eigentlich in Ihrer Selbsterfahrung zum Thema »Was will mein innerer Kritiker?« erfahren? Welche Art von Schutz versucht Ihr Kritiker aufzubauen? Welche Art von Schutz versuchte er damals, in der Zeit seiner Entstehung in der Herkunftsfamilie, zu erzielen? Vor wem musste er Sie beschützen? Vergegenwärtigen wir uns noch mal die Grundbedürfnisse nach Grawe:

- Bindung
- Kontrolle
- Selbstwerterhöhung und
- Lustgewinn bzw. Unlustvermeidung.

In den meisten Fällen geht es indirekt um die Befriedigung fast aller Grundbedürfnisse per Kritikerstrategien. Gleich folgt ein Schaubild dazu, angelehnt an die bekannten Plananalysen von Caspar (2018) und Grawe (1998), in denen laut Grawe bei jedem aus dem beobachtbaren Verhalten ermittelten Plan über mehrere Ebenen immer weiter erfragt werden kann und sollte, welchem noch weiter übergeordneten (häufig unbewussten) Ziel der zuletzt verstandene Plan dienen könnte (vgl. Grawe, 1998).

In letzter Konsequenz wird so in dieser vertikalen Verhaltensanalyse die Ebene der Grundbedürfnisse erreicht, die zutiefst verankert das Verhalten (unbewusst) über verschiedene Planebenen steuern. Oder wie es Franz Caspar beschreibt, dass menschliches Handeln sich als Versuch des Individuums verstehen lasse, in seiner Umwelt die eigenen, wichtigsten Grundbedürfnisse zu verwirklichen (vgl. Caspar, 2018).

Dabei sind verschiedene Planebenen miteinander verbunden und so kann ein verhaltensnaher Plan, wie *einfach Lächeln!* (s. Abb. 3.1) in dieser hierarchischen Organisation einen übergeordneten Plan, wie *zeige keine Unsicherheit* stützen. Für die Hintergründe und Leitlinien dieses sehr hilfreichen Ansatzes seien die genannten Bücher von Caspars (2018) und Grawes (1998) empfohlen. Das »Bottom-up«-Verfahren, also von den unteren, auf Verhaltensebene angesiedelten und beobachtbaren Verhaltensweisen nach oben, zu den Plänen, Oberplänen und schließlich Grundbedürfnissen vorzugehen, bietet sich dabei an.

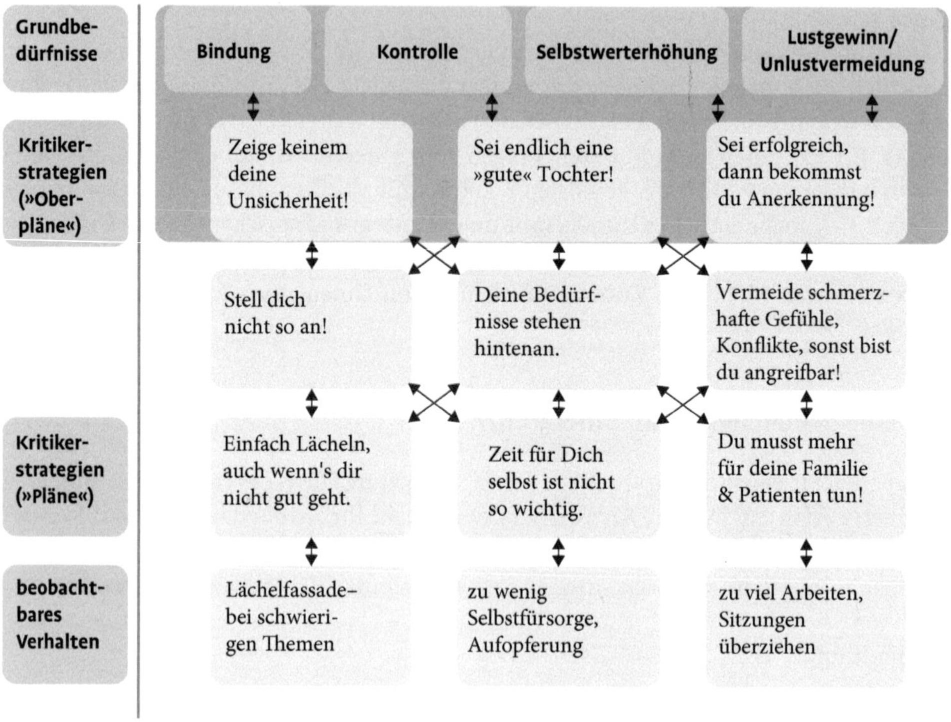


**Abbildung 3.1** Modellhafte Plananalyse zum inneren Kritiker (angelehnt an Caspar, 2018; Grawe, 1998; adaptiert Pigorsch, 2018)

Was erkennen Sie an sich wieder? Diese Bewusstheit zu erlangen, welches Verhalten zu welchen Plänen, Oberplänen (grundlegenderen Annäherungs- und Vermeidungszielen) und schließlich Grundbedürfnissen passt, ist die erste Voraussetzung zur Änderung Ihrer eigenen Haltung sich selbst gegenüber. Wie wäre es, wenn Sie nun ein leeres Blatt Papier nehmen würden, ein grobes Schema wie oben aufmalen und die eigenen Verhaltensweisen, Pläne, Oberpläne und Grundbedürfnisse ermitteln …? Es wird sich lohnen, wenn Sie heute ein wenig Zeit dafür investieren (s. auch AB 16).

AB 16

Zur Wiederholung: Das sich selbst Kritisieren, Antreiben oder Anpassen war oft das Beste, was das Kind damals tun konnte, um so für den Vater oder die Mutter oder eine andere enge Bezugsperson gut genug zu sein und ihren Erwartungen zu entsprechen.

Endlich etwas mehr Zuwendung bekommen, endlich weniger bestraft zu werden – sei es durch Gewalt, sei es Liebesentzug.

Wie das Kind, das einen Fehler begeht, sich dann selbst herunterputzt, um die Kritik der Eltern vorwegzunehmen und weniger schlimm zu machen. Auch wenn es dennoch verletzt, sehr sogar. Auch hier läuft es doch wieder auf den Punkt hinaus, dass das Symptom, in diesem Buch der innere Kritiker und seine Aussagen etc., nicht das eigentliche Problem sind, sondern der (damalige und heutige) Lösungsversuch für ein Problem! Und sobald dieser Shift, diese Verschiebung der Haltung gelungen ist, verändert sich automatisch unsere Herangehensweise an die inneren Kritiker unserer Patienten und an den eigenen natürlich auch. Meine Erfahrung ist jedoch, dass die meisten Menschen auch den inneren Kritiker am liebsten zermalmen, wegschieben und ausstoßen wollen. Und dann passiert, was immer passiert, wenn etwas ausgestoßen wird, das eine wichtige Rolle erfüllt. Hier leidet der innere Anteil, in diesem Kontext der innere Kritiker, der immer noch nicht darin verstanden wird, was er Gutes für das Individuum geleistet hat. Was er noch tun will, um zu schützen und mehr Zuwendung zu erfahren. Der insgeheim darunter leidet, nicht anerkannt und geliebt zu werden. Könnte es sein, dass auch bei ihnen der innere Kritiker ein Ausdruck dieser alten Lösungsversuche ist, der immer noch aktiv ist? Und am Ende ein Ausdruck der mangelnden Annahme des Selbst, ohne Wenn und Aber.

| **Mögliches (verstecktes) Motiv meines inneren Kritikers** | **ja** | **nein** | **ambiva-lent** |
|---|---|---|---|
| Möchte mein innerer Kritiker meine Leistungen im Beruf verbessern, indem ich noch mehr lerne, arbeite, mich verausgabe?<br>(Grundbedürfnis: Leistung und dadurch Anerkennung in Beziehungen) | | | |
| Oder möchte er mich vor Angriffen anderer schützen, indem ich besonders »tough« auftrete? Niemanden an mich heranlasse?<br>(Grundbedürfnis: Schutz vor Angriffen und Kontrolle) | | | |
| Oder möchte er vielleicht das Gegenteil? Bestätigung im Außen finden durch ein besonders lustiges oder charmantes Auftreten, damit die kritischen Abwertungen dieses inneren Anteils (durch die Bestätigung im Außen) abgemildert werden? Hier wären dann Kritiker und »Clown« oder »Koketterie« aktiv …<br>(Grundbedürfnisse: Kontrolle, Selbstwerterhöhung und Bindung) Lustgewinn & Unlustvermeidung | | | |
| Oder möchte er eher eine Anpassung meines Selbst an die Erwartungen Anderer? Einer meiner englischstämmigen Patienten sprach immer vom «lovely Tim», wenn er so auftrat – wünscht er sich Kontrolle, sichtbar durch mein «lieb und brav sein», meint nicht auffallen«? Hier würde dann der Kritiker als Schutz eine Maske anziehen.<br>(Grundbedüfnis: Schutz / Kontrolle und Bindung / Unlustvermeidung) | | | |
| Neigt mein innerer Kritiker dazu, zum äußeren Kritiker zu mutieren und die eigene Aggression auf sich auf andere zu projizieren?<br>(Grundbedürfnis: Schutz / Kontrolle vor Angriffen und Vermeidung der Auseinandersetzung mit eigenem Fehlverhalten) | | | |
| Platz für Ihre eigenen Ideen zu Motiven:<br>____________________<br>____________________<br>____________________ | | | |

 

## AB 14 Antworten: die Motive meines inneren Kritikers

- Wie sieht Ihr innerer Kritiker aus?

  ___

- Was trägt er / sie / es für Kleidung?

  ___

- Wie alt ist er / sie / es?

  ___

- Wie ist der Gesichtsausdruck?

  ___

- Ist dieser Anteil eher weiblich, männlich oder ein »Es«?

  ___

- Sagt er / sie / es etwas oder ist er / sie / es stumm?

  ___

- Wie ist seine / ihre Körperhaltung?

  ___

**Ihre Antworten:**

___

___

___

___

___

___

___

___

___

___

___

## AB 15 Zeichnen Sie ein Bild zum inneren Kritiker

- Wie sieht er / sie / es aus?
- Welche Körperhaltung hat er / sie / es?

## Erstellen Sie Ihre persönliche Plananalyse zum inneren Kritiker

(1) Gehen Sie auf diesem Arbeitsblatt im »Bottom-up«-Verfahren vor, also vom beobachtbaren »Kritiker-Verhalten« hin zu spontan benennbaren zugehörigen Plänen (oft beginnend mit »Du musst, solltest, darfst nicht« oder »Suche nach XY, strebe nach XZ, vermeide YZ«). Dann gehen Sie weiter zu den von Ihnen vermuteten »Oberplänen« und schließlich zu den Grundbedürfnissen.
(2) Nehmen Sie ein großes, leeres Blatt Papier, um mit mehr Platz weitere Pläne zu ergänzen.
(3) Ziehen Sie Verbindungspfeile zwischen Verhaltensweisen, Plänen, Oberplänen und Grundbedürfnissen, um die Verbindungen zu markieren und sichtbar zu machen. Welche Elemente dienen welchen anderen Elementen?

| **Grundbedürfnisse** | **Bindung** | **Kontrolle** | **Selbstwerterhöhung** | **Lustgewinn/ Unlustvermeidung** |
|---|---|---|---|---|

| | | | |
|---|---|---|---|
| **Kritikerstrategien (»Oberpläne«)** | | Du musst ______________! | Sei ______________! |
| | Vermeide ______________! | | Vermeide ______________, sonst ______________! |
| **Kritikerstrategien (»Pläne«)** | Du solltest ______________! | | Du darfst nicht/ keine ________ ______________! |
| **beobachtbares Verhalten** | z.B.: ______________ | z.B.: ______________ | z.B.: ______________ |

(angelehnt an die vorgestellte Plananalyse)

 

# 4 Die Kollegeninterviews

Während des Schreibens dieses Buches fragte ich einige meiner Kolleginnen und Kollegen, ob sie sich mit ihren inneren Kritikern anonymisiert interviewen lassen würden. Einige waren interessiert und so führte ich insgesamt sieben Interviews mit ihren inneren Kritikern. Es handelte sich um eine qualitative Erhebung und nicht um eine wissenschaftliche Studie. Jedes Interview dauerte ca. 35–50 Minuten. Alle Kolleginnen und Kollegen erklärten sich schriftlich zur Teilnahme und anonymisierten Veröffentlichung ihrer Interviews bereit. Wie bereits berichtet, sind die Namen und einige kleinere Details ebenfalls durch mich geändert, um keine Rückschlüsse auf die Personen zuzulassen. Mit dem Einflechten der Interviews hoffe ich, dass Sie als Kolleginnen und Kollegen merken, nicht alleine mit der Thematik zu sein.

Die Angst vor Kritik, vor Ablehnung, Ausgrenzung, Abwertung, Strafe, dem Entzug von Sympathie, Zuneigung und Liebe und ebenso das Streben nach Zuwendung, Sicherheit und letztendlich Liebe eint die verschiedenen Nuancen der Einzelgeschichten.

In den Interviews selbst werden sie neben einer wiederzuerkennenden Struktur leichte Abweichungen in der Vorgehensweise feststellen. Diese gehen auf den individuellen Gesprächsverlauf zurück, bei dem ich mich im Sinne einer Prozessorientierung im Zweifel für die Individualität und nicht für ein starres Frageschema entschieden habe. Alles andere hätte den Interviewverlauf und den Rapport (verbale und nonverbale Übereinstimmung zwischen mir und dem inneren Kritiker) gestört.

Zur Sicherheit ließ ich nach den Interviews etwas Zeitpuffer. So bot sich eine Doppelstunde gut für die Durchführung an, ich habe jedoch auch schon (im psychotherapeutischen Kontext) Einzelsitzungen gut nutzen können und im Zweifelsfall das Interview mit einem Zwischenfazit vertagt. Allen teilnehmenden Kollegen bot ich an, bei Bedarf in einem zweiten Gespräch mögliche Entwicklungen zu besprechen und Fragen zu klären. Nochmals zur Erinnerung, wenn Ihnen die Sprache mal holprig erscheint: Ich habe die Interviews mit Erlaubnis der Kollegen und dem Ziel größtmöglicher Authentizität weitgehend wörtlich transkribiert. Es kann somit sein, dass sich dies daher nicht immer *glatt* liest.

## 4.1 Der Ablaufplan eines Kritikerinterviews

Hier nun mein typischer Ablaufplan eines Interviews, den ich auch für die Arbeit mit Patienten empfehle (abzuändern je nach Rapport, Verlauf und Prozess!). Ausnahmen bilden schwer depressive oder traumatisierte Patienten, mit denen ein Interview nach gesundem Therapeutenverstand einen zu belastenden Effekt haben könnte. Somit handelt es sich um einen inneren Fahrplan für die Kritikerinterviews, Änderungen sind wegen des Switchens zwischen den Rollen möglich!

**Übersicht**

(1) **Begrüßung, Erklären des Ablaufs, Einholen des Einverständnisses für das Interview.** Hier geht es direkt schon um das Schaffen eines günstigen Rapports (verbale und nonverbale Übereinstimmung sowie Vertrauen zwischen mir und der Person)

(2) **Markieren der Stühle und ihrer Positionen**: a) Stuhl für die Ausgangsposition und Reorientierung (Dissoziation), b) Kritiker-Stuhl

(3) **Eingangsexploration auf der Ausgangsposition:** »Wie erlebt die Person den inneren Kritiker?« Auch: Explorieren des assoziierten Geschlechts, Alters, Aussehens, von Körpergefühl zum Thema

(4) **Einladen auf den Kritiker-Stuhl**: mit der Freiheit, jederzeit aufhören zu können, Explorieren seiner oder ihrer Meinung über die Hauptperson, was er zu bemängeln hat ... *besonders wichtig ist hier auf Therapeutenseite eine ehrlich interessierte, neugierige, wohlwollende und wertschätzende Haltung diesem besonderen Interviewpartner gegenüber*

(5) **Vertiefung:** Alter und lebensgeschichtliche Bezüge des inneren Kritikers ermitteln (»Wie alt bist du? Wie lange gibt es dich schon?«)

(6) **Beginn der (vorsichtigen) Würdigung seiner Funktionen und guten Absicht(en):** Wobei hast du X geholfen? Wovor hast du ihn geschützt?) Manchmal gelingt es hier schon, dem Kritiker einen Dank (am besten von der Hauptperson selber, sonst vom Therapeuten) für seine Hilfe zukommen zu lassen.

(7) *Optional*: **Vertragsarbeit mit dem inneren Kritiker,** um mit ihm eine gesunde Balance zwischen a) innerem Antreiben durch den Kritiker und b) z.B. Erholung, Würdigen von Erfolgen und *gut* genug auszuhandeln; auf diesen Punkt verzichte ich, wenn 1–7 schon emotional fordernd waren und vertage ihn meist auf ein Folgegespräch

(8) **Wechsel auf die Ausgangsposition:** Was hast du/haben Sie vom inneren Kritiker herausgehört? Welche guten Absichten verfolgt(e) er? Was braucht dieser innere Anteil wohl, um vom *Tyrannen zum Diener* zu werden? Was können Sie dafür tun? Förderung einer konkreten Lösungsorientierung

(9) **Reorientierung und Dank, Nachbesprechung anbieten, Verabschiedung**

Im Buch finden sich die wesentlichen Auszüge, die Essenzen der Interviews wieder. Im Anhang habe ich sie komplett aufgeführt. Das Etablieren der verschiedenen Stuhlpositionen ist dabei sehr wichtig, um einen für die Selbstregulation wichtigen Wechsel zwischen Assoziation (hier mit dem inneren Kritiker) und Dissoziation (Beobachtungsposition) zu ermöglichen. Entwickelt von John und Helen Watkins (für weitere Grundlagen und Anwendungsmöglichkeiten der Technik s. »Ego-States. Theorie und Therapie. Ein Handbuch«, Watkins & Watkins, 2012) habe ich insbesondere Demonstrationen von einem unter anderem systemisch arbeitenden Kollegen, Wolfgang Jänicke, aus meinem Ausbildungscurriculum adaptiert und durch meine eigene Praxis modifiziert. Nun folgt das erste Kollegeninterview.

## 4.2 Du musst es besonders richtig machen

### Das Kollegeninterview mit Lina

Anmerkungen:

(1) Zu Beginn markiere ich (wie beschrieben) zwei Ausgangspositionen: Eine Ausgangsposition zum Explorieren der Kritikerthemen und eine für die spätere Reorientierung.

(2) Zusätzlich wird der Stuhl des inneren Kritikers positioniert.

(3) Im Hinterkopf behalte ich den Stuhl eines liebevollen Begleiters, falls es im Verlauf Sinn ergibt diesen inneren Anteil zu bearbeiten.

Das Interview setzt mit dem Explorieren der Themen des Kritikers auf der Ausgangsposition ein (komplettes Interview s. Download).

**Punkt 1:** Begrüßung, Erklärung, (*Einverständnis war vorhanden*), Eingangsexploration: Informationen erheben und Rapport herstellen (*verbale und nonverbale Übereinstimmung zwischen mir und Lina*).

BP: Ja, dann vielen Dank, dass du dich bereit erklärt hast mitzumachen bei dem Interview über den eigenen inneren Kritiker. Schön, dass du dabei bist und ich würde gerne folgendermaßen vorgehen, dass du zunächst mal einfach beschreibst, wie du den eigenen inneren Kritiker erlebst, also (...) diesen inneren Anteil der sehr, wo du sehr selbstkritisch mit dir bist, wo du strenger, härter, harscher mit dir ins Gericht gehst. Wie erlebst du den?

L: Quasi freie Assoziation?

BP: Genau, erzähl einfach mal und ...

L: Generell eigentlich oder im Psychotherapiekontext?

BP: Das ist eine gute Frage, beides! Im Buch geht es ja auch um beides, einmal um den Psychotherapiekontext und den privaten Kontext und du darfst jetzt aber entscheiden. (...)

L: Ok, also dann fange ich einfach mal mit dem Beruflichen an, der ist mir gerade irgendwie präsenter ... ich glaube am meisten merke ich den, wenn ich ne Sitzung vor mir habe oder aus einer Sitzung komme und habe ein Druckgefühl im Bauch. So manifestiert das sich im Körper, mit so'nem Druckgefühl und meistens so einem ... ist manchmal schwer zu beschreiben ... ja, Gedanken, automatische Gedanken die da passen würden wären so was wie »Ja toll, hättest du besser machen können ...« ... nach einer Sitzung, vor einer Sitzung so Gedanken wie ... »du musst noch ... du musst ...« ...

ganz großes Ding »du musst«… »du musst noch vorbereiten« … »du musst dich noch einlesen« … »du musst das auf dem Schirm haben, du darfst nicht unvorbereitet da reingehen in die Sitzung …« mmh … ja, das sind so grad die Sachen, die mir im Beruf einfallen … Druck im Bauch vielleicht am besten vergleichbar mit so einer Art schlechtem Gewissen.

BP: Ok, schlechtes Gewissen weil …?

L: Weil ich die Pflichten oder meine Aufgaben die ich mir so stricke, nicht erfüllt hab. Oder, wenn ich merke, ich habe einfach keine Lust und dann hilft das schlechte Gewissen … [*lacht*]

BP: Keine Lust worauf?

L: Keine Lust, Literatur zu lesen … keine Lust nach der Sitzung zu protokollieren … aber es muss ja gemacht werden … und …

**Punkt 2:** Markieren der Stühle war schon vorher erfolgt
**Punkt 3:** Validieren des assoziierten Körpergefühls

BP: Okay, dieser innere Kritiker, diese innere Kritikerin äußert sich mit dem Druckgefühl im Bauch.

L: Ja.

BP: Schlechtes Gewissen, diesen »Muss-Sätzen«, diesen Musturbations [*schädliche Grundüberzeugungen nach A. Ellis*] nicht gerecht geworden zu sein … [*L. nickt zustimmend*] und … »du darfst nicht unvorbereitet sein«, also viele »du musst, du darfst nicht … du solltest« …

L: Genau.

**Punkt 3:** Explorieren des assoziierten Geschlechts, Alters, Aussehens
(Ganz wichtig: Die Freiheit, mit der Übung jederzeit aufhören zu können.)

BP: Jetzt hab ich grad gemerkt, Kritikerin oder Kritiker, wenn du diesem inneren Anteil ein Geschlecht geben solltest: Wäre es eher ein Mann, eine Frau … oder eher ein ES … Im Sinne der Teilearbeit, wie würdest du das einschätzen?

L: Ich würde tatsächlich eher männlich sagen.

BP: Eher männlich?

L: Eher männlich, ja.

BP: Und eher mittleres Lebensalter … höheres Lebensalter … in welchem Alter ist der?

L: Also, wo ich mir das gerade nochmal so durch den Kopf geht … ich glaube das Geschlecht schwankt so ein bisschen …

BP: Ja … ?

L: … das muss ich doch ehrlich sagen … das Alter? … spontan würde ich sagen, so wie ich.

BP: So wie du?

L: Ja.

BP: Ok, also ähnliches Alter. Mich würde interessieren, wie sieht er aus? Wenn du dir ein Bild machst, wenn du ein Bild in dir aufsteigen lässt? Wie sieht er wohl aus?

L: Mmh … [*lacht*] er hat ne Brille

BP: Hat'ne Brille, ok.

L: Einen ziemlich grimmigen Gesichtsausdruck und sitzt meistens eher so mit verschränkten Armen oder einfach in einer eher etwas bedrohlichen Körperhaltung … einer, die Druck vermittelt …

BP: Also verschränkte Arme … du hast dich eben so ein bisschen nach vorne gebeugt … ist das auch eine Körperhaltung oder ist es eher … also beschreib mal … wie sieht die Körperhaltung aus?

L: Mmh … also auch schwankend, wie beim Geschlecht quasi … entweder so zurückgelehnt ablehnend … oder auch einfach nach vorne gebeugt von wegen »Zack, das muss jetzt gemacht werden!« Mmh …

BP: So ein Angriffsmodus …

L: So ein bisschen …

BP: So ein bisschen … zack, das muss jetzt gemacht werden.

L: Ja. So bedrohlich.

BP: Kleidung?

L: Noch nie Gedanken drüber gemacht [*lacht*]

BP: Alles gut [*lacht auch*] … ich weiß ja nicht, ob der überhaupt Kleidung hat … oder vielleicht ist der auch … gibt's gar keinen Körper, ist es mehr das Gesicht …

L: Mehr das Gesicht und die Haltung. (…)

BP: Andere optische Sachen, die dir gerade noch so in den Sinn kommen?

L: Der leicht abfällige Gesichtsausdruck.

BP: … leicht abfällig … OK

L: Streng.

BP: Streng und leicht abfällig. Okay. Ich würde mich gerne, wie ich dir schon erzählt habe, mit dem Kritiker unterhalten. [*L. nickt zustimmend*] Weil, wenn der eine wichtigere Rolle spielt, im Beruflichen oder im Privatleben, dann ist das wichtig ihn als dominante Figur auch anzuhören. Was er meint, was er sagt, was er denkt, dieser innere Anteil. Und ich habe ja jetzt hier, wie du siehst, den Stuhl hingestellt und würde dich gerne einladen, dass du gleich auf dem Stuhl Platz nimmst und versuchst in diese Kritiker-Rolle zu schlüpfen. Ja?

L: [*nickt zustimmend*]

(Ganz wichtig: Die Freiheit, mit der Übung jederzeit aufhören zu können.)

BP: Wenn es zu viel ist, können wir sofort aufhören und wenn irgendwas komisch ist, sag Bescheid … du kannst auch switchen und immer wieder zurück auf die Ausgangsposition. Alles in Ordnung …

L: Ja.

BP: Ja? Melde dich dann einfach und ich will ihn kennenlernen, ihm ein paar Fragen stellen und dann gucken wir weiter [*L. nickt zustimmend*]. Ja, ok?

L: Dann such dir einen der Stühle aus, mir ist egal welcher [*Anmerkung: Ich hatte zwei zusätzliche Stühle aufgestellt, falls wir später schon auf den liebevollen Begleiter zu sprechen kommen würden.*] … welcher wohl passt …

**Punkt 4:** Lina wechselt nun auf einen der Ausgangsposition gegenüberstehenden Kritiker-Stuhl. Zu Beginn induziere ich eine leichte Trance (Fokussierung auf den inneren Kritiker mit seinem spezifischen Erleben). Dann exploriere ich die Meinung des inneren Kritikers (iK) über Lina.

BP: Dann nimm dir ein bisschen Zeit … dich in die Rolle hineinzuversetzen, in diese kritische strenge Rolle, in dieses »du musst, du darfst nicht … du musst Literatur lesen, du darfst nicht unvorbereitet sein« [*L. nickt zustimmend*] … möglicherweise auch die Körperhaltung nachzuempfinden, in welcher Körperhaltung dieser Kritiker … mal schwankend im Geschlecht … leicht abfälliger Blick … wie der sich so zeigt … dass diese Seite hervortreten darf … die Seite, die … wirklich tendenziell streng mit Lina ist … tendenziell unzufrieden, Druck macht … ok … darf ich diesen Teil duzen?

iK: Ja.

BP: BP: Okay, schön dass du da bist. [*Anmerkung.: Wir waren eh per Du, darum duze ich den inneren Kritiker*] Du hast die Arme verschränkt, sitzt da jetzt, danke, dass du da bist. Du bist also die Seite, die Lina so viel Druck macht?

iK: [*signalisiert Zustimmung*]

BP: Was hältst du denn so von ihr?

iK: … das Erste, was mir gerade einfällt ist: faul.

BP: Faul?

iK: Ja. Sich ausruhen auf den glücklichen Lebensumständen und den Lorbeeren der Eltern oder dem finanziellen Status der Eltern … also konnte jetzt auch schön lange studieren mit Unterstützung der Eltern … und andere haben angefangen mit 16 Jahren eine Ausbildung zu machen und verdienen schon eigenes Geld. Also ist ja ziemlich Luxus und jetzt kriegt sie quasi noch nicht mal den Hintern hoch, ein paarmal in der Literatur zu gucken und sich besser vorzubereiten …

BP: Das wirfst du ihr vor.

iK: Mmh.

BP: Und mit Lorbeeren meinst du … finanzielle Unterstützung?

iK: Ja, das.

BP: BP: Weil die Eltern Lina unterstützt haben … im Studium …

iK: Genau.

BP: Jetzt auch noch?

iK: Ja, es kommen immer noch Angebote, wie »soll ich dir nicht noch was geben« und da treib'ich dann auch Lina an zu sagen: Nee, nee.

BP: Willst du nicht.

iK: Nee! Das geht nicht! Jetzt ist mal Schluss.

BP: Jetzt ist mal Schluss.

iK: Genau.

BP: Warum ist jetzt mal Schluss?

iK: Na ja, weil sie jetzt schon 32 ist und immer noch kein richtig geregeltes Einkommen hat, auch nicht in der Ausbildung … ist ja immer so ein bisschen sporadisch … und andere machen das auch irgendwie selber, andere können da auch mit den eigenen finanziellen Mitteln … und mit 32 immer noch so viel zugesteckt zu bekommen … nee.

BP: Und du wirfst ihr vor, dass das andere schon mit 28 ganz alleine schaffen [*Lina nickt zustimmend*] und sie nicht.

iK: Ja, also das ist die Sorge, die dann kommt und deswegen versuche ich sie anzutreiben, dass sie immer »Nein« sagt. Ja.

BP: Was wirfst du ihr noch vor? Lina hat erzählt, dass du sehr streng mit ihr bist, vor Sitzungen, nach Sitzungen, bleiben wir vielleicht erstmal beim beruflichen Kontext.

iK: … Sie könnte sich vielleicht nochmal mehr anstrengen, Fallkonzepte erstellen und halt wirklich ein richtiges Verständnis von Patienten bekommen, um halt die bestmögliche Versorgung zu bieten. Also mehr anstrengen, mehr reinhängen, mehr Interesse zeigen.

BP: Und das findest du, tut sie nicht?

iK: Ja, es könnte, es könnte noch mehr sein.

BP: Was wäre denn gut daran, wenn es noch mehr wäre?

iK: Dann würde in dem Beruf … der ja auch wichtig ist und in dem ja auch Menschen hinkommen, die wirklich mit Hoffnung dahin kommen, dass denen gut geholfen wird … dass durch die Mehranstrengung einfach mehr Qualität geboten werden kann. Und das nicht so ein »Scharlatan-Anbieten« ist. (…)

**Punkt 5:** Erste Vertiefung: Lebensgeschichtliche Entwicklung des inneren Kritikers

BP: Bist du selber mal abgestempelt worden?

iK: [*denkt nach*] … ja, es gab in der Mittelstufe diese Mobbingerfahrung und mein Stempel war dann »Frau Professorin« …

BP: Frau Professorin?

iK: Frau Professorin, weil – es ist schwer, soll ich jetzt als Ich reden? –

BP: Wie du möchtest, was dir angenehm ist, es ist in Ordnung wenn das auch mal wechselt … wie du möchtest …

Erklärung durch Lina: Sie steht auf und wechselt auf die Ausgangsposition, den Beobachterstuhl

BP: … lieber auf den anderen Platz …

L: … das war ja, also ich war eigentlich immer ziemlich gut in der Schule und hatte vor diesen coolen Jungs, die dann so in der 7./8. Klasse waren, schon Respekt … immer so ein »Wie sehen die das?« … und dann haben die sich darauf eingeschossen mich quasi mit meinen guten Leistungen aufzuziehen und mein Schutzmechanismus war, dass ich ziemlich abweisend gewirkt habe nach außen … dann wahrscheinlich auch in dem Sinne ziemlich arrogant … und da haben sie sich dran hochgezogen … und dann wurde es »Ja, Frau Professorin!« Das hat es dann eigentlich nur noch schlimmer gemacht, weil ich mich so mehr in mich zurückgezogen hab.

BP: Ich wollte grad fragen: Wie war das für dich? (…)

L: Ja, ich bin immer unsicherer geworden und habe immer mehr darauf geachtet, »wie wirke ich gerade, wie gucke ich gerade, was sage ich gerade?«, aus Angst, es kommt wieder irgendein Kommentar.

BP: Ah, du hast dich kontrolliert.

L: Ja.

BP: Das hat wahrscheinlich auch viel Kraft gekostet, wenn man sich immer kontrolliert.

L: Ja. (…)

**Punkt 5:** …und zurück: Lina wechselt nun nochmals auf den »Kritiker-Stuhl« und seine Entwicklungsgeschichte wird deutlicher.

BP: Danke, dass du rübergehst. Nimm dir einen Moment Zeit, um wieder in die Rolle reinzuschlüpfen, die Rolle von »du musst, du darfst nicht, du musst mehr Literatur lesen«, wo du als Kritiker streng mit Lina bist. Was hast du noch für Kritik an ihr, wenn es um das Berufliche geht? Was findest du noch nicht gut, wo bist du noch unzufrieden?

iK: Ja, so im Vergleich mit anderen, also mir fällt schon öfter auf, wenn da andere Kollegen sind, die zum Beispiel ganz tolle Schaubilder aufzeichnen und die dann mit in die Therapie nehmen und dann denke ich schon: Ja, das macht Lina nicht so oft … nicht oft bis selten …

BP: Sie müsste mehr Schaubilder machen!

iK: Zum Beispiel. Ja, weil das heißt ja, die anderen machen sich mehr Gedanken um die Patienten.

BP: Und wenn die sich mehr Gedanken um die Patienten machen, dann …

iK: … sind die besser! (…) Ja, es hat sich ja auch schon eine starke psychische Belastung entwickelt irgendwann mit der Zeit, das heißt teilweise war ich wahrscheinlich ein bisschen zu dominant.

**Nochmals Punkt 5:** Eine weitere Vertiefung: Lebensgeschichtliche Entwicklung des inneren Kritikers

BP: Wie lange gibt es dich schon?

iK: Mmh … immer?

BP: Schon immer?

iK: Also, die frühesten Szenen, an die ich mich erinnern kann, war, als dann die Schwester geboren wurde – nee, Quatsch, es war noch davor ein jüngerer Cousin und da gibt's sogar noch eine Videoaufzeichnung von, wo meine Tante das Baby auf dem Arm hält und ich steh da als vielleicht Drei- oder Vierjährige daneben und will auch streicheln und dann: »Nicht das Köpfchen Lina! Nicht das Köpfchen, die Füßchen, die darfst du streicheln!« Und dann: Oh ja, ich mach was falsch, wenn ich da falsch hinfasse. Ja, halt so ein auf den Deckel geben.

BP: Auf den Deckel geben …

iK: Mmh.

BP: Das gab es öfter?

[*Der innere Kritiker nickt.*]

BP: (…) Und daraus ist so was wie »du musst es besonders richtig machen« geworden.

iK: Ja, kann ich mir vorstellen! (…)

**Punkt 6:** Beginn der (vorsichtigen) Würdigung seiner Funktionen und guten Absicht(en)

BP: Ich habe den Eindruck, jetzt im Gespräch, dass auch du ihr sehr geholfen hast, wenn es um Familiäres, aber auch später Berufliches ging. Wobei hast du ihr geholfen?

iK: Davor, negative Rückmeldungen und Ablehnung zu erfahren …

BP: Hat es geklappt, dass es dann etwas weniger negative Rückmeldungen gab, vielleicht etwas mehr Positive, etwas mehr Zuwendung?

iK: Also dann, als das Selbstkritische da war, besonders in der Schulzeit, als die guten Noten reinkamen, das war immer mit Freude verbunden. Und als dann mal die erste Vier kam, das war dann schon so: Oh! Was ist denn da passiert? Es gab dann keinen Streit, keine Schläge, um Gottes Willen, nix dergleichen, aber es war eben halt nicht die Freude, die sonst da war.

BP: Und du wolltest gern die Freude haben!

iK: Ja. Ja. Also auch jetzt noch, ich beschütz eigentlich vor negativen Rückmeldungen von anderen. (…) Irgendeinen muss es ja geben, der auch mal Tacheles redet. Und der so ein bisschen *strenges Regime* da reinbringt.

BP: Du passt auf sie auf. (…) Vielleicht klingt es komisch, aber am liebsten würde ich tatsächlich dir danke sagen, weil ich wirklich den Eindruck habe, dass du ein ganz großer Beschützer für sie warst (…).

iK: [*nachdenklich, gerührt*] Dankeschön.

**Punkt 8:** Lina switcht unbewusst in Ausgangsrolle

BP: Wie geht es dir als Kritiker, wenn du das hörst?

L: Äh, ganz faszinierend gerade … weil ich während ich hier ja sitze, diese Härte merk und diese Ablehnung und auch, dass der Kritiker an sich ja auch Ablehnung merkt und dass da gerade mal auch so ein Verständnis kommt … und auf einmal wird der Druck leichter … [*weist auf ihren Bauch*]

BP: Im Bauch?

L: Ja. (…) Das ist echt hochspannend, also eigentlich es funktioniert jedes Mal, sobald eben nicht das Tauziehen kommt … es einfach mitgegangen wird und einfach … Verständnis, Empathie vermittelt wird. Schon kommt es mehr an. Eigentlich ist das mit der größte Trick in der Therapie überhaupt [*lacht*] Ja.

[*Pause*]

BP: Alles okay gerade? [*Lina nickt*]. Ja?

L: Ja.

BP: Rolle abgeschüttelt?

L: Ja, das Gefühl hallt noch nach, weniger Druck, das ist … es grad einfach so ein weiter »Wwwwwtttttt« in diesem [*lacht …*]

*(Eine »Vertragsarbeit« – Punkt 7 entfiel, weil es im Prozess gerade nicht nötig war)*
**Punkt 9:** Reorientierung und Abschluss der Übung

BP: Dann genieß das weiter, dann will ich auch gar nicht da viele Fragen jetzt reingeben … dann danke fürs Interview nochmal!

L: Gerne.

BP: Wir können das gerne nachbesprechen, das werden wir … wir sehen uns ja weiterhin, können wir ja noch schauen … aber jetzt erstmal vielen Dank! Dann kommen wir jetzt zum Ende!

**Anmerkung.** In der Folge konnte sich Lina komplett reorientieren, Fragen stellen und schließlich die Übung beenden. Die Reorientierung ist erfahrungsgemäß wichtig, um Lina gut aus der Sitzung gehen zu lassen und ein ausreichendes Wiederankommen im Hier und Jetzt zu gewährleisten. Mit Lina habe ich das erste Interview der gesamten »Kritiker-Reihe« geführt. Sie war sehr offen und neugierig und benannte schnell auch lebensgeschichtliche Bezugspunkte zur Entwicklung ihrer inneren Kritikerin – welches Geschlecht er oder sie auch immer haben mag. Als wesentliches (Körper-)Signal habe ich die im Bauch empfundene Leichtigkeit erlebt, nachdem ich stellvertretend »Danke« sagte. In diesem Moment war es, als hätte sich der innere Kritiker endlich gewürdigt und in seiner eigentlich guten Absicht gesehen gefühlt. Und es entwich eine Art Druck, Lina schien überrascht und berührt und ihr ganzer Körper schien gelöster zu sein.

In einem von ihr angefragten Nachgespräch sammelten wir im Gespräch einige Werkzeuge, wie Stricken, Yoga und anderes, um der Anspannung (»Ich muss alles richtig machen«) etwas Konstruktives, den Körper Einbeziehendes und Hilfreiches entgegenzusetzen.

**Konkrete Interventionen für Lina**

- Führe drei Wochen lang das Kritikertagebuch. Stelle fest, wie es dir mit deiner Kritikerin ergeht.
- Fülle in dieser Zeit das Arbeitsblatt der Funktionen (s. Anhang) deiner Kritikerin aus. Kannst du ihre Beweggründe und Herkunft verstehen?
- Frage dich erneut, ob du bereit bist, ihr zu danken und anzuerkennen, dass sie da ist?
- Führe danach drei Wochen lang das »Wohlwollende-Begleiterin-Tagebuch«. Was sind authentische, zu dir passende Sätze und Symbole für diese liebevolle Art?
- Übe mit Imaginationen, ein passendes Bild oder etwas anderes zum liebevollen Begleiter entstehen zu lassen, um ihn in dir zu verankern.
- Lasse dir von drei Freunden oder Kollegen postalisch schreiben, was sie an dir als Kollegin und Freundin schätzen. Beobachte, ob du diese ehrliche Anerkennung annehmen kannst. Wenn nicht, frage dich, ohne dich zu verurteilen, was dazu noch fehlt?
- Notiere eine Woche lang jeden Abend drei Dinge, die dir in Therapien gut gelungen sind.
- Trau dich, davon einer netten Kollegin (regelmäßig) zu erzählen.
- Schreibe zehn Dinge auf, die du einem Partner mit deiner Art schenken kannst.
- Lese etwas über Bindungsstile und überlege, was du für gelingende Bindungen brauchst.
- Überlege, ob du deinen Eltern berichtest, wie schwierig das *auf den Deckel geben* für dich als Kind (und Erwachsene) war.
- Probiere doch mal die Baumübung von Reddemann (2017) auf der zugehörigen CD aus, die viel Stabilität, Verbundenheit und »es ist alles da, was ich brauche« schenken kann.

## 4.3 Wie äußere Kritiker die Entwicklung des inneren Kritikers mitgestalten

### Das Kollegeninterview mit Lukas

Oftmals gibt es konkrete Personen, starke äußere Kritiker, die den inneren Kritiker gespeist und an seiner Entwicklung mitgewirkt haben. So bildete sich der innere Kritiker bei Lukas unter anderem auch als Beziehungsabbild eines Lehrers heraus. Er wirkte als Schutzreaktion vor Kritik, Strafe bzw. diente dem Buhlen um Anerkennung und Wertschätzung.

Dieser Interviewauszug mit Lukas beginnt auf der Ausgangsposition. Lukas schildert den Zusammenhang zwischen äußerem Kritiker und innerem Kritiker (komplettes Interview s. Download-Material).

Hier steigen wir im Interview beim *Punkt 3* des klassischen Ablaufs ein, also dem Explorieren, wie die Hauptperson den inneren Kritiker erlebt.

**Punkt 3: Exploration**

L: Eigentlich meldet der sich momentan hauptsächlich auf der Arbeit. Und in diesen Situationen tatsächlich nur. Und er ist auf jeden Fall ein Antreiber, würde ich sagen. Der, wenn ich müde bin, mich dazu treibt, Dinge zu erledigen. Ich gehe ins Fitnessstudio, weil ich denke, ich muss Muskeln haben. Dann gibt er mir so ein Bild vor, im Kopf, irgendwie. Ein Ideal, ein Maßstab. Und nach dem kann ich mich dann orientieren. Und das motiviert mich. Also, der motiviert mich eigentlich.

BP: Das heißt, das Ideal gibt Orientierung?

L: Ja.

BP: Das gibt Sicherheit, das gibt Motivation, etwas zu erreichen. Anerkennung?

L: Äh. Sicherlich. Also, ich lüg nicht. Ich kann nicht lügen. Ich freu mich, wenn Leute sagen – das ist verrückt – hast du Muskeln bekommen, oder so. Sorry.

BP: Ja, logisch. Damit bist du sicher nicht allein. [*lacht*] Das geht ja ganz vielen so. (…) Wenn du mal so überlegst: Ist das eher eine männliche Figur, eine weibliche Figur…?

L: Eher eine männliche Figur! (…) Wobei ich mir jetzt nicht so viele Gedanken darüber mache. Aber er ist eher männlich.

BP: Und welches Alter? Wenn es ein Alter gibt?

L: Eher älter! (…) So ein Henker, so ein Richter!

BP: So ein Henker hat ja etwas sehr Drastisches, so etwas sehr Tödliches!

L: Also, ich habe manchmal die Befürchtung, dass sich irgendwann mal die Krankenkasse (…) meine Akten anschaut, und dann sieht, wie schlampig ich bin.

BP: Mh-mhm. Jetzt sagst du: (…) die Krankenkasse. Das wären ja in deiner Sorge eher äußere Richter oder Henker.

L: Negative Konsequenzen.

BP: Genau, negative Strafe.

L: Genau, ja, auf jeden Fall.

BP: Angst vor Strafe.

L: Ja. Und das hab ich auf jeden Fall auch von der Schule. Mein innerer Kritiker kommt aus der Schule. Nicht von den Eltern, dieses Mal. Obwohl die mich schon in so eine Richtung treiben, und mich geprägt haben; auch was meine Vulnerabilität angeht. Aber ich glaube auf jeden Fall, dass die Schule den größten Einfluss hatte.

BP: Mh-mhm. Inwiefern?

**Punkt 5:** explorieren und vertiefen: Alter und lebensgeschichtliche Bezüge des inneren Kritikers ermitteln.

(Ich überspringe das Einladen auf den Kritiker-Stuhl, Punkt 4 des klassischen Ablaufs, da Lukas so im Erzählen *drin ist*).

L. Ich hab ein sehr schlechtes Abitur. Also, ich bin gerade so durch mein Abitur gekommen, tatsächlich. Ich habe eine duckende Haltung gehabt, in der Schule. Am liebsten nicht auffallen, obwohl ich eigentlich sehr selbstbewusst war. Aber ich wollte nie von den Lehrern drangenommen werden. Ich habe immer geschrieben, damit die Lehrer denken, ich bin artig, ich arbeite. Und das ist jetzt kein guter Zeitpunkt, um den Schüler dran zu nehmen. Das ist verrückt, irgendwie.

BP: Also: Angst vor Drangenommen werden?

L: Ja.

BP: Weil, wenn ich drangenommen werden würde, dann …

L: Dann würde ich versagen, tatsächlich.

BP: Angst vor Blamage?

L: Ja genau, und Angst davor, dass die Anderen merken: Der ist dumm! Ich habe auf jeden Fall früher Intelligenz an der Schulperformance gemessen. Und ich denke mal, dass die Anderen das auch so gesehen haben.

BP: Also, Angst die anderen Mitschüler könnten denken, ich bin dumm.

L: Deshalb freue ich mich auch, wenn ich heute Ex-Schüler sehe, und dann sage, was ich mache! Das ist verrückt. Also, auch vor drei Tagen war ich im Fitnessstudio, und dann hab ich halt die beste Schülerin gesehen, und es hat mir echt gutgetan, der zu erzählen, was ich mache! Weil, ich habe das Gefühl manchmal, ich muss Dinge nachholen! Ich muss mein Image noch mal revidieren!

BP: Am besten gegenüber allen, die …

L: Ja, genau. Ich hatte irgendwie vor eineinhalb Jahren mal so ein Ehemaligen-Schultreffen. Ich glaub, ich bin dahin gegangen, auch um denen zu erzählen, was aus mir geworden ist! (…)

BP: Irgendetwas ausgleichen. Ein empfundenes Defizit.

L: Ja. Das Ding ist, ich hatte halt früher eigentlich schon immer … ich wusste, dass ich das machen wollte. Schon mit 16, würde ich sagen. Aber ich habe auch einen ganz schlechten, schlimmen Lehrer gehabt, der jeden niedergemacht hat. Und dann habe ich trotzdem über Umwege dieses Studium gemacht. Und deswegen ist meine Stärke, dass ich ein Kämpfer bin. Ich schaff es auf jeden Fall über Umwege. Aber: Es kann dauern! Aber ich erreiche das Ziel, und das ist das Wichtigste für mich.

BP: Toll! Also, irgendwie schon etwas, auf das du stolz sein kannst!

L: Ja, voll!

Lukas gelang es selber bereits, seinen inneren Kritiker mit dem Antreiben zu würdigen (Punkt 6), darum brauchte ich diesen Aspekt nur noch etwas zu verstärken. Er beendete das Interview auf dieser Ausgangsposition, von der aus er die guten Absichten seines Kritikers erkannte. Eine Vertragsarbeit war nicht nötig (Punkt 7). In der distanzierten Ausgangsposition war er schon (Punkt 8) und konnte sich so am Ende komplett reorientieren (Punkt 9).

**Anmerkung.** So könnten die Angst vor Blamage, das Herabwürdigen durch den Lehrer und der starke, natürliche Wunsch nach Anerkennung zum bemerkenswerten Fleiß und Trotz bei Lukas geführt haben. Diese führten dazu, das Psychologiestudium später sehr erfolgreich zu beenden und (unbewusst) Lehrern und Mitschülern das neue, erfolgreiche Image vorzuführen und das alte Bild zu korrigieren. Das brachte Lukas zu einigen beruflichen Erfolgen. Zudem kann er erfreulicherweise den inneren Antreiber bzw. Kritiker bereits als *Kämpfer* utilisieren und würdigen.

**Konkrete Interventionen für Lukas**

- Finde Früherkennungszeichen heraus, an denen du bemerken kannst, zu sehr im *alten Wettrennen* um die Gunst anderer zu sein – eventuell bitte einen Freund dir das auch zurückzumelden.
- Notiere fünf grundlegende wertvolle Eigenschaften an dir, die nichts mit Leistung zu tun haben und bitte zwei Freunde, diese und/oder weitere positive Attribute zu ergänzen.
- Achte darauf, aus dem alten Minderwertigkeitskomplex keinen Überlegenheitskomplex erwachsen zu lassen – auf Kosten anderer Kollegen, Patienten oder anders lebender Menschen.
- dazu: Suche dir eine Übungsperson heraus, mit der du Schwierigkeiten hast. Versuche zuerst deine Antipathie wahrzunehmen, denn die ist halt gerade da. Dann probiere, etwas Gutes an dieser Person zu entdecken und nicht so wie dein Lehrer zu agieren. Wenn's doch passiert, dass du abwertend wirst: Nobody's perfect. Und man muss ja auch nicht jeden mögen.
- Sprich mit Bezugspersonen über deine Herkunft, deine Heimatstadt, dein Viertel und statte diesem mal wieder einen Besuch ab.
- Gehe einmal in deine alte Schule und schließe das alte Wettrennen mit einem Spaziergang auf der Tartanbahn (wenn vorhanden) oder ums Gebäude ab.
- Das Erreichte würdigen! Feiere Etappenziele und lerne dadurch noch mehr das Leben zu genießen.
- Begegne Kollegen auf Augenhöhe, ohne direkt in einen Wettlauf zu gehen.

- Impulsivität beobachten: Bei welchen Themen springt dieser innere Anteil besonders schnell an? Wie steht die Impulsivität als innerer Anteil mit dem inneren Kritiker in Verbindung?
- Wann gönnst du dir Ruhepausen, die jeder Sportler braucht?

Was hier ein Lehrer war, ist in anderen Fällen ein Elternteil, ein anderer Verwandter oder eine andere, länger einwirkende Bezugsperson in Kindergarten, Schule, Studium oder Job. Häufiger spielen auch andere Kinder im Kindergarten (Kinder können grausam sein …) und Mitschüler eine große Rolle in der Kritikerentwicklung.

Hier passt eine Frage sehr gut: Kennen Sie schon das wohl aus dem Schwäbischen stammende Sprichwort: »Net gschimpft isch globt gnug« entspricht »Nicht geschimpft ist genug gelobt«? Eine solche Haltung, eine solche Art äußerer Kritiker, verletzt die elementaren Grundbedürfnisse des Kindes nach:

- **(emotional nährender) Bindung:** Es ist kalt, ich vermisse Wärme und Sicherheit und ich bin nicht sicher, woran ich bei dir bin. Ich habe Angst, dass du mich verlässt.
- **Selbstwerterhöhung:** Es ist nie gut genug, also schlussfolgere ich, dass ich nicht gut genug bin, nicht ausreiche.
- **Kontrolle:** Ich bin auf der Hut, nicht in Sicherheit, ich muss aufpassen, kämpfen, fliehen oder erstarren.
- **Lustgewinn / Unlustvermeidung:** Es tut weh, so behandelt zu werden. Ich tue alles, um das zu vermeiden, versuche ein bisschen Anerkennung und Freude (durch mich für dich) zu generieren! Oder überkompensiere vielleicht auch durch eine starke Rebellion.

**Exkurs**

**Den inneren Kritiker verstehen lernen, um Lösungsprozesse überhaupt erst zu ermöglichen**

In der Arbeit mit dem inneren Kritiker ist die konstruktive Auseinandersetzung mit ihm, die interessierte Beschäftigung mit seiner Entstehungsgeschichte und seinen Motiven eine wichtige Haltung. Aufgrund seiner immensen Bedeutung für das intrapsychische System vieler Menschen schrieb Peichl einmal sinngemäß, dass der innere Kritiker im Zuge der Bearbeitung des Traumas, dem Schaffen von Sicherheit im Therapierahmen als extrem wichtiger Anteil auch als Erstes im Dialog (eingebettet in einen Gesamttherapiekontext) angehört werden müsse (Peichl, 2013). Wenn der innere Kritiker sehr dominant ist, können wir als Therapeuten nicht an ihm vorbei, ohne ihn verstanden, gewürdigt und anerkannt zu haben. So wie ein Bodyguard oder Türsteher, der auf einen verletzten Menschen aufpasst und (aus Misstrauen) erst mal keinen zu ihm oder ihr lässt. Da braucht es schon gute Gründe und viel Vertrauen, um die eigentliche Verletzung hinter dem inneren Kritiker sehen oder gar behandeln zu dürfen.

Es geht also nicht um das schädliche Verharren in einer Problemtrance, das resignative Stochern in der Wunde ohne Bewältigungs- und Lösungsansätze oder darum, sich komplett mit dem inneren Kritiker zu assoziieren, wenn wir uns mit ihm auseinandersetzen. Diese Art von Stochern in der Wunde wäre absolut kontraindiziert. Es geht um das wohlwollende Zuhören ohne zu bewerten und das Würdigen des inneren Kritikers, um dann in Verhandlungen mit ihm, in Lösungstrancen und konkrete Veränderungsschritte gehen zu können, die das Individuum sehr entlasten. Denn wenn der Schritt des Interviews ausbleiben würde, ich frei nach Woltemade Hartman (Workshop auf der M.E.G.-Tagung 2018) den Menschen *überressourciere*, dann haut der innere Kritiker mir die Lösungsansätze »um die Ohren«. Nicht, weil sie falsch wären, sondern weil sie zum falschen Zeitpunkt angesetzt werden und ich ihn noch nicht angehört habe. Und, weil er Angst hat, ausgeschlossen zu werden, obwohl er im Leben schon so viel für das Individuum geleistet hat.

Glücklicherweise wissen Sie das als Leser aus eigener Praxis nur zu gut und können mit gesundem Menschenverstand und Fachwissen den richtigen Zeitpunkt intuitiv wählen, um von der Problemtrance zur Aktivierung des Schemas in die Lösungstrance zur weiteren Bearbeitung des Schemas zu gelangen. Oder zweifelt Ihr innerer Kritiker, dass Sie das wissen? Meine Erfahrung mit Patienten hat schon häufig gezeigt, dass auch problematische Schemata erst emotional aktiviert sein müssen, damit es zu wirklichen emotional korrigierenden Erfahrungen im Behandlungsprozess kommen kann. Sicherlich brauchen einige Patienten viel Zeit und Vertrauen, um neben allem Kognitiven auch Gefühle im Verlauf der Behandlung zuzulassen und eine emotionalere Ebene für Interventionen zu öffnen. Wenn dies gelingt, ist es, als würden Samenkörner eben auf frisch umgegrabene und mit Kompost angereicherte Erde fallen, anstatt auf verhärteten, nährstoffarmen Boden. So fruchten unsere Ansätze besser und können tatsächlich tiefere Wurzeln schlagen, als wenn wir dem Umgraben des harten Kritikerbodens aus dem Weg gehen.

## 4.4 Kontakt mit dem inneren Kritiker aufnehmen

Vor der Übung ist es wichtig, die Zielrichtung der Übung zu erklären. Es geht darum, den inneren Kritiker wohlwollend kennenzulernen. Es gibt jederzeit völlige Kontrolle der Übenden über die Übung.

Hier nun eine Version der Begegnung mit dem inneren Kritiker in Trance. Und Sie als Kollegen sind frei darin, Ihren eigenen Weg zu finden (s. AB 17).

AB 17

## 4.5 Dem inneren Kritiker »Danke« sagen?

Nun folgt ein Auszug aus dem Interview mit Tanja. Die Schwierigkeiten, die lebensgeschichtlichen Funktionen des inneren Kritikers anzuerkennen, spiegeln sich in diesem Teil eines Interviews mit ihr wieder. Es handelt sich um den Moment, in dem sie neben den lebensgeschichtlichen Ursprüngen sowie Funktionen ihrer inneren Kritikerin auch bemerkt, diesen inneren Anteil stark abzulehnen (komplettes Interview s. Download-Material).

Dieser Auszug beginnt mit **Punkt 3** des klassischen Ablaufplans, also dem Explorieren der Kritikerthemen:

BP: Vielen Dank, dass du mitmachst, beim Interview mit deinem inneren Kritiker. Das ist die Stimme, die selbstkritisch ist, wo du was an dir auszusetzen hast, wo es vielleicht auch Selbstabwertungen gibt; kritische Kommentare im Inneren. Und dass ich mit dem Interview gerne diese Seite kennenlernen möchte (…). Hast du Fragen zum Ablauf, erstmal?

T: Nö. Ich lass das erst mal auf mich zukommen. Kann sein, dass dabei sich dann welche ergeben.

BP: Gut. Als erstes möchte ich fragen: Du hast ja schon in der Vorbereitung mir ein paar, ja, typische Themen, genannt. Manche Kommentare seien besser geworden, andere seien noch da. Wie erlebst du den inneren Kritiker als inneren Anteil im Moment, im Alltag?

T: Also, ich merke, dass ich im beruflichen Bereich den nicht so stark habe. Also, gerade, wenn ich mich mit Kollegen austausche, habe ich immer das Gefühl, so eine relativ entspannte Grundhaltung zu haben, und ich mir nicht so viele Gedanken darüber mache, ob die Therapie jetzt irgendwie nicht gut genug war, oder ob ich unsicher wirken könnte, oder, dass ich mir Gedanken mache, ob es dem Patienten schlecht geht, und ich das auf mich beziehe … das kann ich immer ganz gut externalisieren. [*lacht*]
Da mache ich mir nicht so viele Gedanken. Da habe ich eigentlich ein ganz gutes Selbstvertrauen in meine therapeutischen Kompetenzen.
Ich merke es eher so im privaten Bereich. Also, wie gesagt, das ist auch schon besser geworden, aber da insbesondere so am Anfang der Ausbildung und auch noch im Studium, und auch jetzt manchmal noch, merke ich, dass ich mich sehr aufopfere, für meine Freunde, zum Beispiel. Dass ich sehr viel … mein innerer Kritiker quasi sagt: »Sei für die da! Sei immer für deine Freunde da!« Wenn es denen schlecht geht: »Kümmere dich!« Und auch, wenn es mir selber gerade nicht gut geht, oder ich gar keine Energie habe, mich zu kümmern, das trotzdem mache. Und damit dann quasi meine Energien auf der Strecke bleiben. Und ich dann die anderen also wichtiger nehme.

BP: Wichtiger, als dich selbst?

T: Ja, genau! Das ist sowas, was mir schon manchmal noch auffällt. In der Partnerschaft habe ich es auch nicht mehr so, das war am Anfang so, dass ich eine tolle Partnerin sein wollte, und immer auch putzen und kochen und arbeiten gehen, und alles sollte super sein! Und davon habe ich mich irgendwann gelöst, weil ich gemerkt habe, dass ich dann zu viele Ansprüche auch an ihn stelle! Weil ich so viel tue, und dann unzufrieden war, und dann angefangen habe, anstatt mehr Ansprüche zu stellen, die vielleicht dann nicht erfüllt werden – weil er ja auch nur begrenzte Kapazitäten hat – dann ein bisschen weniger zu tun und dafür zu sorgen, dass ich ausgeglichen bin. Dann gibt es halt nicht immer tolles und frisch gekochtes, gesundes Essen, sondern halt mal was Schnelles. Oder wenn mein Partner sich nicht bis zu einer bestimmten Zeit gemeldet hat, was ich ihm mitbringen soll, aus dem Supermarkt, muss er halt selber noch mal gehen! Und sonst bin ich dann immer noch mal gegangen, für ihn. Also da merk ich so, da ist es auch nicht mehr so Thema. Aber ich merke es schon noch manchmal bei Freundinnen. Und bei Familie, dass ich manchmal Schwierigkeiten habe, mich zurückzuhalten. Und dass ich mich schlecht fühle, wenn ich mich zurückhalte, manchmal noch. Das ich dann so ein schlechtes Gewissen habe.

BP: Und was »sagt« das schlechte Gewissen?

T: Ja, du musst für deine Mutter da sein. Oder, du musst für deine Freundin da sein. Sonst bist du eine schlechte Freundin oder eine schlechte Tochter.

BP: Und was wäre dann, wenn du eine schlechte Tochter wärst?

T: Dann würde ich nicht geliebt werden.

BP: Das heißt, ist das aus deiner Sicht so der Hintergrund des Antriebs, eine besonders gute Freundin und Tochter zu sein?

T: Ja.

BP: Okay. Wie gehst du damit dann um, wenn dieses schlechte Gewissen, innere Kritik, man kann dem auch verschiedene Namen geben, aufkommt? So was wie: »Du bist eine schlechte Freundin«, oder »Du musst dich kümmern, sonst bist du eine schlechte Tochter«?

T: Wenn ich dem Kritiker viel Raum gebe und quasi dem zustimme: »Ja, ich bin eine schlechte Freundin!«, dann würde ich versuchen, eine gute Freundin zu sein, indem ich dann etwas tue. Obwohl ich dann vielleicht im Stockdunklen abends noch hinfahre, viel telefoniere, immer erreichbar bin, für diejenigen. Wenn ich merke, dass meine Mutter traurig ist, weil ich lange nicht da war, dass ich dann auch versuche, alles hinzukriegen, dass ich hinfahre. Ja, tu dann halt viel für diese Menschen!

BP: Und kommt es meistens vor, dass du dann auf den inneren Kritiker, das schlechte Gewissen, hörst? Oder kommt es im Moment häufiger vor, dass du dem etwas Anderes entgegensetzt?

T: Das hängt immer ein bisschen davon ab, wie es mir geht. Also, wenn es so ist, dass ich mich insgesamt im Moment sehr labil fühle – also gestresst, angegriffen, dünnhäutig, feinfühlig, so – dann gebe ich dem vielleicht eher schneller Recht. Und wenn es mir insgesamt gerade sehr gut geht, dann sag' ich vielleicht zwischendurch auch mal »Nein, ich bin trotzdem, oder gerade dann, eine gute Freundin, wenn ich auch auf mich achte. Nur dann kann ich auch etwas geben.«
Und sage dann: »Ich melde mich heute nicht, ich bleibe zu Hause und tue mir was Gutes.« Und halte dann das schlechte Gewissen aus, was in der Regel mit der Zeit dann auch weggeht. Also, das bleibt dann auch nicht.

**Punkt 4:** Einladen auf den Kritiker-Stuhl und erste Elemente einer Vertiefung
**Punkt 5:** Es wird deutlich, dass eher ein ängstlicher innerer Anteil zu sprechen scheint bzw. ein innerer Kritiker, der einen ängstlichen Grundaffekt in sich trägt.

iK: Ich merke schon so ein Unwohlsein in meinem Bauch. So eine Aufregung, aber so eine unangenehme.

BP: Ja?

iK: Ja.

BP: Eher ängstlich, oder eher trau…

iK: Eher ängstlich, ja.

BP: Okay, ängstlich.

iK: Also, Angst vor Ablehnung.

BP: Du hast Angst vor Ablehnung.

iK: Ja, ich habe Angst vor Ablehnung, das hat auch was mit meiner Geschichte zu tun. Und dieser Kritiker will mich ja schützen vor Ablehnung und deswegen sagt der: »Kümmer' dich bloß um alle und mach und tu, damit die dich mögen, und nicht dich ablehnen.«

Es wird klarer, dass ein ängstlicherer inneren Anteil, der *hinter* dem inneren Kritiker steht, gerade aktiv ist. Ein gutes Zeichen, schon jetzt mit diesem wohl verletzten inneren Anteil sprechen zu können.

BP: Mh-hm. Das heißt, wenn du jetzt in diese Rolle schlüpfst, würdest du jetzt zu Tanja sagen: »Kümmer' dich um alle!«

iK: Pass auf!

BP: Pass auf!

iK: Genau. Dass dich keiner ablehnt, dass dir keiner Unrecht tut. Dass dir jemand was sagt, was dir weh tut. Dass dich jemand verletzt.

BP: Pass auf, dass dich niemand verletzt.

iK: Mh-mhm.

BP: Und wie lange gibt es dich schon als Kritikerin, als die, die ein schlechtes Gewissen macht? Die aber auch sagt: Pass auf, kümmer' dich bloß, pass bloß auf, dass du nicht abgewiesen wirst!

**Punkt 5:** Ich versuche die Entstehungsgeschichte von Angst, innerer Kritik und *Aufpassen* zu explorieren.

iK: Seit der Grundschule?

BP: Seit der Grundschule.

iK: Bestimmt.

BP: Das heißt, da hast du, als innerer Anteil, begonnen, dich zu entwickeln. Und passt seitdem auf Tanja auf.

iK: Das funktioniert nicht immer. Aber ich versuch's.

BP: Was meinst du damit, das funktioniert nicht immer?

iK: Ja, manchmal tut sie noch so viel, aber anscheinend nicht genug, weil es ja manchmal trotzdem noch zu unangenehmen Ereignissen kommt.

BP: Ja?

iK: Ja.

BP: Was denn zum Beispiel?

iK: Ja, weil sie dann noch das Gefühl hat, dass sie abgelehnt wird.

BP: Und da hast du, als jemand, der auf sie aufpasst, zwar versucht, ihr beizustehen … aber sie hat nicht auf dich gehört? Oder sie hat zu wenig telefoniert? Also, was meinst du, woran liegt es dann, dass es trotzdem zu unangenehmen Situationen kommt?

iK: Dass sie sich so schnell verunsichern lässt. Also, damals. Also, eine Zeit lang, vor so drei Jahren, wo das sehr stark war. Also, jetzt im Gegensatz zur Grundschule.

BP: Da warst du als Antreiberin oder Kritikerin sehr stark. Vor drei Jahren.

iK: Ja.

BP: Jetzt aber schwächer.

iK: Ja.

BP: Wie kommt es, dass du schwächer geworden bist?

iK: Weil sie stärker geworden ist!

BP: Ach, sie ist stärker geworden! [*beide lachen*]

iK: Die hört nicht mehr auf mich – immer.

BP: Und wie findest du das?

iK: Eigentlich finde ich es ja ganz gut, dass sie diese Entwicklung macht, aber ich habe trotzdem manchmal noch Angst.

Ich trenne gerade bewusst nicht zwischen Angst und innerer Kritik, um Tanja nicht rauszubringen.

BP: Mh-mhm. Eigentlich ist es gut, dass sie stark geworden ist.

iK: Ja. Da muss ich nicht mehr so viel leisten. Für mich ist das ja auch anstrengend.

BP: Mh-hm. Das heißt, du hast ganz viele Jahre – so zwanzig Jahre oder länger – ganz viel geleistet für sie. Weil sie mal stärker verletzt worden ist.

iK: Mh-hm.

BP: Darf ich fragen, wie es dir als Antreiberin, die aber offensichtlich viel mit dieser Verletzung zu tun hat – ist die ganz gut verheilt, die Verletzung?

iK: Ja, das schon. Das eigentlich schon. Doch. Also natürlich gibt es mal, eben wenn so eine Dünnhäutigkeit da ist, wenn sie sich angreifbar fühlt, dann solche Erinnerungen oder auch solche Ängste dann auch mal wieder hochkommen. Aber nicht so ... sie lässt sich nicht mehr so stark davon einnehmen. Oder beeinflussen.

BP: Okay. Gibt es noch andere Dinge, die du ihr vorwirfst, oder wo du sie ermahnst oder antreibst? Andere Themen?

iK: Ja, manchmal sage ich Tanja, dass sie nicht so schön ist. Dass sie nicht so gut aussieht.

BP: Ach so! Das sagst du ihr auch?

iK: Ja. Könnte noch sportlicher sein oder noch ... ja.

BP: Wie kommst du darauf?

iK: Weiß ich nicht. Wenn sie jetzt in anderen Bereichen besser geworden ist, muss ich mich ja irgendwo noch mal durchsetzen. Und da hab' ich mir was Neues gesucht [*lacht*]. Und jetzt hab' ich mir gedacht, jetzt hab ich ... ich brauch was Neues.

BP: Ist das so, dass du dich jetzt verlagert hast auf Äußerlichkeiten!

iK: Ja, irgendwie … früher war das nicht so sehr Thema. Obwohl ich sagen würde, dass die Entwicklung ja so mit dem Alter noch … ja, hübscher geworden ist. Aber trotzdem meckere ich mehr rum!

BP: Magst du ein Beispiel sagen, oder lieber nicht, weil dir das so unange…

iK: Ja, irgendwie so, wenn sie vom Sport kommt: »Ja, hier könnten noch mehr Muskeln sein. Und da könnte sie noch ein bisschen schlanker sein. Die Haut ist nicht gut. Und die Haare könnten anders sein.«
Ha! [*belustigt*] Gepflegter sein, oder so.

BP: Jetzt lachst du gerade, aber ich bin mir nicht sicher …

iK: Ist wahrscheinlich gerade ein bisschen Scham!

**Nun geht es weiter mit Punkt 5, der Vertiefung:** Alter und lebensgeschichtliche Bezüge des inneren Kritikers werden ermittelt. Tanja ist inzwischen wieder in der distanzierteren Ausgangsposition.

BP: Du sitzt ja jetzt hier als Tanja, als Chefin sozusagen, hast eben die Kritikerin gehört. Die, die schlechtes Gewissen macht, und im Moment dann mehr am Aussehen mäkelt. Ein bisschen noch am Freundin sein und Tochter sein. Was glaubst du denn, was diese Seite von dir braucht? Um sich vielleicht tatsächlich noch ein bisschen mehr zu beruhigen und dich ein bisschen mehr in Frieden zu lassen; selber ein bisschen mehr Frieden zu haben … du kennst diese Seite ja von dir schon …

T: Ja eigentlich weniger Angst vor Ablehnung, die braucht Mut, so sein zu dürfen, wie man eben ist und trotzdem gut genug zu sein… das braucht die Tanja. Sicherheit, dass die Leute bleiben. Was ja eine Illusion ist, dass sie irgendwie nicht … ach …

BP: Sie hätte am liebsten, dass die Leute immer bleiben!

T: Ja, auch wenn Tanja weniger tut.

BP: Okay. Und die große Angst ist, dass die dann gehen. Ist da schon mal jemand gegangen?

T: Ja. Dass die gehen oder dass die mich verletzen … kann ich gar nicht so genau sagen. [*überlegt*] Kann ich gerade gar nicht so sagen.

BP: Mh-mhm. Alles in Ordnung. Also, du glaubst, Mut wäre gut für sie. Und diese Sicherheit. Die Erfahrung, dass Leute bleiben, auch wenn sie so ist wie sie ist.

T: Ja, das Geliebtwerden. Trotzdem geliebt werden.

BP: Trotzdem geliebt werden.

T: Das geht eher glaub ich nicht um Verlust an sich, Verlust von Liebe, was nicht unbedingt heißt, der Mensch … also, man kann ja auch das Gefühl haben, jemand hat einen nicht mehr so gern, und ist trotzdem da.

BP: Von wem denn besonders? Du kennst diese Kritikerin ja recht gut.

T: [*überlegt*] Phh … ich denke, der Ursprung sind Eltern, Mutter. Also daher kommt's auf jeden Fall. Das weiß ich ziemlich genau. Hmm. Ja.

BP: Also die Sicherheit geliebt zu werden. Ursprünglich vom Elternhaus, ursprünglich vielleicht aus der Beziehung zur Mutter.

T: (…) da hab' ich quasi in der Vergangenheit, Kindheit, immer positive Verstärkung bekommen, wenn ich mich gekümmert habe. Um Mutter. Da habe ich mich immer sehr verantwortlich gefühlt, wenn es ihr schlecht ging, mich um sie gesorgt, und wurde dafür sehr gelobt.

BP: Ah!

T: Das merke ich jetzt manchmal noch. Das macht mich jetzt immer sehr aggressiv.

BP: Merkst du gerade, ne?

T: Ja, merk ich. Wenn sie *(die Mutter)* irgendwas erzählt, und ich höre ihr gut zu, und dann … »Ach, Tanja, du bist immer so lieb, wenn du mir zuhörst.« Oder so. Da denk ich immer: »Grr! Nur dann bin ich lieb?« Oder was ist denn dann, wenn man das weiterdenkt, die Konsequenz? Bin ich nur lieb, wenn ich mich kümmere und zuhöre? Dann ist das nämlich genau das Problem! Und … ja … hab' ich ihr dann mal gesagt!

BP: Hast du gesagt!

T: Ja! Hab ihr gesagt, dass ich mich immer schuldig fühle, dass ich schnell dazu neige, ein schlechtes Gewissen zu kriegen, wenn … weil ich im Kopf dann denke: Ja, was ist denn, wenn ich mich nicht kümmere? Und dann fühle ich mich halt schlecht, wenn ich es nicht tue. Und dass das für mich sehr schwer zu ertragen ist.

BP: Das glaube ich. Wie hat sie reagiert?

T: Ähm, damit ging es ihr ziemlich schlecht. Also, da hatte sie Schuldgefühle, hat sie sich schuldig gefühlt. Aber dann hab' ich mir gesagt: Das sind jetzt ihre Schuldgefühle und nicht meine! Ich fühle mich jetzt nicht wieder schuldig, weil sie sich schuldig fühlt. Weil dann geht das ja die ganze Zeit hin und her!

BP: Die Verantwortung für ihre Gefühle hast du bei ihr gelassen!

T: Ja!

BP: Anstatt die Verantwortung für ihre Gefühle auch wieder noch zu übernehmen!

T: Genau, das hab' ich ja sonst immer so gemacht!

BP: Ja, herzlichen Glückwunsch!

T: Ja!

BP: Und dabei hat der Ärger ein bisschen geholfen, ne?

T: Ja. Aber ich hatte auch so Mobbing-Erfahrungen, da hatte ich halt nie Wut. Da war nie Wut. Da war nur ganz viel Angst. Da habe ich mich eigentlich fast nie gewehrt, so. Ja.

BP: Und an der Stelle hast du dich gewehrt.

T: Ja, zum Beispiel.

Und da waren auch noch mehrere Sachen, wo ich mich dann tatsächlich auch gewehrt habe. Und die haben auch immer sehr viel gemacht mit mir! Die haben mir in der Entwicklung immer besonders ... so einen Schub gegeben, würde ich sagen!

BP: Wenn du dich gewehrt hast.

T: Ja.

BP: Ja, klasse. Freut mich einfach, zu hören. Weil das schwer ist, auch sich das selber anzueignen, stelle ich mir vor.

Mir geht auf, dass ich mich mit dem inneren Anteil der wütenden, Grenzen setzenden bzw. erweiternden *Rebellin* unterhalte, also nicht mit einem *distanzierten Ausgangsmodus*. Ich verzichte weiter darauf, das zu markieren (und die Rebellin zu unterbrechen) und unterhalte mich weiter mit ihr.

T: Ja. Ich glaub da hat mir mein Auslandsjahr auch noch mal geholfen. Ich war ein Jahr im Ausland, nach dem Abitur. Ich hatte viele Enttäuschungen in der Schulzeit erlebt. Oh Gott, wenn ich anfange zu studieren, und dann wieder auf so viele Menschen treffe, die mich enttäuschen – geh ich erst mal ein Jahr ins Ausland. Und das hat mir glaub ich auch noch mal geholfen.

BP: Hm-hm. Glaubst du, es täte ihr gut, dieser Kritikerin, wenn du dich mal bei ihr bedankst?

T: Das kann ich glaub ich nicht! [*zögert*] Das ist jetzt mein erster Impuls. Weil die sorgt ja so oft dafür, dass es mir schlecht geht und ich Angst habe. Wie dieses unangenehme Bauchgefühl, was ich da ja direkt hatte. Das ist was, was ich nicht so hilfreich finde. Und dieser Perfektionismus, der daraus folgt, den finde ich auch nicht schön. Das finde ich auch bei anderen nicht schön. Und den *(Perfektionismus)* hätte ich nicht so gern.

BP: Du willst sie (*die innere Kritikerin*) lieber loswerden.

T: Ja! Brauchte ich früher, brauch ich jetzt nicht mehr!

Hier merkte ich, wie sehr Tanja unter der Kritikerin und dem die eigenen Bedürfnisse zurückstellen litt, wie sehr sie gegen dieses Schema aufbegehrte. Darum zog ich mich mit meiner Absicht, den inneren Anteil, der sich zu sehr um die eigene Mutter kümmern musste, zu würdigen und ihr zu danken, schnell zurück. Stattdessen versuchte ich, Tanja näher an ihr Gefühlsleben zu bringen.

BP: Welches Gefühl ist gerade da?

T: Ja, wieder Wut.

BP: Wut, ja. Wut, weil …

T: Weil die Konsequenzen mich belasten. Weniger Zeit für mich selber, ja, die negativen Gefühle, die das auslöst, wenn man immer hört, man ist nicht gut genug, und kann hier noch besser, und da noch besser. (…) Ich find immer Menschen toll, die genau so nicht sind, die ihre Ecken und Kanten haben und dazu stehen, und nicht nach so einem Perfektionismus streben. Und ich mag das auch an mir nicht.

BP: Du lehnst das ab.

T: Ja.

BP: Hm-hm. Du kritisierst auch die Kritikerin.

T: Ja. Ach so, ja, stimmt.

BP: Willst du den Platz wechseln? Du darfst aber auch da bleiben.

T: Meinst du, ich bin jetzt gerade die Kritikerin?

BP: Es hat sich was verändert. Es ist irgendwie so dieses Wütende, Kritische, dieses »Ich will das loswerden«, »Ich will mich abgrenzen«. Das darfst du jetzt entscheiden, ob du da …

T: Aber das ist ja falsch!

BP: Genau, der Ursprüngliche, der Kritiker-Stuhl mit »nicht hübsch genug«, und »mehr Kümmern« – das ist was anderes. Jetzt bist du ja gerade in einer Rolle gewesen: Ärger, und ich will das loswerden, und ich mag so Menschen nicht, die so glatt oder perfektionistisch sind …

T: Ich spring ja auch ganz doll darauf an, wenn mir jemand sagt: »Ja, bei dir ist ja immer alles perfekt!« Da könnte ich ausrasten.

BP: Weil?

T: Ja, weil das ja genau das ist, was ich ja nicht sein will. Und was durch meinen kritischen Anteil, den ich ja nicht haben will, zustande kommt.

Ich versuche, eine positive Zielformulierung bzw. Lösungsidee anzuregen.

BP: Was möchtest du sein?

T: Ja, nicht so perfekt.

BP: Sondern?

T: Sondern … irgendwas dazwischen. Also auch mal weniger geben für andere, aber trotzdem gut zu sein …

BP: Auch Ecken und Kanten haben zu dürfen.

T: Ja.

BP: Auch dunklere Seiten haben zu dürfen.

T: Ja.

BP: Das heißt auch, die Kritikerin haben zu dürfen?

Ein Versuch meinerseits, das »Dunkle-Seiten-haben-Dürfen« auch der Kritikerin zugänglich zu machen. Ich prüfe, ob Tanja auch bereit ist, diesen Anteil als *Ecke* anzuerkennen.

T: Hmm … Weiß nicht. Hm. Aber dann verweile ich ja im Perfektionismus, wenn ich die Kritikerin behalte!

BP: Es gibt so diesen Spruch: Den Kritiker vom Tyrann zum Diener machen. Also, diese Seite nutzbar zu machen, so wie sie in dir in der Vergangenheit schon als Schutz gedient hat. Diese Seite nutzbar zu machen, ohne dass die Seite so dominant wird, dass sie ungerecht wird, mäkelt, kritisiert, runtermacht, Dinge, die eigentlich schön sind, Dinge die eigentlich okay sind … das kann ein Weg sein. Vom Tyrann zum Diener. Und mir fiel gerade auf: Diese starke Ablehnung. Wegen des Leidendrucks und wegen der Konsequenzen. Und dass du gleichzeitig aber gerne mit Ecken und Kanten doch sein möchtest. Dann aber den Kritiker rauswerfen willst. Und dann frage ich mich, etwas naiv: Ja, was denn nun? Ecken und Kanten dürfen dabei sein? Oder: Nein, wir schmeißen den Kritiker raus? (…) Es könnte sein, dass der innere Kritiker, genau, auch eine Ecke oder eine Kante ist.

T: Ja, das stimmt. Ja, so im Sinne von: Das gehört zu mir, der Perfektionismus, so bin ich halt, es hat gute Gründe, dass der sich entwickelt hat.

BP: Und jetzt klingst du gerade zynisch!

T: Ja, bin ich auch!

BP: Du bist zynisch!

T: Ja!

Dieser Zynismus eröffnet mir die Information, dass es für das Annehmen dieser Seite **(Punkt 6)** tatsächlich noch nicht der richtige Zeitpunkt ist! Und damit lasse ich von meiner Absicht endgültig ab und löse meine implizite Zielformulierung für das Interview los und lasse Tanja ihren eigenen Weg gehen.

BP: Ja, erzähl mal.

T: Ja, weiß ich nicht. Kann ich nicht gut annehmen, diese Seite. Also, ich kann der nicht so liebevoll begegnen, wie es wahrscheinlich gut wäre für mich, für meine psychische Gesundheit.

BP: Das Gute ist ja, wir sind hier nicht perfektionistisch im Interview unterwegs [*Tanja lacht*]. (…)

T: Ja. Jetzt muss ich schmunzeln, weil es interessant ist. Dass ich ja den Anteil, der das kritisiert, ja quasi … also zurück kritisiere. Also. Ich will Ecken und Kanten haben, wie du schon sagst, aber diese Ecke will ich nicht annehmen. Und … merke, dass die Abwehr so ein bisschen nachlässt. Also, die Wut, die Abwehr dagegen. Ich merke, dass es schwer ist, diese Seite so anzunehmen, oder zu würdigen. Aber vielleicht darf das ein Ziel sein.

BP: Irgendwann. Ich muss sagen, ich habe auch viel Sympathie für die Seite, die gerade rebelliert, gegen die Kritikerin.

Ich versuche zu »pacen«, also mit Tanja im Einklang mit ihrem Erleben auf eine Wellenlänge zu kommen. Offensichtlich spreche ich weiterhin hauptsächlich mit der sehr hilfreichen Rebellin! Ich würdige weiterhin diesen Teil, der sich nach vorne schiebt.

T: Ja?

BP: Ja. Die sich auflehnt. Die das auch angehen will. Es kommt mir fast so vor, als wäre das dieselbe Seite, die sich auch gegen die Mutter aufgelehnt hat. Möglicherweise ist das eine ähnliche Seite und ein ähnliches Auflehnen. Dass eine gegen etwas Äußeres *(die Mutter als äußeres Objekt)*. Und das, was gerade hier passiert, ist vielleicht gegen etwas Verwandtes, Inneres. Und darum mag ich es, habe Sympathie für dieses Auflehnen. Und am liebsten würde ich jetzt erst mal der Seite, die sich auflehnt, stellvertretend gerne Danke sagen. (…)

T: [*leise*] Die gibt's auch noch nicht so lang, die auflehnende Seite.

Hier gab es einen »Shift«, als ich endlich der Seite meine Anerkennung aussprach, die offensichtlich als Erste mal dran war, die Rebellin gegen das Zu-viel-um-andere-Kümmern zu bremsen. Tanja erschien auf einmal ruhiger, als wäre die Luft und Anspannung raus.

BP: Ja. Das ist eine ganz wichtige Seite. Und selbst wenn man es mal nicht hinbekommt, sich aufzulehnen, ist man total in Ordnung. Weil wir sollten hier heute nicht nur die Seiten würdigen, die gut funktionieren. Also, auch wenn das Rebellieren mal nicht so gut klappt, ist man auch in Ordnung. Aber wenn es klappt, das ist schon … das scheint ja Tanja mehr Freiheiten, dass scheint dir mehr Freiheiten zu geben. Mehr … wie würdest du es beschreiben? Mehr … mehr Raum, oder mehr …?

T: Mehr ich, so. Ich darf jetzt mal …

BP: Ich darf jetzt mal!

T: Ich sag jetzt mal Stopp! Und bin nicht immer für alle da.

BP: Wunderbar.

T: Und trage keine Verantwortung für die Gefühle von irgendwelchen anderen.

BP: Genau!

T: Sondern für meine!

BP: Wie fühlt sich das an, das zu sagen?

T: Gut! Sehr gut!

BP: Genau. Und das andere, wenn es darum geht, die innere Kritikerin … wie gehe ich mit ihr um? Wie gehe ich mit ihr um, wenn ich merke, dass das Rauswerfen nicht klappt? Das darf sich ja entwickeln. Und falls es da jemals so etwas geben sollte, wie Würdigen oder auch Anerkennen … dann kommt das dann, wenn es für dich Zeit ist. Das finde ich wichtig.

Ein sogenannte posthypnotische Suggestion » … es kommt, wenn es Zeit dafür ist …« Ich setze die Idee, dass es irgendwann dafür Zeit sein wird.

T: Mh-mhm.

BP: (…) Oder vielleicht so was wie: »Ja, ja, ich weiß, woher du kommst. Ich kenne dich.« Wer weiß, wann das kommt, aber lass dir Zeit! Das kann sich entwickeln.

T: Ja.

**Punkt 8:** Nun läute ich die Außenbetrachtung ein (*nur kurz, wegen Tanjas Erschöpfung*)

BP: Gibt es sonst noch etwas, was du jetzt brauchst, in diesem Interview. Auf deiner Hauptposition jetzt, zum Abschluss, was du noch sagen möchtest, fragen möchtest.

T: Fühlt sich sehr unstrukturiert an. Ich weiß nicht, ob es auch unstrukturiert gewirkt hat. Also bei mir ist so alles etwas unstrukturiert. Ich habe gerade gedacht, dass es so ist, wie die Patienten sich fühlen. Weil, von außen finde ich, kann man immer bessere Struktur finden, als in einem selber, wenn man das so erzählt. (…) Ich glaube ich habe so das Gefühl, dass ich das mal so sacken lassen muss. Ich fand es sehr interessant. Ja.

**Anmerkung.** In diesem Teil des Interviews wurde deutlich, dass ich mit einem rebellischen inneren Anteil spreche, nicht mit der inneren Kritikerin. Das ist ein insofern gutes Zeichen, als Tanja es schaffte, sich von der (impliziten) emotionalen Forderung »immer lieb sein«, schrittweise zu emanzipieren und beispielsweise in jungen Jahren ein Jahr durchs Ausland zu reisen! Interessanterweise ist die Rebellin auch sauer auf die innere Kritikerin (implizit wohl die erkrankte Mutter) mit ihrem angepassten, an den Bedürfnissen anderer ausgerichteten und perfektionistischem Verhalten. Mit der Intervention, auch dunklere Seiten haben dürfen (also auch die Kritikerin?) überraschte ich die Rebellin bewusst, um diese neue Haltung (mit Ecken und Kanten) auch für die innere Kritikerin zu öffnen. Dennoch bedarf der Prozess, der inneren Kritikerin einen neuen Platz (bewusster) zuzuweisen, natürlicherweise noch Zeit.

**Konkrete Interventionen für Tanja**

- Such dir einen ruhigen Moment und gehe ins Bad vor den Spiegel. Schau dich an und sage: »Liebe Tanja, du bist gut so wie du bist. Du bist wirklich okay.« Übe dieses Mantra eine Woche lang täglich fünf Minuten vor dem Spiegel.
- Führe dieselbe Übung mit dem Satz: »Du bist schön!« oder »Du siehst okay aus« durch. Wenn du das nicht möchtest oder es sehr komisch ist, ist das in Ordnung.
- Lerne die Rebellin noch besser kennen. Was mag sie? Wie fühlt sie sich wohl? Gib ihr regelmäßig Gelegenheit, sich auszutoben.
- Achte eine Woche lang besonders darauf, in welchen Behandlungen du zu viel Verantwortung zu übernehmen drohst. Erkennst du in den Interaktionen Verhaltensmuster wieder? Schreibe Beispiele auf und nimm sie (wenn du magst) mit in deine intervisorische Kleingruppe oder Supervision.
- Übe dich darin, deine Verletzungen zu umarmen. Wie? Zum Beispiel, indem du dir an einem *verletzlichen Tag* eine Umarmung abholst, dir einen Tee machst oder liebevoll mit dir redest. Etwa so: »Du hast schon viel mitgemacht. Es ist hart, sich um seine kranke Mutter kümmern zu müssen und dann auch noch Mobbing-Erfahrungen. Aber du hast es geschafft. Komm her, heute Abend darfst du dich ausruhen!«
- Fordere Hilfe an, wenn du Hilfe brauchst. Trau dich, Freunde anzusprechen und auch mal die Schwache zu sein!

- Trau dich, deine Meinung zu vertreten. Auch wenn das für Andere mal unbequem und ungewohnt ist. Übe dich in Konflikten.

## 4.6 Eine mögliche Vertragsarbeit mit dem inneren Kritiker

> »Die therapeutische Strategie besteht also darin, Kontakt zu einem relevanten Ego-State aufzubauen, Verständnis für ihn zu entwickeln, ihn in Beziehung zu weiteren Ego-States zu setzen, Kooperation zu fördern und mit ihm eine neue Tätigkeitsbeschreibung zu erarbeiten.« (Fritzsche & Hartman, 2016, S. 41)

Im Folgenden habe ich in Kurzform einige beispielhafte Elemente einer Vertragsarbeit mit dem inneren Kritiker aufgeführt, sodass die in ihm steckende Kraft utilisiert und damit für ein auch langfristig funktionales Ziel einsetzbar wird. Im therapeutischen Kontext lasse ich mir mit dieser Form von Verhandlung viel Zeit. Oftmals sind mehrere Verhandlungsrunden in diversen Sitzungen nötig, bis es zu einem *echten Abschluss* im Sinne einer Übereinkunft über seine zukünftige, dem Individuum auch langfristig nützende Rolle kommt. Es kommt immer auf den jeweiligen Prozess an, welche Art von Vertragsarbeit nötig ist, oder ob überhaupt infrage kommt oder noch unmöglich erscheint, einen Vertrag mit diesem inneren Anteil abzuschließen (s. AB 18).

AB 18

Ich lade Sie ein, zu einer etwas längeren Übung, dem inneren Kritiker in Trance begegnen, an Ihrem eigenen Ort der Geborgenheit.

Nehmen Sie zunächst einmal eine möglichst bequeme Haltung ein, ob im Liegen oder Sitzen …

… vielleicht auch im Stehen … in diesem Raum … zu dieser … Zeit … eine Zeit nur für Sie selbst …

… einfach nur da sein … wie ein Geschenk an sich selber … ohne irgendetwas tun, erreichen zu müssen … kein richtig, kein falsch … sondern möglichst wach …

offen und aufmerksam … möglicherweise auch neugierig darauf zu sein, auf welche Art Sie im Verlauf Ihrem … altbekannten … inneren Kritiker begegnen … in einem geschützten, geborgenen und sicheren Umfeld … mit der benötigten und hilfreichen Distanz, die es braucht für ihn und Sie … einander kennenzulernen …

und auch wenn Gedanken, vielleicht auch Skepsis, Zweifel … das Bewusste noch dabei ist einzuordnen, zu sortieren … abzuwägen … und ist es nicht erstaunlich, wie leicht das geht? …

… intuitiv … das Unbewusste einzuladen …

Den eigenen Ort der Geborgenheit … einen passenden Rahmen für diese Begegnung … und das kann ganz verschieden sein …

… aufkommen zu lassen … ich weiß nicht, ob Sie zuerst etwas sehen … oder hören … spüren … riechen … oder schmecken …

… vom eigenen Ort der Geborgenheit …

… oder sind es mehrere? … die kann es tatsächlich geben …

… oder auch in der Fantasie … vorhanden sein …

… Atemzug für Atemzug … am eigenen Ort der Geborgenheit anzukommen … mit allen Sinnen … alle inneren Bilder …

… Sinneswahrnehmungen jetzt zu erleben … wohltuend … stärkend …

… und Geborgenheit spendend …

… wie gemacht für diese Begegnung … die so wichtig und …

… hilfreich sein kann … mit jedem Geräusch und allem …

… was noch im Außen wahrzunehmen ist … tiefer und tiefer …

… genauso … und diese Erfahrung zu nutzen …

… mit der Sie dem eigenen inneren Kritiker dort … an diesem Ort …

… begegnen … manchmal auch mit ihm in einen Austausch … so wie es jeder kann und möchte …

… zu treten … manchmal gibt es dort, am Ort wo Sie gerade sind … einen kleinen Weg, wie einen Waldweg … oder ein kleiner Feldweg … oder ein Weg, ganz nach Ihrer Vorstellung … wenn Sie mögen, können Sie ihn neugierig und … genau mit dieser Aufregung und Offenheit …

… wie ein Kind … entlanggehen …

voller Vertrauen und Sicherheit …, dass es gut sein wird … dieser kritischen Seite … Glockenschlag für Glockenschlag …

… gegenüberzutreten … zu hören, was sie zu sagen hat …

… zu sehen, zu schauen, wie dieser innere Kritiker oder vielleicht auch eine Kritikerin … oder eine andere Art von Gestalt …

… aussieht … welche Erscheinungsform und welches Erscheinungsbild sie jetzt an diesem geschützten Ort wahrnehmen … und dabei nehmen Sie den Sicherheitsabstand ein, der jetzt genau der richtige für Sie ist … ob auf Augenhöhe

… oder lieber aus sicherer Entfernung diesen kritischen inneren Anteil …

… gegenüberstehen …

… und manchmal kommt einem dann so in den Sinn ... wobei einem Selbstkritik, sich antreiben, sich anpassen, sich kontrollieren, im Leben schon geholfen hat, um schwierige Situationen und Zeiten ein wenig besser zu überstehen ... ein bisschen mehr Anerkennung und Zuwendung, gelegentlich auch dadurch etwas weniger Strafe und Trennung zu erleben … und bei einem wird der Blick auf diesen inneren Kritiker dann auf einmal ganz sanft, voller Mitgefühl … und beim Anderen ist das nicht so möglich und auch in Ordnung … genau mit dem Schutz und dem Sicherheitsabstand und allem was es braucht für diese Begegnung … und ganz gleich welche Gedanken, Bewertungen, Gefühle und Impulse gerade aufkommen mögen, ist es in Ordnung … dann können Sie diese wahrnehmen und dann wieder zu Ihrer Übung – beobachtend – zurückkehren … schauen Sie, was es braucht für heute, für diese Begegnung, mancher möchte noch miteinander etwas besprechen oder etwas fragen, dem Kritiker etwas sagen oder der Kritiker möchte etwas mitteilen … mal kommt ein Gespräch in Gang und mal auch nicht … mal gibt es eine andere Form der Berührung, des Miteinanders und manchmal verläuft es auch ganz anders … in jedem Fall so, dass ich geborgen und geschützt, neue Eindrücke gewinnend … mich für diesen Moment … für diese Begegnung verabschiede … mich bedanke, bei meinem inneren Kritiker, meiner Intuition, meinem Unbewussten für diese Erfahrung … langsam, in meinem Tempo … diesen kleinen Weg wieder zurückkehre zum Ausgangspunkt, an diesem noch für einige tiefe Atemzüge verweile … mich davon überraschen lassen, wie genau diese Erfahrung mich bereichern wird und dann den Raum um mich herum, meinen Körper im Raum wieder beginne wahrzunehmen, zu spüren, mit jedem Ein- und Ausatmen etwas mehr in diesen Raum zurückkehre … mir der Tageszeit bewusst werde und die Übung für diesen Tag beende.

**Anmerkung:** Gelegentlich können bei der Übung natürlich auch Traurigkeit, Angst oder Wut aufkommen, beispielsweise wenn ein (verstorbener) realer Angehöriger wiedererkannt wird. Oder wenn deutlich wird, dass es genau an dieser liebevollen Beziehungserfahrung gefehlt hat. In diesem Fall kann das Gefühl gewürdigt und normalisiert werden und die Person kann entscheiden, ob sie in der Übung bleibt, die Trauer dosiert wahrnimmt oder die Übung besser beendet. Dabei bitte als Therapeut achtsam bei der Wahrnehmung der Körpersignale in Mimik und Gestik sein. Den Patienten kann man ruhig nach seinen Erfahrungen fragen, um diesen Prozess gut zu »pacen« (also im auch nonverbalen Einklang mit ihm zu arbeiten) und dann in »leading«-Elementen Impulse, wie in der Übung (inneren Kritiker treffen), zu setzen.

Wenn es dem Patienten sichtlich schlecht geht und dies sich nicht beruhigt, greife ich als Therapeut direktiver ein und markiere mit lauterer Stimme etc. das Ende der Übung, so dass er sich schnell reorientieren kann. Dann folgt eine Nachbesprechung, der Inhalt und die Dauer hängen vom individuellen Fall ab. Auch bei dieser Übung macht natürlich die Berücksichtigung der Individualität des Patienten und seiner Grenzen Sinn, eine ausreichende Stabilität wird auch bei dieser Übung vorausgesetzt.

Wenn Sie die Übung für sich machen, sorgen Sie bitte wie beschrieben für sich und orientieren sich am Ende selbständig gut in den Raum zurück.

(nach Reddemann, 2017; adaptiert und modifiziert)

Diese Datei steht auch zum Download und als Audiodatei bereit.

Dem inneren Kritiker (in der Du-Form) einen Kompromiss anbieten, nachdem er seine Unzufriedenheit über eine mangelhafte Vorbereitung der Psychotherapiesitzungen kundgetan hat:

(1) **Kompromissvorschlag machen:** »Wie wäre es folgendermaßen: Du als innerer Kritiker darfst XY darin unterstützen, sich zum Beispiel mit dem Zusammenstellen einiger neuer Übungen etwas besser auf Sitzungen vorzubereiten. Wenn das überhaupt nötig ist. Aber schaden tut es ja nicht. Im Gegenzug lässt du XY 14 Tage lang beobachten, was ihm oder ihr in den Therapiesitzungen gut gelungen ist. Ohne es madig zu machen. In Ordnung?«

(2) **Widerstand pacen = mit dem Widerstand gehen:** »Du musst ja nicht sofort soweit gehen, anzuerkennen, dass XY durch ihre oder seine Ausbildung und Weiterbildungen und auch den gesunden Menschenverstand per se gute Arbeit macht. Aber es könnte halt sein, dass durch das neue Vorgehen XY etwas sicherer, zufriedener und freudiger in Therapiesitzungen agiert. Und wenn dir der rote Faden manchmal in den Sitzungen fehlt, dann leg dir einen echten roten Faden auf den Tisch und schaut gemeinsam, welche Themen entlang des roten Fadens zu finden sind….«

(3) **Handschlag?** »Abgemacht?«

**Anmerkung:** Diese kurze schematische Darstellung ist eine Möglichkeit, den inneren Kritiker zu utilisieren. Das Vorteilhafte an diesem Vorgehen ist, dass der innere Kritiker gespiegelt bekommt, dass er

(a) bleiben darf,

(b) eingebunden wird, aber

(c) dafür etwas Verantwortung abgeben darf / sollte beziehungsweise eine neue Aufgabe bekommt.

Wenn diese Spurensuche und Neuausrichtung mit Neugier und Offenheit gelingt, dann werden Therapeut wie Patient achtsamer mit ihren Grenzen und Ansprüchen. Nochmals wichtig: Natürlich gelingt es nicht mit jedem inneren Kritiker, inneren Verfolger oder gar Zerstörer, eine Abmachung zu treffen. Wenn es überhaupt möglich erscheint, muss vorher viel Vertrauensarbeit und Zuhören, Verstehen und Würdigen erfolgen, bis man zu diesem Punkt kommen darf.

 

# 5 Wann bin ich denn nun eigentlich als Therapeut gut genug?

Hier folgen nun einige weitere gesammelte Aussagen der inneren Kritiker von Psychotherapeuten, bezogen aufs Berufsleben.

## 5.1 Du bist nicht gut auf die Sitzung vorbereitet!

Eine Kollegin schilderte, dass sie nach schwierigen Therapiesitzungen der Ansicht sei: »Das war nicht gut / gut genug«, »Das war keine gute Arbeit und du warst nicht gut vorbereitet«. Weitere Gedanken seien: »Du schwimmst ja bloß rum, kein roter Faden, das ist schlecht«, »Ich hätte mich besser vorbereiten müssen« bzw. gar »Ich bin schuld, wenn die Beziehung in die Brüche geht (bezogen auf Paargespräche)«. Vor den Terminen gehe ihr zudem durch den Kopf: »Am besten sage ich den Termin noch ab, bin nicht vorbereitet.«

Welche Art bzw. welcher Umfang der Vorbereitung einer Therapiesitzung sind denn nun ausreichend? Und nach wessen Maßstab? Neben therapieschulenspezifischen Unterschieden hängt dies stark von den individuellen Ansprüchen des jeweiligen Therapeuten und der Ausgeprägtheit seines inneren Kritikers ab. Nicht zu vergessen sind natürlich auch die Art der Störung, das bereits vorhandene Wissen um die jeweilige Behandlung, der Zeitpunkt in der Therapie und der jeweilige Therapieprozess, auch hinsichtlich der therapeutischen Beziehung. Je mehr ich gerade schreibe, desto mehr kommt der Gedanke auf, dass es bei so vielen Faktoren schon reichlich verwegen ist, eine schwierigere Therapiesitzung hauptsächlich auf ein eigenes (vermeintliches!) Versagen bzw. eine eigene schlechte Leistung als Therapeutin zurückzuführen!

Wenn wir also Kunstfehler mal ausschließen, dann ist es meines Erachtens doch schon *gut genug* mit Achtsamkeit, Mitgefühl, Unvoreingenommenheit und auch mit dem Wissen, was in den letzten Sitzungen wichtig war, in die Therapiestunde zu gehen. Dann sind doch alle *Grundzutaten* vorhanden. Diese kann ich dann ergänzen mit anderen Elementen meines jeweiligen Ansatzes, wobei meiner Erfahrung nach immer eine gute Portion Ressourcenorientierung (zum Aktivieren) und Prozessorientierung (Was wird gerade wie benötigt?) hilfreich sind. Ich gebe Patienten auch gerne kleine Geschichten oder Metaphern mit, um so die verbal-kognitive Ebene beiläufig um die Ansprache einer assoziativeren, bildhafteren, non-direktiven Ebene (Bilder sagen mehr als tausend Worte) zu ergänzen.

## 5.2 Du bist verantwortlich für das Nicht-Vorankommen des Patienten!

Ein guter Indikator für ein gesundes bzw. ungesundes Übernehmen von Verantwortung im Therapieprozess war bei mir, wie ich auf meinem Sofa in meinem Therapieraum saß. War ich dort entspannt, den Rücken angelehnt, beide Füße fest auf dem Boden stehend oder machte ich Therapie *von der Sofakante aus*? In letzterem Fall rückte ich unbewusst nach vorne, stützte die Unterarme auf den Knien bzw. Oberschenkeln auf, hatte mehr Redeanteile und war offensichtlich mehr im »Überzeugungsmodus«. Wenn ich das realisierte, hieß es: »Aufpassen und zurücklehnen!« Immer öfter wurde mir bewusst, dass es dann eines der altbekannten Themen war, die mich eher aus der Reserve lockten und zu einer überstarken Verantwortungsübernahme brachten.

Nur damit Sie mich nicht falsch verstehen: Natürlich tragen wir ein hohes Maß an Verantwortung in unserer Arbeit, beispielsweise für die Gestaltung des Therapierahmens, der therapeutischen Beziehung und der spezifischen Therapieplanung und -durchführung. Aber wenn ich als Therapeut glaube, von meiner Art zu arbeiten (im Paargespräch) hänge die ganze Beziehung des Patienten ab oder dass ich für den inneren Prozess des Patienten verantwortlich sei, so überschätze ich mich und unterschätze die Kräfte des Patienten. Was absolut kontraproduktiv sein kann. Ich verkrampfe als Therapeut eher, übersehe die Verantwortung des Patienten oder Paares (bei Paartherapien) und auch unter Umständen hilfreiche Signale, Metaphern und Lösungsansätze in der jeweiligen Sitzung. Dies soll nun keine Generalkritik an der Selbstkritik von Kollegen oder Kolleginnen sein, jedoch aber die schädlichen Konsequenzen dieser Annahmen aufzeigen. Sicherlich hoffe ich auch dadurch, mit diesen inneren Kritikern ins Gespräch zu kommen und sie zu fragen: »Wie kommst du darauf, dass es von XY abhängt, ob die Ehe gerettet wird? Was ist dein Anliegen, wenn du XY zu einer noch besseren Vorbereitung oder zu einem noch ausgefeilteren Vorgehen antreibst? Klappt es? Werden die Sitzungen dadurch entspannter? Wie lange gibt es dich eigentlich schon? Gibt es dich auch in anderen Lebensbereichen?« Wenn dann ein tatsächlicher Dialog in Gang kommen sollte, wird wie bereits beschrieben ja oft deutlich, dass der innere Kritiker es durchaus gut meint, jedoch keine anderen Lösungsansätze kennt, als die genannten überhöhten Ansprüche an die Person zu formulieren.

**Achtung vor überhöhten Ansprüchen.** Wenn ich zu viel Verantwortung im therapeutischen Prozess übernehme und die Vielzahl anderer Einflüsse auf den Therapieerfolg fast unter den Tisch fallen lasse, gerate ich in *Teufels Küche*, wenn Therapiesitzungen sehr fordernd, anstrengend, konfliktreich oder wenig konstruktiv verlaufen. Wobei immer noch zu klären wäre, ob solche Sitzungen die Patienten nicht auch voranbringen und einen Sinn im Gesamtgefüge des Therapieprozesses einen Sinn ergeben, den ich vielleicht erst retrospektiv einschätzen kann. Womit wir beim Thema zu starker Verantwortungsübernahme durch Therapeuten wären. Hier kann eine Hilfestellung Khemas helfen, die beschreibt, dass der Begriff Mut in Demut bedeute, »… sich selbst nicht als mehr oder weniger wichtig als andere zu empfinden, sondern sich in allem Geschehen, in der ganzen Existenz, in der ganzen Schöpfung eingebettet zu fühlen.« (Khema, 2005, S. 99)

So kann man lernen, sich mit einer Portion Demut selbst weniger wichtig zu nehmen und dann auch, meiner Ansicht nach, weniger die eigenen Grenzen und die anderer zu überschreiten. Sondern eben demütig – sich weniger um sich und die eigenen Motive drehend – das Gegenüber und sich selbst als Teil eines größeren Zusammenhangs sehen: im eigenen Leben als Bindeglied aus Vergangenheit und Zukunft, von Großeltern über Eltern zu den eigenen Kindern oder Freunden, als verbunden mit Luft, Erde, Sonne und Wasser, ohne die wir alle nicht leben könnten. Diese Sichtweise kann viel Frieden und Freiheit mit sich bringen und uns aus einer schädlichen Egozentrik, einer hochproblematischen Ich-Zentriertheit und Selbstüberschätzung befreien. Diese Haltung kann uns im wahrsten Sinne des Wortes erden und vergegenwärtigen, dass es viele Bedingungen braucht, um zu existieren und zu leben. Sie verdeutlicht auch, dass wir niemals alleine einen Patienten ohne dessen Zutun *retten* können, bei all seinen Vorerfahrungen, der Geschichte seiner Eltern und Vorfahren, bei allen Einflussfaktoren seines Lebens. Was wir tun können, ist, mit Achtsamkeit und Mitgefühl ihn ein Stück seines Weges zu begleiten, ihm einen sicheren Rahmen und eine wertschätzende Beziehungserfahrung zu ermöglichen.

## 5.3 Du bist nicht empathisch genug

Kollegen-O-Ton bezüglich seines inneren Kritikers: »Du bist total unempathisch, da hättest du besser aufpassen und das wahrnehmen müssen.«

Als ich diesen Satz als anonyme Rückmeldung auf einem Befragungsbogen las, brauchte ich erst mal einen Moment, um den Zusammenhang zwischen *Aufpassen* und *Empathie* für mich zu verstehen. Mit der Zeit wurde mir bewusst, dass eine hohe Empathiefähigkeit mir (Mikro-)Signale über den Zustand meines Gegenübers verschafft. Diese »minimal cues« können einen Therapeuten möglicherweise davor bewahren, wesentliche Informationen zu verpassen und in Missverständnisse oder Konflikte hineinzustolpern. Am besten schien es für den inneren Kritiker des Verfassers zu sein, beispielsweise Traurigkeit, Wut oder Verzweiflung möglichst schnell zu antizipieren und darauf reagieren zu können. Wenn der Kritiker nun einem vorwirft, »total unempathisch« zu sein, braucht er dann vielleicht selbst viel Empathie in wichtigen Beziehungen, um eine gute Beziehungserfahrung zu machen?

Stimmigerweise passt dazu genau das Wort »aufpassen«, um eine Hauptfunktion zu beschreiben, die wir dem inneren Kritiker häufig zuordnen können. Durch das

Aufpassen in Sachen Gefühlswahrnehmung und -ausdruck will er Kontrolle ausüben und Unsicherheit vermeiden. Auch wenn durch Kontrolle und Rückversicherungen nachgewiesenermaßen mittel- bis langfristig Ängste zu- statt abnehmen. Vielleicht will er Beziehungen und Bindungen schützen? Dabei kann es sich um die therapeutische Beziehung handeln, die der innere Kritiker eines Therapeuten durch diesen hohen Anspruch an die eigene Empathiefähigkeit als möglichst emotional korrigierend gestalten will. Fragt sich allerdings für wen, agiert er doch unbewusst im Sinne der ureigenen Ängste, Bedürfnisse und Gefühle. Wahrscheinlich wäre es aus seiner Sicht noch schlimmer, wenn man verpassen würde, in Freundschaften oder gar in der Partnerschaft wichtige Gefühle mitzubekommen. Und dann einen Kontrollverlust zu erleben, wenn das Gegenüber einem diese plötzlich mitteilen würde. Aus meiner Sicht spiegelt sich auch bei dieser Kritikerfunktion die gemeinsame Klammer der Verlustangst wider. Diese tiefsitzende Angst, von wichtigen Bezugspersonen alleingelassen zu werden, beruht meist auf erlebten Kontrollverlusten, auf der Erfahrung, von Gefühlen oder Kritik anderer überrollt worden zu sein, sei es in Familie, Schule oder Beruf. Meiner Erfahrung nach haben fast alle Menschen, auch wir als Therapeuten, Erfahrungen mit Trennungen, Scheidungen, Abhängigkeiten, Abwertungen, Unberechenbarkeit eines Elternteils oder einer anderen wichtigen Bezugsperson gemacht. Häufig haben sogar (körperliche oder psychische) Gewalt, emotionale Kälte bzw. Vernachlässigung oder andere Grenzüberschreitungen das Bedürfnis nach Kontrolle früh geschädigt. Dies kann sich darin widerspiegeln, wie der Therapeut sich in Beziehung setzt.

Das folgende Kollegeninterview mit Sabines innerem Kritiker verdeutlicht ihre Lernerfahrung mit Trennung und die daraus resultierenden Beziehungsschemata:

**Kollegenbeispiel Sabine**

»Selbst ein Scheidungskind« – Die Familienstrukturen hinter dem inneren Kritiker (komplettes Interview s. Download-Material).

**Punkt 4:** Dieser Auszug beginnt mit dem Interview des inneren Kritikers auf seinem Stuhl

BP: Du bist an ihrer Seite, wenn sie sich durchkämpft.

iK: Ja. Durchbeißt.

BP: Durchbeißt. Wo habt ihr euch denn zusammen schon durchgebissen?

iK: Och, generell durchs Studium, das war auch nicht immer einfach. Dann auf jeden Fall auch im privaten Bereich, durch Beziehungen oder wenn Dinge auszuhalten waren, in Beziehungen. Oder als Sabine noch in der Jugend war, da gab es auch eine Phase, die war nicht so einfach. Da haben sich die Eltern getrennt und da war ich auch wichtig, einfach durchzuhalten, durchzubeißen. So was.

BP: Also, eine ganze Palette an …

iK: Ja. Deswegen bin ich ja so wichtig. [*Sabine lacht*]

BP: Und das freut dich auch?

iK: [*lacht erneut*] Ja.

BP: Ja.

iK: Mich schon [*lachend*].

BP: Ja, ich merk das. Du bist da auch im Reinen mit. Wenn ich das höre, Studium, Beziehungen, und dann in der Trennungsphase – wie alt war sie da?

iK: Dreizehn.

BP: Dreizehn – das ist ja doch jung. Da hast du bestimmt dazu beigetragen, dass sie das emotional überhaupt ausgehalten hat.

iK: Wahrscheinlich, ja. (...)

BP: Eine Sache habe ich jetzt noch nicht verstanden. Du hast ja erzählt, dass es dich auch im privaten Bereich gibt, und Sabine hat mir verraten, dass du auch mit dafür sorgst, dass sie andere wichtiger nimmt als sich selbst.

[*Sabine validiert diese Information nonverbal*].

BP: Das musst du mir mal erklären: Wie du das schaffst, dass sie manchmal ihre eigenen Bedürfnisse zu sehr zurückstellt. Wie läuft das ab?

iK: Na ja, weil ich finde, dass man Verantwortung für andere Menschen trägt. Und wenn man sie einmal eingegangen ist, sollte man auch schauen, dass man das gut macht, und dann muss man sich vielleicht auch mal ein bisschen zurücknehmen, in seinen Bedürfnissen, in seinen Wünschen, und ... ja.

BP: Hast du ein Beispiel?

iK: Hm ... ja. Zum Beispiel in der letzten Beziehung. Die allerdings jetzt vorbei ist. Dass sie quasi für ihren Partner immer da war. Und der hatte große Probleme. Und sie durfte sich nicht trennen.

BP: Du hast eine Zeit lang gesagt: Du darfst dich nicht trennen!

iK: Ja, genau.

BP: Weil du bist eine Verantwortung eingegangen ...

iK: Weil du bist für das Glück des Anderen verantwortlich.

BP: Du bist für das Glück des Anderen verantwortlich.

iK: Also, Sabine, nicht ich.

BP: Und jetzt hat sie sich aber doch getrennt gehabt. Wie findest du das?

iK: [*Seufzt*] Also ich … bin da sehr zwiegespalten. Also ich sehe halt, dass es ihr sehr viel besser damit geht. Und wahrscheinlich hat sie da mal Recht gehabt, und nicht ich.

BP: Wow, das kannst du einräumen.

iK: Ja. Aber generell sehe ich das trotzdem noch so, dass sie sich mal klein halten soll. Nicht so wichtig nehmen.

BP: (…) Wenn du dich abgrenzt, würden die Leute aufhören, dich zu mögen.

iK: Ja. Das ist auch so: Die Sabine hat so einen »*will to please*«. Also, wie so ein Golden Retriever. Die wollen ja auch gemocht werden und verstanden werden, und akzeptiert werden. Und ich glaube, das ist der beste Weg, indem man viel für Menschen macht. Und dann seine eigenen Grenzen mal so ein bisschen beiseiteschiebt. Weil sonst gerät man ja wieder in Konflikte.

BP: Hast du auch dazu beigetragen, dass sie Therapeutin wird? Oder ist? Sie ist ja schon … weil da kann man ja auch Verantwortung für andere übernehmen. Und gute Beziehungen versuchen zu führen.

iK: Da habe ich noch gar nicht so drüber nachgedacht. Kann sein, dass ich da eine Rolle spiele. Ja …

BP: Es sind enge Bindungen. Es sind Bindungen, wo Sabine Verantwortung trägt. Wo auch Menschen oft dankbar sind und oft auch Sympathie und Wertschätzung uns in der Arbeit entgegenbringen.

iK: Ja, kann sein. Also, eigentlich wollte Sabine immer Krankenschwester werden.

BP: Ja.

iK: Also, auf jeden Fall so was Soziales. Da bin ich glaub' ich schon der Initiator gewesen, dass es in diese Richtung geht. Das sie jetzt keine Bankkauffrau wird, oder so.

BP: Wie lange bist du schon hinterher, dass sie ihre eigenen Bedürfnisse besser hintenanstellt?

**Punkt 5:** Vertiefung des Explorierens und der Entstehungsgeschichte

iK. Ach, ich glaube, da war sie sehr klein.

BP: Ja? Wie lang denn schon? Zwanzig Jahre, oder …?

iK. Vielleicht auch schon als kleineres Kind. Grundschule, vielleicht, Ende Kindergarten …

BP: So lange gibt es dich schon?

iK. Kann ich mir vorstellen.

BP: Ist ja durchaus verbreitet.

iK. Aber ich weiß es nicht ganz genau. Also, konkrete Erinnerungen … es ist eher diffus.

BP: Ist völlig in Ordnung. Du klingst nur so, als würde es dich schon ein paar Jahre geben.

iK. Ja. Ich war ja auch häufig, im privaten Bereich, kurzfristig hilfreich. Und Sabine erkennt leider langsam, dass ich im privaten Bereich langfristig nicht so hilfreich bin. [*lacht*]

BP: Das sagst du so, mit einem Lächeln im Gesicht? Du als Antreiberin?

iK. Ja, irgendwie stört mich das.

BP: Ja, deshalb. Sag, du bist nicht hilfreich. Und da frage ich mich: Hast du das jetzt gerade erkannt? Oder stört dich das, wenn dieser Punkt, vielleicht nicht so hilfreich zu sein …

iK. Nee, das stört mich und vielleicht muss ich dann eher da [*auf den anderen Stuhl*] hin.

BP: Dann geh ruhig rüber.

Sabine wollte offensichtlich die lebensgeschichtlichen Hintergründe des Antreibers / Kritikers nicht näher (emotional) ansehen, darum gehe ich auch hier mit und lasse sie auf dem Ausgangspunkt (Punkt 8) alles zusammenfassen.

S: So. Genau. Was ich wirklich erkenne, und auch aktiv versuche, daran zu arbeiten, den Anteil kleiner zu halten im privaten Bereich. Das gelingt mir vermehrt besser.

BP: Schön. Wie schaffst du das?

S: Ich glaube, dass ich mich den Ängsten stelle, weniger vermeide, also zum Beispiel, mich mehr abgrenze, und jetzt auch durch diese Trennung – das war für mich wirklich ein Prozess, ein sehr langer Prozess. Und die Befürchtungen sind einfach schon eingetreten, aber ich konnte besser damit umgehen, als ich dachte. Und habe dann gesehen, dass ich ohne diesen Anteil eigentlich noch viel stärker sein kann.

BP: Ohne das Sichanpassen, -verstellen, -unterordnen.

S: Genau. Also dass, wenn ich mich abgrenze, viel stärker fühle. Und dann halt nicht mehr durchhalten muss. Sondern einfach mal sagen kann: Okay, Stopp!

BP: Durchhalten kostet ja auch viel Kraft!

S: Ja.

BP: Das heißt, da hast du es geschafft, dich zu trennen. Obwohl selber Scheidungskind … Es geschafft, dich zu trennen und nicht um jeden Preis, eigenen Preis, es aufrechtzuerhalten.

**Zu Punkt 7:** Eine Vertragsarbeit mit dem inneren Kritiker war wegen der inneren Übereinkunft nicht mehr nötig.
**Punkt 8:** In der Ausgangsposition war sie bereits.
**Punkt 9:** Am Ende reorientierte Sabine sich komplett.

In diesem Interview wurde rasch klar, dass Sabine sich durch die Trennung von einem sehr bedürftigen Partner, der viele alten Schemata mit aktivierte, einen Riesenschritt in Richtung Freiheit, Selbstbestimmtheit und sicherer Bindung gemacht hatte. Und das trotz der sehr schlechten Erfahrungen rund um das Thema Trennung in der Vergangenheit. Aus diesem Grund verzichtete ich darauf, näher in die schmerzhafte Vorgeschichte der inneren Kritikerin zu gehen, sondern *feierte* lieber mit Sabine ihren neuen Lebensabschnitt.

Sabine schafft es heute somit besser, ihren »will to please«, dieses Golden-Retriever-Schema zu erkennen und hat sich dadurch aus einer (auch) schädlichen Beziehung lösen können. Ihr innerer Kritiker kam eher in einem Gewand des Sich-Anpassens daher, dem überstarken Wunsch allen und jedem zu gefallen, um nicht wieder verlassen zu werden.

**Zusammenfassung**

**Konkrete Interventionen für Sabine**

- Koste die Freiheit von übertriebener Verantwortungsübernahme aus! Sei es mit Reisen, schönen Aktivitäten mit Freunden oder dem Alleinsein mit dir.
- Schaue, welche Patienten dich zu übertriebener Verantwortungsübernahme *einladen*, und versuche hier, in den Sitzungen dich innerlich zu distanzieren und in eine wohlwollende, beobachtende Rolle zu gehen.
- Wo kannst du mal positiv *aus der Rolle* fallen?
- Trau dich, deinen eigenen Stil zu entwickeln – mit dem Patienten über seine Haustiere zu sprechen, dich für seine Heimatstätte zu interessieren etc.
- Nutze die Bilder, Ressourcen und Sprache deiner Patienten.
- Übe gelegentlich, dir zu vergegenwärtigen, auf was du alles stolz sein kannst (im Privat- und Berufsleben).
- Bleibe neugierig und wach für neue, kreative therapeutische Ansätze, die dir liegen.

Andere weitverbreitete Kompensationsstrategien im Umgang mit den biografischen Verletzungen sind ein Übermaß an Arbeit, eine schädliche Internetnutzung, Suchtmittelgebrauch, Essattacken (Süßigkeiten!), Einkaufen, ständig auf Achse sein, eine schädlich ausgelebte Sexualität, sozialer Rückzug oder eben auch das Herausbilden eines maladaptiven inneren Kritikers, um diese tiefe Angst vor Trennung und Verlassen-werden zu betäuben, verdrängen und kurzfristig zu beruhigen. Wie kann nun dem inneren Kritiker schonend beigebracht werden, dass die kritisierte Hauptperson zum einen sicherlich über ein außerordentlich hohes Maß an Empathie verfügt und zum zweiten, dass es trotz der hohen Empathiefähigkeit zu Konflikten kommen kann, darf und manchmal sogar muss? Gerade Konflikte helfen doch dabei, die eigene Empathie herauszubilden, dem Gegenüber die eigenen Gefühle und Sichtweisen, die eigenen Bedürfnisse und wunden Punkte zu vermitteln, um so die gemeinsame Beziehung zu festigen und zu stärken. Empathie ist doch keine Einbahnstraße! Ganz klar zählt die Empathie für uns als Therapeuten zu den wichtigsten Werkzeugen im Rahmen einer tragfähigen therapeutischen Beziehung. Und dennoch, man denke an das Stichwort Authentizität, dürfen auch wir als Therapeuten, Freunde und Partner (natürlich auf verschiedene Art und Weise) uns auch mal vertun, was die Gefühls- und Bedürfnislage unseres Interaktionspartners angeht und dabei auch auf Empathie hoffen.

Das Thema bzw. der »Stark-sein-müssen-Mechanismus« kommt auch im folgenden Kollegenbeispiel sehr gut zur Geltung.

## 5.4 Die Große oder als Scheidungskind funktionieren müssen

Bei diesem Interview habe ich die Wortmeldungen von Franzi nicht nach inneren Anteilen sortiert, da sie einfach sehr eng mit dem inneren Kritiker verbunden zu sein scheint und er von ihr als sehr ich-synton (also sehr nah am eigenen Ich-Erleben) erfahren wird (komplettes Interview s. Online-Material).

Dieser Auszug beginnt bei **Punkt 5** des Ablaufplans.

BP: Wie lange gibt es dich schon als Kritikerin?

F: Mindestens Schulzeit. Vokabeln lernen, das musste schneller gehen, ich musste mir das besser merken können. (...) Mindestens so, seit ich zehn bin.

BP: Hat wer gesagt, dass das schneller gehen müsste?

F: Nee, ich kann mich nicht dran erinnern, dass das jemand anders zu mir gesagt hat, sondern dass es mir halt so vorkam. Also, dass ich am Schreibtisch saß und mich darüber geärgert habe, dass ich nicht schneller lernen konnte ... oder doch! Vorher schon! Als ich in der zweiten oder dritten Klasse war, als man gerade Geteilt gelernt hat und ich da nach den Sommerferien keine Ahnung mehr hatte, wie es geht. Und es einfach nicht mehr in meinen Kopf reinwollte. Also, da auf jeden Fall auch. Das war ganz schlimm, dass ich das einfach nicht mehr konnte, und nicht mehr verstehen konnte. Und das war sehr kritisch!

BP: Ah! Wovor hatte dieses Mädchen Angst?

F: Dumm zu sein! (…) Ich wüsste nicht, dass andere das gesagt haben, aber der Gedanke war auf jeden Fall immer wieder da, ja.

BP: Sorge, dumm zu sein! (…) Was war denn wohl so schlimm an dem Gedanken, dumm zu sein? Oder wichtig daran, klug zu sein?

F: Zu verschiedenen Zeitpunkten etwas anderes, würde ich sagen. Also, ganz früher als Kind kann ich es nicht sagen, was daran für mich schlimm gewesen ist. Aber später: Dass ich dadurch dann Ziele nicht erreichen kann, dass ich nicht studieren kann, Studium nicht schaffe, dass ich nicht in den Job kann, in den ich möchte … Aber als Kind … weiß ich es nicht.

BP: Und was würdest du sagen: Hatte dieses Mädchen eher Sorge, die Lehrerin zu enttäuschen, nee, dass sie es nicht mehr drauf hat, mit dem *Geteilt*, oder Vater oder Mutter? (…) Um wessen Anerkennung ging es diesem Kind besonders?

Oder vor wessen Tadel hat es sich gefürchtet?

F: [*leise*] Weiß ich nicht.

Hier hatte ich den Eindruck, dass Franzi von der Kritikerrolle in einen ängstlicheren – sich schützenden – Modus switchte, wohl aus der Schwierigkeit und dem Druck heraus, die *richtige* Antwort unbedingt herausfinden zu wollen!

F: Also, ich kann mich wirklich nicht daran erinnern, dass ich Angst gehabt habe, durch einen Elternteil … also einen Elternteil dabei zu enttäuschen. Das wird wahrscheinlich so gewesen sein, aber ich kann mich einfach nicht daran erinnern.

BP: Wie kommst du darauf, dass es so gewesen sein wird?

F: Weil es meist so ist. Also, als Kind lernt man ja am Vorbild der Eltern, oder danach, wie die Eltern reagieren! Also …

BP: Ich weiß nicht, ob du drauf antworten magst, aber: Wie sind deine Eltern mit Leistung umgegangen?

F: Ich hatte immer das Gefühl, dass ich eher immer im Hintergrund stand, was Leistung anging, weil ich besser funktioniert habe. Also, mein Bruder hatte eher Schwierigkeiten mit Schule und Aufpassen und Konzentrieren als ich. Wobei ich dabei häufig das Gefühl hatte, dass es gar nicht so war, also dass es gar nicht stimmte. Also, ich hatte das Gefühl, dass ich selbst eigentlich auch oder mehr Unterstützung bräuchte, dass es aber nicht gesehen wird.

BP: Aha. Du hättest gerne mehr Unterstützung gehabt!

F: Mhm. Ja.

BP: Zum Beispiel bei schulischen Aufgaben, geteilt, oder …

F: Ja, wobei da war das dann schon noch – weil da mein Bruder noch nicht in der Schule war – es war dann eher so auf der – ab der fünften Klasse.

BP: Hast aber versucht, zu funktionieren? (…) Weil der Bruder im Vordergrund stand. Mit seinen Schwierigkeiten.

F: Also, ich habe versucht zu funktionieren, aber ich weiß nicht, ob es deswegen war!

An dieser Stelle erlebte ich es so, dass Franzi sich vor meiner Suchrichtung schützte und etwas trotzig wurde.

BP: (…) Da war das Bedürfnis nach mehr Unterstützung! Der Bruder war aber mehr im Vordergrund, was Unterstützung anging (…).

F: Also, der brauchte das schon! Aber das heißt ja nicht, dass ich es nicht brauchte!

BP: Ich hätt's auch gebraucht! Ja … Und wie war das jetzt mit dem Funktionieren? Das habe ich noch nicht verstanden!

F: Dass ich funktionieren wollte oder musste oder habe?

BP: (…) Wenn ein Geschwisterkind mehr Probleme hatte, oder offensichtlichere Probleme hatte, dann ist das ganz oft so: (…) Dass der andere Geschwisterteil dann zurückgestellt wird und sich sehr zurücknimmt mit eigenen Sorgen, um nicht den Eltern auch noch Sorge zu bereiten. (…)!

F: Einfach generell stark sein zu müssen, das war das, was ich ganz, ganz früh schon von meiner Mutter, und meiner Oma väterlicherseits, gehört habe. Dass ich ja die Große, Starke schon bin. Also, mein Bruder ist der arme Junge, und ich bin halt die große Starke, mit mir kann man ja drüber reden.

BP: Die große Starke! (…)

F: Ja, also bei meiner Oma ganz explizit in Worten, bei meiner Mutter aber in Handlungen. Also, dass sie sich sehr früh schon mit mir über Sachen unterhalten hat, für die ich viel zu jung war!

BP: Was denn?

F: Das war zum Beispiel in der Trennungszeit von meinem Vater. Da hat sie eigentlich mit mir mehr geredet, als für ein Kind sinnvoll wäre.

BP: Worüber?

F: Also, einfach über die Situation. Was da passiert, warum … also ich kann mich jetzt gerade gar nicht … also, an die Situationen kann ich mich gut erinnern, aber ich kann mich nicht an die Worte erinnern!

BP: Das heißt, du warst ein Kind, als sie sich getrennt haben! Hast du das geahnt?

F: Ich weiß es nicht. Ich weiß, dass ich ungefähr ein halbes Jahr vorher, dass es mir da einige Monate nicht gut ging. Meine Mutter hat mir eine Sorgen-Maus als Kuscheltier gekauft. Ich habe aber keine Erinnerung daran. Ich weiß es nur aus Erzählungen und das kann natürlich sein, dass ich gemerkt habe, dass irgendwas nicht stimmte, und dass es mir deshalb nicht gut ging!

Für mich wurde im Interview mit Franzi deutlich, zu welcher beeindruckenden Verdrängung wir Menschen in der Lage sind. Sie erlebt sich selbst als die Kritikerin, es scheint kein Blatt dazwischen zu passen. Für mich ergab sich ein deutlicher Zusammenhang zwischen der Trennungszeit, dem »Stark-sein-Müssen« und dem Vergessen wichtiger Inhalte dieser Zeit.

BP: (…) Es gibt Menschen, bei denen sind dieses Kritische und ihr eigenes Ich-Erleben sehr nah. (…) Fachbegriff wäre: Ich-synton. Sehr nah am eigenen Erleben.

F: Würde ich auf jeden Fall sagen. Also, ich erlebe das nicht als eine Seite in mir, sondern einfach als ich.

Franzi trieb sich auch als junge Erwachsene weiter zum Funktionieren an, sei es beim Sport oder in ihrer Partnerschaft. Dies führte jedoch zu einem Verkrampfen und Gegenregulierenden, zu Verhaltensweisen wie Prokrastinieren, Blackouts, Unlust und sich Ablenken. Im Interview wollte sie gerne noch mehr über ihre Gefühlswelt preisgeben, was aber aus Angst nicht möglich war. Sie wechselte zwischen kritischer Rolle und einer beobachtenden-distanzierten Rolle, für die sie sich aber auch wiederum kritisierte. Weil:

F: [*überlegt*] … dass ich … vielleicht, dass ich mich einfach schwerer in eine Rolle einfinden kann, die sich tatsächlich unangenehmer anfühlt. Eine beobachtende Rolle ist ja erst mal nichts, was man spürt, unbedingt. Sich von außen zu betrachten ist distanziert und unproblematisch.

BP: Und das – du möchtest also, dass Franzi sich besser reinfühlen kann … emotional!

F: [*leise*] M-hm. (…) Dann könnte ich bei dem Interview mit Sicherheit sinnvollere Antworten geben.

**Punkt 6:** Insgesamt kristallisierten sich so diverse unbewusste gute Absichten des inneren Kritikers hinsichtlich des Schutzes in der Familie und für die Familie heraus.
**Zu Punkt 7:** Eine Vertragsarbeit hielt ich für zu früh, da Franzi den inneren Kritiker als so nah am eigenen Ich erlebte. Diese Verhandlungen hätte ich im weiteren Prozess aufgenommen.
**Punkt 8:** Am Ende entfiel der Wechsel auf die Ausgangsposition, da sie ja »eins« mit der Kritikerin war, und sie reorientierte sich **(Punkt 9)**.

Für mich wurde deutlich, dass Franzi (wie damals in der Schule) Sorge hatte, mich im Interview mit Antworten zu enttäuschen, die vermeintlich nicht sinnvoll waren. Damit konkurrierten aber

a) der Wunsch etwas preiszugeben und
b) die Angst davor, überhaupt etwas Emotionaleres zuzulassen.

Im Interview wusste sie tatsächlich öfter nicht genau, was in ihr vorging. Sie schützte sich aufgrund des starken »Die-Große-sein«-Schemas vor Gefühlen und Kontrollverlusten. So begann ich früh, sehr vorsichtige Fragen zu stellen und die Schutzstrategien möglichst deutlich zu validieren. Und verzichtete darauf, weiter auf das Thema Scheidung der Eltern einzugehen, auch wenn dies meines Erachtens in starkem Zusammenhang mit der Entwicklung ihrer inneren Kritikerin steht.

**Zusammenfassung**

**Konkrete Interventionen für Franzi**

- Frage drei vertraute, wertschätzende Menschen, was sie an dir mögen, und bitte sie, dir das auf eine Postkarte zu schreiben.
- Kennst du Patienten, die einen inneren Kritiker haben, der sehr nah am eigenen Ich-Erleben ist? Wenn ja: Welche Gemeinsamkeiten und welche Unterschiede gibt es zwischen deinem und ihrem Erleben mit dem inneren Kritiker? Schreibe es auf und zeige es einer Vertrauensperson.
- Was würdest du einem verängstigten Kind sagen, das starke Angst hat zu enttäuschen? Finde die beruhigendsten drei Sätze, die sein Herz ansteuern.
- Suche und finde ein Hobby, bei dem du weder enttäuschen kannst noch perfekt sein musst und erfreue dich daran.
- Sprich mit deinem Partner über deine Angst zu enttäuschen und verabredet ein Zeichen, wenn unbeabsichtigt das Schema getriggert wird.
- Wähle einen Ort, an dem du lernen kannst, deine Verletzungen rund um die Scheidung deiner Eltern wohlwollend zu versorgen und zu verstehen.
- Schwäche zeigen und zugeben erfordert Mut und beweist Stärke. Finde eine Möglichkeit, in dem du dich schwach zeigen darfst, und probiere es (Testballon) aus!
- Finde neugierig-forschend heraus, was (a) dich am Erledigen von lästigen, aber notwendigen Pflichten so ärgert und (b) warum du den Ärger im Gespräch manchmal nur kurz andeutest, ihn dann aber einer Bearbeitung mit dem Gegenüber entziehst.
- Schreibe einen Brief, gerne etappenweise, an eine dir wichtige Person, mit der du aktuell Schwierigkeiten hast. Du musst den Brief nicht abschicken. Aber versuche, in dem Brief deine Gefühle und Bedürfnisse zu benennen.

# 6 Bedingte versus bedingungslose Wertschätzung

> »Du bist toll, weil ich dich als toll definiere.«
> Oder auch: »Ich bin nur gut, wenn andere mich als gut genug bewerten und beurteilen.«

Diese Interaktionsmuster und Beziehungserfahrung vieler Menschen, sich nur als gut genug zu erleben, wenn eine wichtige Bezugsperson sie als gut genug bewertet, versprachlichte meine Frau, als wir uns eines Abends über das Thema »bedingte versus bedingungslose Wertschätzung« unterhielten. Unter der bedingten Wertschätzung kann verstanden werden, inwiefern Lob, Zuwendung und Anerkennung davon abhängig sind, dass ich erst bestimmte Bedingungen meines Interaktionspartners erfüllen muss. Wenn ich das nicht tue, bleibt das Lächeln, das liebe Wort oder eine andere Anerkennung aus oder es gibt sogar eine Art Strafe. Wenn ein Kind beispielsweise nur gelobt und beachtet wird, wenn es lieb, brav und angepasst ist, wird es alles Mögliche tun, um alles das zu lernen, was die engsten Beziehungspersonen wohl erwarten. Wenn es sogar Strafe in Form von verbaler Aggression, körperlicher Gewalt, Missachtung oder Liebesentzug erfährt, dann potenziert sich die Angst vor dem Verlust der Liebe noch mehr und es kann sich ein extrem überangepasster, stark schambesetzter Mensch entwickeln, der sein Verhalten sehr stark nach den (vermuteten) Bedürfnissen anderer richtet und seine eigenen (so gelernt) darüber vernachlässigt. Es wurde nun mal genau das vermittelt: Deine eigenen Bedürfnisse sind wertlos, wenn du nicht das tust, was wir erwarten, dann …

Sicherlich, das ist mir wichtig an dieser Stelle einzuwerfen, meinen die wenigsten Eltern einen solchen Stil *böse* und wollen im Grunde nur das Beste für ihr Kind. Sie wollen es gemäß den ihnen tradierten Vorstellungen erziehen und ihm z. B. durch ihre starke Zuwendung bei Erfolgen und Leistungen Anreize schaffen, schulischen und beruflichen Erfolg im Leben zu haben. Im Herzen tragen die meisten Eltern jene Art bedingungsloser Liebe in sich, die nichts fordert, der alles genug ist, die alles verzeiht. Nur leider *verunglückt* diese Art zu lieben manchmal auf dem Weg vom Herzen zur Zunge und zum Verhalten – gefiltert und kontaminiert durch zu starre Vorstellungen davon, was mein Kind können, leisten, bringen muss.

> »Ganz gleich, was du in deinem Leben tun wirst, mein Sohn, eines solltest du wissen: Die Tür zu meinem Herzen wird dir immer offen stehen.« (Brahm, 2011, S. 39)

Brahm beschreibt diese Liebeserklärung seines Vaters an ihn in der Geschichte »Bedingungslose Liebe« in seinem Buch »Die Kuh, die weinte«. Diese Geschichte rührt viele Menschen an. Sei es, dass sie traurig werden, da sie eine solche bedingungslose Liebe sehr in ihrer Geschichte vermissten oder auch, weil sie einen Vorgeschmack darauf bietet, wie es sein könnte, so zu lieben und so geliebt zu werden. In meinen Gruppen sprechen wir dann darüber, wie es wäre, sich auch selbst diese Form bedingungsloser Liebe zu schenken. Ohne vorher etwas dafür tun oder etwas Besonderes leisten zu müssen. Dieser Gedanke löst meist sehr viel Skepsis und Zweifel aus, was normal und in Ordnung ist. Und doch bleibt die Herzensfrage, wie ein gesetztes Samenkorn bestehen: Wie wäre es, wenn ich mir meine eigene Tür immer offenhalten würde, egal was auch passiert? Wie ein treuer, bedingungslos liebender und helfender Freund.

Eine meiner Patientinnen erschreckte sich im Zusammenhang mit diesem Aspekt sehr, als sie ihre eigene Mutter in sich wiedererkannte. Ihr Sohn war mit einer 2 in der Klassenarbeit nach Hause gekommen und sie fragte ihn: »Wie, nur eine 2?« Der Sohn war natürlich bedient, brachte er doch fast immer 1er nach Hause … Die Mutter der Patientin hatte etwas Ähnliches gemacht, nämlich sehr stark auf die Außenwirkung ihrer Tochter geachtet und im Endeffekt ihren eigenen Selbstwert durch das Antreiben meiner Patientin stabilisiert. Die Patientin wurde zum Prestigeobjekt und litt sehr darunter. Nun erkannte sie, dass sie das Muster auf ihren Sohn übertrug, und begann im Therapieprozess, sich auf die Zunge zu beißen, anstatt weitere Kommentare dieser Art (auch beim Sport) zu äußern. Sie entschuldigte sich sogar, wenn sie sich doch noch mal beim Vermitteln der *bedingten Wertschätzung* ertappte, war aber auch wohlwollend sich selbst gegenüber. Durch das Entdecken der Entstehungsgeschichte des Themas »bedingte Wertschätzung« hatte sie Mitgefühl für sich und ihren Sohn entwickeln können und wurde weicher, ja sie löste sich etwas von der Jagd nach tollen, prestigeträchtigen Erfolgen. Selbst wenn manch anderer Elternteil im Umfeld das dennoch herausforderte, schließlich war sie mit dem Muster dort ja nicht allein!

**»Du bist toll, weil ich dich als toll definiere«?** Der in den USA bekannte Autor und Dozent Alfie Kohn beschreibt in seinem Buch »Liebe und Eigenständigkeit. Die Kunst von bedingungsloser Elternschaft jenseits von Belohnung und Bestrafung« die Gefahren eines zu sehr auf Lob und Strafe ausgerichteten, jedoch weitverbreitete Erziehungsstils und diskutiert dort verschiedene Möglichkeiten, Kindern bedingungslose Liebe und Zuwendung mit anderen Werkzeugen zu vermitteln. Er führt aus, dass das Wechselspiel aus Lob und Aufmerksamkeit für erwünschtes Verhalten sowie Tadel, Strafe, Liebensentzug im Extremfall zu einem

- sehr angepassten Kind führen kann, das aus Angst vor dem erneuten Entzug der Liebe alles dafür tut, sein Verhalten auf die Erwartungen der Eltern auszurichten, und zu
- einer Art Abhängigkeit von Lob und Komplimenten führen kann, die das Kind immer wieder erleben will. So kann seine intrinsische Motivation für das Verhalten nachlassen, weil ja die extrinsische Motivation (die Aussicht auf ein Lob des Elternteils) stark gefördert wird.

Auch das, mögen Sie einwenden, ist doch normal. Ein jedes Kind möchte die Zuwendung seiner Eltern so oft es geht wiedererleben. Wenn jedoch das Erleben eigener Wertigkeit zu sehr an das Urteil der Eltern gebunden ist, weil diese mehr werten und urteilen (»Ein großartiges Bild, toll!«) statt die Fortschritte des Kindes zu beschreiben (»Wie viele Farben du bei dem Bild verwendet hast …«) oder eine Frage zu stellen, die zum Reflektieren anregt (»Wie hast du das bloß hingekriegt?«), dann kann es auch im weiteren Entwicklungsprozess bis ins Erwachsenenalter zu genau dem Jagen nach der Wertschätzung anderer kommen, das sich im Extremfall suchtartig anfühlen kann.

Manche dieser Menschen machen ihren Selbstwert dann auch als Erwachsene, teilweise auf dependente Art und Weise, immer wieder von den Werturteilen anderer abhängig und entwickeln kein unabhängiges, bedingungsloses Selbstwertgefühl. Das kann sowohl in symbiotisch gelebten Beziehungen geschehen wie auch in Freundschaften oder Arbeitsbeziehungen. Menschen mit einem bedingungsloseren Selbstwertgefühl erleben Fehlschläge laut Alfie Kohn eher als temporäre Phänomene, anstatt eines grundsätzlichen Infragestellens ihrer Kompetenzen und Wertigkeit. Und auch eine Trennung, trotz aller berechtigten und angemessenen Trauer, nicht als das Ende der Welt, die um eine *sonnenartige* Beziehung kreiste. Gleichzeitig kann man keine pauschalen, absoluten Aussagen über Erziehungsstile und menschliche Individuen machen, da die Bandbreite der Bindungs- und Erziehungsstile so variiert, vielleicht so sehr wie es Menschen gibt. Und somit möchte ich diesen Exkurs nicht als *absolute Aussagen* missverstanden wissen.

Zusammengefasst möchte ich eine Episode von Alfie Kohn (Kohn, 2016, S. 47–48) wiedergeben: Eine Mutter habe bei einem seiner Vorträge berichtet, einen Aufkleber von der Schule ihres Kindes bekommen zu haben:

**Ich bin stolz auf mein Kind,**

**das Schüler des Monats ist.**

Die Mutter habe zu Hause schnell eine Schere genommen und die untere Hälfte abgeschnitten. Nur die obere habe sie aufgeklebt.

Diese Bedingungslosigkeit wird sich neben *einem festen Rahmen* (nicht stattdessen!) an Regeln, Werten und Abläufen in der Familie als außerordentlich positiv auf die Entwicklung seines Selbstwertgefühls auswirken und dazu führen, eben keinen maladaptiven inneren Kritiker oder Verfolger herauszubilden. Dazu bedarf es ein Mehr an

- Beschreiben und Fragen,
- Interesse für die Aktivitäten des Kindes, an seiner Gefühls- und Bedürfniswelt,
- gemeinsamer Zeit,
- Unterstützung für seine Belange und
- Erklären, wie sein Verhalten sich auf andere auswirkt (Förderung von Empathie).

Der feste Rahmen in Sachen Regeln bietet dabei zwar Konfliktpotenzial, jedoch vermittelt das elterliche Interesse an z.B. den Hausaufgaben und der nötigen Sorgfalt, dem Kind eine Wertschätzung für seine Belange (auch wenn es diesen Aspekt nun mal nicht einsehen kann und muss, wenn es eigentlich lieber spielen will) sowie wichtige Kompetenzen für sein späteres Leben (Durchhaltevermögen, Sorgfalt, andere Bedürfnisse zeitweilig frustrieren können u.v.m.).

AB 19

Hier nun einige Beobachtungsfragen an Sie (s. AB 19).

Auch in der Arbeit mit Patienten versuche ich, ihre Erfolge und anerkennungswürdigen Verhaltensweisen möglichst beschreibend, interessiert und wohlwollend aufzunehmen, anstatt mit einem zu urteilenden Lob das alte System von Lob und Kritik bzw. Strafe in unserer Therapiebeziehung zu reinszenieren.

Eine sehr grundlegende Frage, mit der wir Therapeuten in der Arbeit mit Patienten bzw. grundsätzlich als Menschen immer wieder konfrontiert werden, lautet somit: Nehme ich mich grundlegend, liebevoll und ohne Bedingungen so an, wie ich bin? Mit allen Misserfolgen, Ecken, Kanten und düstereren Seiten? Oder jage ich Erfolg, Ruhm, Bewunderung und sinnlichem Vergnügen nach, um meine vermeintliche Unzulänglichkeit auszugleichen und innere Schmerzen zu dämpfen? Vorsicht bei der Beantwortung dieser Fragen. Es lohnt ein genauerer Blick auf die Radikalität dieser Haltung von bedingungsloser Wertschätzung, bedeutet sie doch wie beschrieben ziemlich genau das Gegenteil vom »Ich bin nur zufrieden mit mir, wenn …« oder »Ich nehme mich schon an, wie ich bin, aber …«.

So kann es sein, dass auch Therapeuten Grundüberzeugungen wie »Ohne Fleiß kein Preis«, »Eigenlob stinkt«, »Sei ein liebes Mädchen« oder andere Haltungen des Umfeldes, die den Wert des Kindes fürs Gegenüber an Leistung, entsprechenden Erwartungen und Angepasstheit knüpfen, gut kennen. Diese schaden der Entwicklung zu einem Sich-selbst-bedingungslos-Annehmen. Manchmal besteht die Sorge, dass das Benennen elterlicher Fehler und Verletzungen eine Art *Bashing* oder Verurteilen der doch auch geliebten Eltern darstelle. Und dann verteidigen die betroffenen, sehr selbstkritischen Menschen die Eltern aus kindlicher Liebe heraus, um das Bild der »guten Eltern« nicht zu beschädigen. Das Kind zieht es ja unbewusst vor, bzw. es bekommt von den Eltern oder anderen relevanten Bezugspersonen gespiegelt, selbst verantwortlich für Misserfolge, das schwierige Verhältnis, die Strafe der Eltern zu sein. Anstatt festzustellen, was als Kind noch gar nicht abgeschätzt werden kann: dass es die Eltern (von denen es existenziell abhängt) nicht schaffen, ihre Möglichkeiten auszuschöpfen und ihre bedingungslose Liebe zu vermitteln. Letzteres ist ja noch viel bedrohlicher, bei Eltern aufzuwachsen, die (teils unbewusst) eher an Erziehungskonzepten und Anerkennung durch Familie und Gesellschaft festhalten, als mit ihrer Intuition bedingungslose Liebe zu vermitteln.

Das Vertrauen darauf, inmitten aller Schwierigkeiten etwas Gutes und Vollkommenes finden zu können, spiegelt sich im folgenden Zitat wider:

**Worte des Buddha**

> »Es gibt eine Vollkommenheit,
> tief inmitten alles Unzulänglichen.
> Es gibt eine Stille,
> tief inmitten aller Rastlosigkeit.
> Es gibt ein Ziel,
> tief inmitten aller weltlichen Sorgen und Nöte.«
> (Buddha, aus Khema, 2009)

Es lohnt sich meiner Erfahrung nach sehr, nach dieser Vollkommenheit, (positiven) Stille und dem eigenen Ziel im Leben Ausschau zu halten, auch wenn das manchen in Krisen erst mal sehr zynisch oder weit entfernt vorkommen wird. Dies kann zu mehr Kontakt zur eigenen Intuition und Vermittlung bedingungsloserer Zuwendung führen, weil eine Herzensqualität angesprochen wird, die sich deutlich von verkopften Konzepten abhebt.

Ein zu starkes »Du bist toll, weil ich das sage«, bzw. »Du bist gut, wenn du meine Erwartungen erfüllst« (ergo: Ich definiere, wann du gut genug bist) kann somit das Kind in seinen Bedürfnissen nach Kontrolle, Selbstwerterhöhung, Vermeidung von Schmerz und insbesondere Bindung schädigen, wenn die vermittelte Wertschätzung zu sehr an Bedingungen und (zu hohe) Erwartungen geknüpft ist. Nein, natürlich schadet nicht jede (kleinere) Strafe einem Kind, und womöglich passiert es allen Eltern, im Streit auch Strafen (seien es Fernsehverbot oder das Streichen anderer *Goodies*) auszusprechen. Die Hausaufgaben sollten auch aus meiner Sicht *vor* dem Fernsehen gemacht werden. Ich spreche hier einerseits von schädigenden Strafen in Form von (verbaler) Gewalt, Vernachlässigung oder auch Liebesentzug beim Nichterfüllen von zu hohen Erwartungen.

Eine Kollegin von mir berichtete beispielsweise, dass ihr Vater gelegentlich tagelang nicht mit ihr redete. Zum Beispiel, wenn sie (als 5-Jährige) zu laut die Türen im Haus schloss. Dieser in meinen Augen höchst unverhältnismäßige Liebesentzug, diese Kälte, fühlten sich für sie als Kind sehr katastrophal an. Sie konnte als Kind nicht wissen und abschätzen, dass sich diese Strafe wieder legen würde. Für Kinder steht *gefühlt* die Existenz bei derartig massiven Strafen auf dem Spiel, sind sie doch emotional, physisch und damit letztlich in ihrem Überleben abhängig vom viel stärkeren Elternteil, den sie auch noch aus tiefstem Herzen lieben und für den sie alles tun würden. Sich in der Bindung zu den eigenen Eltern sicher sein zu können, befreit von dem zum Teil verzweifelten Versuch, die Sicherheit und Zuwendung in dieser Beziehung durch Leistungen, Anpassungen und der übermäßigen Ausrichtung an den antizipierten Bedürfnissen des Elternteils auszurichten. Oft erstaunt es Patienten selber, wie viele elterliche Botschaften sie sich über die Jahre verinnerlicht haben. Diese Botschaften, hier bezugnehmend auf das System von Loben und Strafen, werden oft nicht offen ausgesprochen, sondern in den betreffenden Situationen angewandt und unausgesprochen tradiert. Eine Kodierungsmöglichkeit besteht in Sprichwörtern, als da wären: »Ohne Fleiß kein Preis« oder auch das unbekanntere (wohl in Nord- und Westdeutschland bekannter) »Kinder, die was wollen, kriegen was auf die Bollen« *(rundliches, dickes Gebilde, Klumpen, Knollen – umgangssprachlich früher wohl für die Pobacken)*. Wer kennt nicht die Erfahrung, Strafe bei Nichterfüllung der Bedürfnisse Erwachsener (in diesem Fall rigider, strenger Bedürfnisse) zu erleben oder Lob und Aufmerksamkeit bei genauem Nachkommen ebenjener Erwartungen zu erfahren? Wer von Ihnen wurde besonders für gute Noten, brav sein, sich stets manierlich Verhalten oder dem Erledigen von Aufgaben gelobt bzw. bei Nichterfüllung kritisiert, herabgesetzt, abgewertet oder mit stiller Kühle behandelt?

Und nochmals zur Klärung: Gegen gut erzogenes Verhalten ist gar nichts einzuwenden! Ein klarer Rahmen in Sachen Tagesstruktur, menschlichem Umgang, Ernährung etc., der den Kindern Halt bietet, liegt im Verantwortungsbereich der Eltern. Wird dieser Rahmen von den Eltern nicht gesteckt, versuchen die Kinder, dieses Vakuum (nach ihren kindlichen Vorstellungen) auszufüllen und werden schnell überfordert. Zudem entstehen Konflikte mit den Eltern, die zuerst den benötigten Rahmen nicht gemeinsam entwickeln und einhalten und dann auch noch die kindlichen Versuche, mit dieser Führungsschwäche umzugehen, kritisch beurteilen. Wird der Rahmen hingegen aufgrund auch in Deutschland lange tradierter Wertevorstellungen zu streng und unnachgiebig abgesteckt, entstehen für die Kinder häufig ebenso Langzeitfolgen, wenn sie sich als spätere Erwachsene dann nach neuen Autoritäten und Autokraten sehnen (mit all den tagesaktuellen Gefahren einer solchen Abhängigkeit, deren Diskussion hier zu weit führt), ihre Kinder genauso hart behandeln oder in eine Variante völligen Gegenteils, nämlich dem überstarken Rebellieren gegen alle Autorität und Anforderung, kippen. Dies wäre der andere Pol des Kontinuums, eine Laissez-Faire-Kindererziehung zu praktizieren.

Und falls Ihnen einer der beiden Pole bekannt vorkommt: Seien Sie bitte jetzt nicht zu streng mit sich als Eltern. Ich selbst versuchte zu Beginn der Erziehung unserer Tochter, dieser besonders mit Nachsicht (länger aufbleiben: kein Problem!) und Entgegenkommen (zwei Wunsch-CDs zum Einschlafen, auch die Spannenderen!) zu begegnen, was natürlich weitaus stressigere Abende zur Folge hatte. Ich musste erst mühsam eine strukturierte und konsequente Einhaltung dieses Rahmens üben, damit ein sicherer Rahmen und bedingungslos vermittelte Liebe zusammenwirken können. Dieser Prozess ist meiner Erfahrung nach nie ganz abgeschlossen und erfordert immer wieder das Reflektieren der eigenen Haltung, im besten Falle im Austausch mit dem Partner oder anderen befreundeten Eltern.

Zur Selbstanalyse hier eine kleine Tabelle zum Thema bedingte und bedingungslose Wertschätzung, mit deren Hilfe Sie wieder einmal auf Spurensuche gehen können (s. AB 20). AB 20

Wie wurde also mit Ihnen früher in Ihrer Herkunftsfamilie und Ihrem damaligen Umfeld mit Ihnen umgegangen? (s. AB 21) AB 21

Es lohnt sich auch die folgende Übung (s. AB 22). AB 22

Gibt es jemanden, der Ihnen in Sachen Akzeptanz ein Vorbild ist und ein Modell für Ihre Versöhnung mit sich selbst sein könnte? Wenn ja, dann macht es Sinn, mit diesem Menschen entweder über Ihren Prozess zu sprechen, oder, falls nicht möglich, etwas über ihn oder sie zu lesen, zu forschen, ihr oder ihm nachzueifern.

Diese Person kann ebenso wie das Beziehungsabbild des inneren Kritikers einen sehr wertvollen inneren Anteil darstellen, der mit Ressourcen, wie Fürsorge, Güte, Wohlwollen und Unterstützung, verbunden ist. Eine Patientin empfand ihre Großmutter als derart liebevoll (im Gegensatz zur Mutter), da sie bei der Oma in deren Küche regelmäßig mit Kuchen und Kakao versorgt wurde. Diesen inneren Anteil konnten wir in der Behandlung sehr gut utilisieren, also nutzbar machen, indem wir ihn langsam mit dem extrem starken inneren Kritiker (Beziehungsabbild Mutter) in Kontakt brachten.

Natürlich ging das nicht, ohne dass wir den inneren Kritiker selbst vorher ausgiebig gewürdigt hätten. Mithilfe der »inneren Oma« konnte die Patientin schließlich das frühere extreme Workaholic-Verhalten abbauen, sich mehr Pausen einräumen und Selbstfürsorge auch unabhängig von erbrachter Leistung in ihr Leben integrieren.

## 6.1 Du solltest dich ein bisschen zusammenreißen!

### Das Kollegeninterview mit Ronja

Diese Passage startet bereits kurz nach dem Aufnehmen des Interviews (**Punkt 3**).

R: Also heute Morgen war meine Kritikerin wie gesagt sehr laut, ich fand es unheimlich schwierig aufzustehen. Dann konnte ich nicht mit der Bahn fahren, da war ich zu spät dran, musste mit dem Auto fahren, war auch da sehr knapp, bin in den Stau geraten und die innere kritische Seite war dann sehr *deutlich*. Und fand das sehr doof und meinte, ich muss einfach früher ins Bett gehen, früher schlafen gehen und ja, dann wird alles besser.

BP: Das hat die so gesagt?

R: Genau, dann bin ich morgens wacher, das bin ich auch meinen Patienten schuldig, dass ich da ausgeruht bin und dass ich nicht auf den letzten Drücker komme, dass ich da professionell und sorgfältig mit mir als Instrument umgehe. Und einfach so wie zu Studentenzeiten irgendwie ins Bett gehen, wenn man müde wird, oder noch lange spielen oder Fernsehen gucken, ist nicht professionell, nicht erwachsen.

BP: Sie hat dir Unprofessionalität vorgeworfen?

R: Ja.

BP: Und wie war das für dich? Als du da so mit dir geschimpft hast, respektive die Kritikerin / der Kritiker so mit dir geschimpft hat?

R: Also einerseits kenne ich das ja und andererseits denke ich auch, hat der Recht, ist doof und »ja ja, heute Abend gehe ich früher ins Bett« und auf der anderen Seite denke ich auch *blöd*. Aber ich weiß auch nicht, ob ich das umsetzen kann. Denn irgendwas ist immer und manchmal habe ich auch keinen Bock, dann werde ich etwas trotzig …

BP: Tatsächlich?

R: Ja.

BP: Und die trotzige Seite sagt dann »ja ja« und wir wissen ja, was »ja ja« heißt …

R: Genau! [*lacht*] Die trotzige Seite sagt dann: »Ach Quatsch, der Abend war erst so kurz … dann geht das so eine Weile.«

BP: Der Abend war doch so kurz … was noch?

R: Genau … und … bin so müde, ich will noch nicht ins Bett …

BP: Ich bin so müde und will noch nicht ins Bett??

R: [*lacht*]

R: Das ist ja nur das Ins-Bett-Gehen … dann gibt es noch Berichte schreiben, Essen, Stunden vorbereiten, Therapiebücher lesen, Fachbücher.

BP: Was hat die Kritikerin oder der Kritiker denn beim Thema Berichte schreiben auszusetzen?

R: Ich fang zu spät an, ich schieb es zu lange vor mir her bis ich anfange. (…) Das finde ich schade. Auf der anderen Seite weiß ich aber auch, wenn ich viel Zeit habe, dann verperfektioniere ich mich da in irgendwie viel zu viel Zeit für den Bericht (…)

Nun versuche ich den Themenbereich zu erweitern. Ronja ist immer noch auf der Ausgangsposition und ich belasse es auch erstmal so.

BP: Dann gibt es einen Bereich, du sagtest das Thema Essen, dass da die Kritikerin oder der Kritiker auch was zu …

R: Ja …

BP: … sagen hat …

R: Ja … zum Beispiel, ob man in einer Freistunde unbedingt noch den Rest oder die Vierteltafel Schokolade essen muss, die noch in der Schublade liegt, oder danach die Kekse essen muss, die auch noch in der Schublade liegen. Die Kritikerin findet, das muss nicht sein. Eine andere Seite findet das aber schön und ich finde es dann sehr sinnvoll, dieser anderen Seite nachzugeben.

BP: Spreche ich gerade mit der anderen Seite?

R: Ja. [*lacht*]

Offensichtlich mischte sich automatisch die *Erlauberseite* ein. Ich bezeichne diese Seite hier als Hedonistin, aber Erlauberseite oder Rebellin wäre auch möglich.

BP: Schön, dass du da bist. Wie heißt du denn? Wer bist du?

H: Ach, ich glaube ich bin so die Erlauberseite.

BP: Du bist eine Erlauberseite. Und du findest es völlig in Ordnung, in einer Freistunde mal Kekse zu essen.

H: Wenn es nur um … [*lacht*] … tschüss Erlauberseite! Wenn's nur *mal* wäre!

BP: Was ist jetzt passiert?

H: Die Erlauberseite war sich nicht ganz so sicher und dann kam die Kritikerseite.

BP: Hallo Kritikerin, herzlich willkommen. Ich wollte dich ja auch interviewen heute.

**Punkt 4:** Und der *Boss* meldet sich zurück, kann das nicht unerwidert lassen!

iK: Ja. Und die findet halt, als Kritikerseite finde ich halt die Erlauberseite erlaubt andauernd, die erlaubt zu viel und wir haben irgendwie – was weiß ich – drei Kilo zugenommen in den letzten zwei Monaten und das ist nicht gut! Wir waren nicht beim Sport. Ich kann verstehen, dass im Moment viel los ist, dass einfach das ganze Jahr sehr anstrengend ist, aber: »Du solltest dich ein bisschen zusammenreißen!«

BP: Also, sie lässt sich zu viel gehen.

iK: Ja. Schon.

BP: Zu viel essen, zu viel Spielen, zu lange aufbleiben …

iK: Ja, die hat gar keine Struktur insgesamt. Ist so ein bisschen frei fließend … macht irgendwie das, worauf sie gerade Bock hat. Das sind natürlich auch die Sachen, die leicht sind. Dann wundert sie sich, wenn sie irgendwie nicht viel geschafft kriegt.

BP: Du findest, die macht zu sehr, worauf sie Bock hat.

iK: Na ja, sie ist auch ganz viel passiv.

BP: Was meinst du damit?

iK: Die verbringt viel Zeit auf dem Sofa und macht gar nichts. Sie guckt sich irgendwelche Filme an oder spielt am Computer oder so was. Telefoniert. Trödelt auch viel. Ich glaube, wenn die … wenn die sich etwas besser organisieren würde, hätte sie mehr Zeit, mehr Spaß, mehr Alles! Aber so schleppt sie sich von einem Überforderungsgefühl ins Nächste.

BP: Okay, du möchtest also, dass sie mehr Struktur, mehr Organisation aufbaut, professioneller wird … im Sinne von früher in der Praxis sein, Berichte zeitiger schreiben … und glaubst, dass sie dann auch mehr Freude an der Freizeit hätte sogar.

iK: Wenn die zum Beispiel rechtzeitig ins Bett gehen würde und ausreichend schlafen würde, dann wäre sie am nächsten Morgen ausgeruhter. Wenn sie ausgeruhter wäre, würde es ihr leichter fallen, rechtzeitig aufzustehen und mit der Bahn in die Stadt zu fahren. Wenn sie mit der Bahn in die Stadt führe, hätte sie unterwegs noch Zeit, irgendwie sich die Kopfhörer einzustecken und dann noch Musik zu hören, zu entspannen oder sonst irgendwas zu machen, was ihr guttut. Dann hätte sie auch mehr Bewegung. Das wäre gut. In der

Praxis wäre sie wie gesagt ausgeruhter, sie müsste weniger damit kämpfen, dass sie manchmal gähnt in den Therapiestunden. Sie hätte vielleicht, wenn sie ganz früh dran wäre, morgens schon Zeit, sich um Berichte zu kümmern, und dann würde sie abends einfach, sobald der letzte Patient gegangen ist, zusammenpacken und nach Hause gehen. Dann wäre sie vielleicht auch mal um sieben zuhause und nicht um halb neun. Und dann könnte sie – beides macht sie ab und zu – sich mit Freunden verabreden.

BP: Ja, wo bist du denn abends, wenn sie eigentlich ins Bett gehen sollte?

iK: Ich als Kritikerin?

BP: Ja. Viele Leute geben sich ja abends so einen kleinen »Tritt in den Hintern« und sagen sich »So, jetzt ist Zeit« und dann habe ich mich gefragt, wo du bist.

iK: Das mache ich eigentlich auch. Aber dann hat sie irgendwie so die Idee, dann reicht es doch um – was weiß ich – viertelvorzwölf aufzubrechen, anzufangen sich fertigzumachen und ins Bett zu gehen. Und dann – das geht ja eigentlich auch noch – dann fängt die an mit diesen Handyspielen. Und da geht locker mal 'ne halbe Stunde nochmal für drauf. Und dann ist es eins.

BP: So ein Endlos-Handyspiel.

iK: Ja. Und da bin ich einfach ausgeknockt, die hört mich gar nicht. Weil die macht einfach …

BP: So ein Handyspiel, wo man in Trance gerät?

iK: Ja.

**Punkt 5:** Ich versuche nun die Entstehungsgeschichte der Kritikerin zu erfragen.

BP: Wie lange gibt es dich schon? Als Kritikerin?

ik: Also zum Studium auf alle Fälle schon. Aber ich glaub so arg viel früher nicht unbedingt. Also so mit dem Auszug aus dem Elternhaus.

BP: Mit dem Auszug?

R/
iK: [*lacht*]

BP: Was lachst du?

iK: Als ich das vorhin gesagt hatte, dachte ich auch so: Das sind genau die Punkte, die meine Mutter auch immer bemängelt hat.

BP: Okay, das erinnert dich an deine Mutter.

iK: Mmh. [*Zustimmung*]

Ein wichtiger Punkt, den ich noch einige Male beleuchten möchte.

BP: Was hat deine Mutter denn dazu gesagt?

iK: Dass ich früher ins Bett gehen soll, dass ich mich dransetzen soll an die Sachen und dass ich vernünftig essen soll. [*lacht*]
Es ist eigentlich ziemlich eins zu eins! Also, sie hat noch haufenweise andere Sachen gesagt, sie ist auch eine tolle Mutter … [*zögert*] … ich hatte ja vorhin noch von einer weiteren Sache erzählt, dass ich eine teure Weiterbildung gebucht habe. Das war für mich auch okay bzw. war in einer »das ist alles in Ordnung-Trance« und dann habe ich aber mit meinen Eltern telefoniert und meine Mutter meinte: Waaaas?? Und in dem Moment war ich so ein bisschen irritiert und wusste nicht: Ist das wirklich okay?

BP: Verunsichert.

iK: Ja. Genau. Und die Verunsicherung hat bis jetzt angehalten.

BP: Das heißt, du als Kritikerin hast viel mit ihrer Mutter zu tun. Bist du ein Stück weit die Stimme ihrer Mutter?

iK: Die Stimme der Vernunft, ja.

BP: Die Stimme der Vernunft oder die Stimme der Mutter …?

iK: Die mütterliche Stimme der Vernunft …

[*beide lachen*]

iK: Also, ich als Kritikerin sehe mich natürlich als Stimme der Vernunft!

BP: Hat diese Seite denn verstanden, dass sie gar nicht mehr so rebellieren muss wie früher?

Ich versuche die Hedonistin damit anzusprechen, die gegen die Vernunftseite (*der Mutter*) rebelliert – Ronja schüttelt den Kopf.

BP: Hat die noch nicht verstanden?

R: Die ist noch nicht sehr erwachsen, diese Seite. [*lacht*]

BP: Die rebelliert immer noch?

Ronja switcht erneut (*auch stimmlich*) in den Hedonistin-Modus. Ich lasse sie auf ihrer Position sitzen, verzichte auf den Stuhlwechsel, um sie im gerade aufkommenden Redefluss nicht zu stören.

H: Nicht rebellieren, es geht ja gar nicht darum, gegen irgendwas. Sondern eher … die will dann noch ihre Freizeit haben. Die will noch mehr von dem machen und Grenzen austesten.

BP: Die will Grenzen austesten?

R: [*nickt und lacht*]

H: Die will nicht rebellieren, die will Grenzen austesten …

BP: Auf gar keinen Fall rebellieren, nein, du rebellierst doch vielleicht grad gar nicht gegen mich … [*Ronja lacht lauthals*] … gegen meine Worte … sagen wir so, die ist freizeitliebend und will Grenzen austesten. Und um im Kinderjargon zu bleiben, die will einfach auch die Bestimmerin sein.

H: Ja, vor allem über das Leben der Kinder. Ich glaube, da habe ich schon immer ein sehr großes Autonomiebedürfnis gehabt.

BP: Ich stell mir gerade die Frage, das Wort freiheitsliebend hatte ich auch gerade im Kopf, Autonomie … und dann sind so Sachen wie einen Antrag schreiben zu müssen, äußere Zwänge …

H: Das ist auch sowas, was einem von oben aufgedrückt wird.

**Punkt 6:** Im späteren Verlauf kann Ronja ihre Kritikerin indirekt auch würdigen und reorientiert sich nach dem Verweilen in der Ausgangsposition **(Punkt 8)** komplett **(Punkt 9)**.
**Zu Punkt 7:** Eine konkrete Vertragsvereinbarung zwischen innerem Kritiker und dem Gegenpol (Hedonismus, Prokrastination) pflege ich nicht ein, um nicht noch *mehr Zwänge*, gegen die rebelliert werden könnte, einzubringen.

**Anmerkung.** In diesem Interview wurden sehr schön der Zusammenhang der Kritikerinnenentwicklung mit (impliziten) mütterlichen Botschaften und die Entwicklung des Gegenspielers, einer lustbetonten, rebellisch-trotzigen, erlaubenden, maßloseren Seite deutlich. Es zeigt sich auch das Übermaß beider Anteile, der möglicherweise eine ordnende, salomonische Hand fehlt(e). Denn beim Mäkeln kann, wenn auch nicht beabsichtigt, auf Dauer beim Kind der Eindruck entstehen, dass es *nicht in Ordnung* ist. Eine spannende Frage ist, auf welche Weise diese Erkenntnisse der Kollegin helfen, nun nicht mehr an den falschen Stellen (weil kontraproduktiv) rebellieren zu müssen.

**Zusammenfassung**

**Konkrete Interventionen für Ronja**

- Halte an den Stellen, wo die Rebellin auftritt, kurz inne und frage dich: Gegen wen rebelliert sie gerade? Falls es sich um eine alte Rebellion gegen die Mutter handelt, die im Hier und Jetzt aber nicht mehr zielführend ist (z. B. Anträge schreiben, Aufräumen), dann bremse die Rebellin sanft ein. Sie darf dann wieder zur Hilfe kommen, wenn Außenstehende tatsächlich Ronja in ihrer Autonomie auf schädliche Weise bedrohen (Partnerschaft, übergriffige Interaktionspartner).
- Übe dich in der Rolle der Managerin. Die den Laden zusammenhält und entscheidet, wann Computer und Hedonismus und wann Fleiß und Arbeit

angesagt sind. Halte deine Versprechen, falls die Hedonistin geduldig auf ihre Belohnung wartet.

- Probiere doch mal zu Hause eine sogenannte Metta-Meditation aus: eine Meditationspraxis, in der du dir selbst und der Welt Mitgefühl und Güte schenkst.
- Auf welche Ressourcen kannst du stolz sein? Fülle ein leeres Blatt mit allen Eigenschaften, Attributen und Erfolgen aus und bring es in deine Intervisionsgruppe mit, um so auch vor anderen einzugestehen, dass dich viele gute Charakterzüge und Ressourcen auszeichnen.
- Wie wäre es mit intuitivem Genießen? Anstatt auf Autopilot die Tüte Chips oder drei Folgen der Serie am Stück sich reinzuziehen, könntest du versuchen, stattdessen in dich reinzuhorchen: Habe ich gerade wirklich noch Hunger? Tut mir die Serie heute gut? Vorsicht davor, welcher innere Anteil antwortet …
- Beobachte deine Abgrenzungsfertigkeiten gegenüber den Menschen, die an dir mäkeln. Trau dich, dein Erleben (Ärger?) an diese Menschen zu adressieren und ihnen so deine Bedürfnisse zurückzumelden.
- Wie verhält es sich mit deiner nach außen gerichteten Kritik? Wann ist sie authentisch, wann angemessen, wann übertrieben? Beobachte dein Bewerten und Kritisieren und mache dir Notizen im Kalender. Diese kannst du, wenn du magst, im geeigneten Rahmen besprechen.
- Beschäftige dich mit dem Thema *achtsamer Konsum*.

## 6.2 Sehnsucht nach Zuwendung

Meiner Ansicht nach sehnen sich viele innere Kritiker eigentlich nach Nähe, Innigkeit und Zuwendung. Erst mal schwierig nachzuvollziehen, treiben sie doch an und erscheinen oft unerbittlich hart und streng. Auch Sie werden viele Erfahrungen gemacht haben, wo hinter dem Nicht-gut-genug-Sein eine tiefte Bedürftigkeit und Sehnsucht nach Geborgenheit, Nähe und Innigkeit herrscht (mal aus Mangel daran in der Biografie, mal aus dem genauen Gegenteil). Wurde ich mit Liebe und bedingter Wertschätzung überschüttet, auch hier aus guten Motiven, so will ich das immer wieder erleben und versuche unbewusst, diese Nähe zu reinszenieren. An sich nichts Verwerfliches und doch interessant, wie ich das versuche. Führe ich eine lange, sehr innige Beziehung oder traue ich mich aktuell noch gar nicht, wieder jemanden an mich heranzulassen? Erlebe ich Innigkeit und Nähe in Freundschaften oder in Therapien? Lasse ich mich auf Affären ein oder trinke ich zu viel Alkohol und spüre, im Versuch mich zu nähren, diese Wärme und das Lösen der Anspannung? Nichts gegen das Bedürfnis nach Bindung und Lustgewinn, aber auch hier lohnt sich ein Blick auf die eigenen, teils unbewussten Strategien, um Nähe und Innigkeit zu erzeugen. Und wenn manche Strategie sich als verdächtig – weil nur kurzfristig wirksam – herausstellt, dann bitte ärgern Sie sich nicht, sondern nehmen Sie Alternativen wahr und suchen Sie sie auf!

Viele Patienten beschreiben eine Art innerer Leere als aversivsten Zustand, aus dem heraus sich ihre Bewältigungsversuche, demnach ihre »Feuerwehren«, entwickeln und die gemein haben, diese Leere zu füllen. So, wie wenn ich auf der Kirmes Hunger habe und in der Nähe nur der Stand mit Zuckerwatte ist, die auch noch sehr verlockend duftet. Und dann erinnere ich mich an den Geschmack ... und das Wasser läuft mir im Munde zusammen. Kurzfristig scheint Zuckerwatte satt zu machen, aber nach kurzer Zeit entsteht noch mehr Heißhunger und ich bin nicht wirklich mit dem satt geworden, was ich eigentlich brauchte. Gesunde Nahrung ist zugegebenermaßen auf der Kirmes wirklich schwer zu finden! Wo suchen Sie?

**Beispiel**

Ich erinnere mich an dieser Stelle an eine Patientin, die zeitgleich drei Eisen im Feuer, sprich Affären, hatte und immer wieder merkte, dass dies sie nur sehr kurzfristig Nähe und Innigkeit spüren ließ, ihr Leiden unter der Einsamkeit aber verschärfte. Im selben Moment konnte sie so zu viel Nähe vermeiden, um nicht erneut in einer Beziehung verletzt und verlassen zu werden.

Womit wir bei einem weiteren wichtigen Punkt wären, nämlich der Frage, wann wir uns mit unserer Umwelt verbunden fühlen und wann getrennt. Zu diesem Punkt komme ich in Kapitel 9 noch, aber zunächst widme ich mich dem Thema, das viele Kollegen auf dem Befragungsbogen angaben, nämlich: Schuldgefühle.

## 6.3 Der »große Betrug«, Schuldgefühle und wie ich lerne, mir zu verzeihen

**Beispiel**

- »Du bist eine Betrügerin, du machst was, was du nicht richtig gelernt hast.«
- »Du mogelst dich durchs Leben mit deiner Ironie.«
- »Du hast dich bis jetzt nur durchgeschummelt, durch die neuen Therapierichtlinien wird alles auffliegen.«
- »Du therapierst ja gar nicht richtig, du berätst ja nur.«
- »Gut, dass es niemand beobachtet hat, du lernst es nie.«
- »Eigentlich kannst du das gar nicht, du tust nur so.«

Wie geht es Ihnen, wenn Sie das lesen? Auch dies sind O-Töne von Kolleginnen und Kollegen auf meinem Befragungsbogen, den ich anonym zurückerhielt. Wo erkennen Sie sich wieder? Wo würden Sie passende eigene Grundannahmen und Selbstverbalisationen ergänzen? Das Thema innerer Kritiker und Schuldgefühle taucht immer wieder in Seminaren, Coaching, Supervisionen und den Befragungen auf. Hier habe ich die schuldhaften Annahmen beruflicher und privater Natur getrennt. Wie gerade bei der letzten sehr massiven Befürchtung zu lesen ist, steht oft ein unglaublich hoher Leidensdruck im Hintergrund dieser Annahmen. »Irgendwann wird herauskommen, wie inkompetent ich eigentlich bin« oder »Irgendwann werden die Menschen mich entlarven und sich alle von mir abwenden«. Diese massiven Schemata bestehen viel häufiger auch im Kreise von Kolleginnen und Kollegen, als ich es je gedacht hätte. Was will der innere Kritiker in diesen Fällen? Verlangt er, recht pragmatisch gesehen, dass ich mehr Fortbildungen mache, mehr Therapiewerkzeuge erlerne oder mich stärker mit den neuen Therapierichtlinien beschäftige? Gerade bei Unsicherheiten im Umgang mit bestimmten Störungsbildern kann diese Forderung ja durchaus Sinn ergeben. Nur kennen Sie es wahrscheinlich auch, dass ausgeprägte innere Kritiker in ihrer Kritik und Abwertung der eigenen Kompetenz oft global und zum Teil sogar vernichtend in ihrem negativen Urteil sind. Das Interview mit Kim verdeutlicht, wie schulische Schubladen eine sehr stark zweifelnde innere Kritikerin entstehen lassen.

## 6.4 Aber das Besondere habe ich nicht!

### Kollegeninterview mit Kim

Das Interview setzt erneut nach dem Explorieren der Themen des Kritikers ein. Kim sitzt auf dem Ausgangspositionsstuhl und ich exploriere die Entstehungsgeschichte des Kritikers (komplettes Interview s. Download-Material).

iK: Ja. Also grundsätzlich ist vielleicht auch eine geringe Grundintelligenz das Problem, würde ich sagen. Also schon zu Schulzeiten war das so, dass ich da eigentlich nicht gut genug war, oder die Kim nicht gut genug war. Weil, es gab so eine besondere Klasse, Profilklasse hieß das damals. Wo nach der sechsten Klasse unterschieden wurde in »*geeignet*« und »*besonders geeignet*«. Und da war die Kim dann eben in »geeignet«.

BP: Aha.

iK: Genau. Das haben die Lehrer so eingeschätzt, und die werden das schon gewusst haben! Die Kim wurde da bewertet.

BP: Und wie war das für Kim? Diese Einschätzung zu hören?

**Punkt 4:** Explorieren der Einschätzung des inneren Kritikers. Hat er aus seiner distanzierten, kritischen Position mitbekommen, wie es Kim emotional erging? Ich versuche hier früh herauszufinden, zu wie viel Empathie dieser innere Kritiker in dieser Situation fähig ist und diese gegebenenfalls zu fördern.
**Punkt 5:** »Wie alt bist du …?« verzichte ich, da wir ja mitten schon in einer biografisch relevanten Entstehungssituation sind.

iK: Ja, das war ganz schlimm.

BP: Wie ging das dann weiter, mit Profilklasse oder nicht? Kam sie dann da rein?

iK: Nee, die Kim war dann ganz traurig, weil alle ihre Freundinnen in die Klasse gekommen sind. Und dann sind die Eltern von der Kim zum Direktor gegangen. Und haben gesagt, dass das Vorgehen nicht okay ist. Genau, die wollten die Kim da gar nicht unbedingt in die Klasse bringen, aber fanden das Vorgehen halt unmöglich. (…) Dann ist die Kim in die Klasse gekommen und hat da eigentlich immer ein Stück weit kämpfen müssen, weil da waren eben die Besten aus allen Klassen. Und die Kim war da eigentlich auch immer gut und im Mittelfeld, aber … Wie das eben so ist mit einer Normalverteilung in der Klasse. Dann war sie in manchen Fächern auch eben nicht so gut, und das wurde von den Lehrern eben auch so gesagt.

BP: Was haben die dann gesagt?

iK: Na ja, sowas wie zum Beispiel der Mathelehrer, der dann gesagt hat: Läuft doch soweit gut bei der Kim! Die hat eine Vier, ist jetzt bei den Schlechteren in der Klasse. Und da wurde die Kim dann eben da so ein bisschen eingeordnet: Zu den Schlechteren, was aber auch eigentlich in Ordnung ist. Also, es war passend. (…)

Hier nehme ich Zynismus wahr und versuche die dahinter liegende Verletzung zu würdigen. Sprich: Ich nehme wahr, dass die Verletzung da ist!

BP: Das heißt, das war eine ganz verletzende Zeit auch für Kim.

iK: Ja, schon. Also, immer mal wieder kam das halt durch. Insgesamt waren die Noten gut. Ich habe dann, oder die Kim, hat dann eine Klasse übersprungen.

BP: Moment, sie hat dann eine Klasse übersprungen!

iK: Das war das Ziel dieser besonderen Klasse!

BP: Und das hat sie dann geschafft.

iK: Ja, genau!

BP: Ach, das hat sie dann geschafft.

iK: Ja!

BP: (…) Eigentlich interessant.

**Punkt 6:** Ich versuche, die Arbeit des inneren Kritikers zu würdigen … und bekomme eine eindeutige Reaktion, dass es dafür zu früh ist:

iK: Ja, aber das hat die Kim auch nur so geschafft, weil alle in dieser Klasse bessere Noten bekommen haben. Weil die Lehrer wollten, dass es funktioniert.

BP: Das heißt, du glaubst – du hast dich gerade auch ein bisschen zurückgelehnt – dass (…) Kim das nur geschafft hat, weil die Lehrer das auch wollten, dass das Projekt gelingt.

iK: Genau, also dass die Noten dann doch so gut waren, schon, ja.

BP: Ah, das heißt, du glaubst, es lag nicht an Kim, dass sie es geschafft hat, sondern du glaubst, es lag eher am Goodwill der Lehrer.

iK: Ja. Also, zum Teil auch, ja.

BP: Und du zweifelst an ihrer Grundintelligenz.

iK: Hm … die Grundintelligenz ist vorhanden. Das ist klar, sonst hätte die Kim das nicht alles geschafft. Aber dieses Besondere, Analytische – das hat die Kim nicht!

BP: Und wie findest du das, als Kritiker?

iK: Ja, schlecht! Das wäre wichtig für den Job des Therapeuten!

Offensichtlich hat das schulische Labeln als *geeignet* und *besonders geeignet* in Kim die Überzeugung heranwachsen lassen, dass ihr etwas Besonderes fehle – in Therapien eben Struktur oder eine vage Vorstellung von etwas *Analytischem*. An einer anderen Stelle des Interviews wurden mehr Hintergründe offenbar:

BP: Was wurde (von Bezugspersonen) kritisiert? Das Schüchternere, oder das …

iK: Genau. (…)

BP: Von deiner Kindergärtnerin? [*Kim hatte dies zu einem früheren Zeitpunkt bereits erwähnt.*]

Jetzt switcht Kim in eine traurig-kindliche Rolle (T), regrediert unbewusst in die Situation. Ich entscheide mich spontan, diese Assoziation mit der kindlichen Situation zuzulassen und damit die hinter dem inneren Kritiker liegende Verletzung kennenzulernen.

T: Ja, beziehungsweise (…) in der Grundschule gab's das mal. Da hab ich mich irgendwie nicht getraut oder wusste eine Antwort nicht oder da hab ich aus dem Fenster geguckt. Und da hat die gesagt: »Kim, wenn du aus dem Fenster guckst, da ist die Antwort auch nicht!« So was.

BP: Was für ein schüchterneres Kind ein ganz schöner Schlag ins Gesicht ist. Und offensichtlich jetzt heute auch noch weh tut.

T: Ja.

BP: Das heißt, du bist ganz schön verletzt worden auch. Von solchen Bezugspersonen, Kindergarten, Grundschule, weiterführende Schule, Studium.

T: Ja.

BP: (…) Sodass du dich bis heute bei Kim meldest, wenn andere irgendwas toll machen oder vermeintlich toll machen oder es Kritik gibt. (…) diese ganz schlimme Kritik von einer Patientin, ein sehr aggressives, verurteilendes, unsachliches Vorgehen, (…) das genau diesen wunden Punkt trifft.

T: Ja.

BP: Ja. (…) Hast du (…) der Kim schon mal gesagt, dass du Trost brauchst?

T: Nicht konkret.

BP: Würdest du dich das trauen? Kim zu sagen, dass du mehr Trost brauchst?

T: Ja, schon.

BP: Na, aber da gibt es noch den Kritiker. Der wird das mit dem Trost nicht so sehen, oder?

T: Na ja, der findet das vielleicht okay, aber sagt dann: »Es reicht trotzdem nicht!«

BP: Ach so, der würde dann sagen: »Trost ist okay, aber es reicht trotzdem nicht.«

Jetzt würde ich ja am liebsten wissen: Wann würde es denn reichen? Ich weiß nicht, ob der noch hier im Zimmer ist. Ich würde am liebsten fragen: Ja, wann reicht es dir denn? Wann würdest du denn sagen, zu Kim: »Du bist eine gute Therapeutin. Du bist grundgut, grundkompetent?« Vielleicht kann der Kritiker noch mal kurz nach vorne kommen und überlegen.

T: Also, der Kritiker, der sagt: Wenn mehr positive Erfolgserlebnisse kommen, wenn mehr positives Feedback kommt.

[*Kim assoziiert sich nun mit ihm.*]

BP: Dann wäre es gut genug.

iK: Das würde der Kritiker jetzt sagen, ja.

[*Auch wenn sie es in der dritten Person formuliert, ist sie in der Assoziation.*]

BP: Hm-hm. Quasi, wenn eine äußere Instanz, die Kim respektiert, ein Stempelchen oder ein Fleißkärtchen, einen Smiley drunter malt? [*lacht*]
Nein, wenn eine äußere Instanz, die Kim respektiert, sagt: Es ist gut genug. Dann würdest du als Kritiker das auch annehmen.

iK: Ja, wenn das kommt – genau! Dann ziehe ich mich als Kritiker zurück.

BP: Das heißt, wenn die *Instanz*, der *äußere Faktor* das *(ihre Leistung)* anerkennt, dann würdest du beim nächsten Stocken, oder bei der nächsten Ratlosigkeit, oder bei der nächsten »Bin ich intelligent genug …?«

iK: Bei der nächsten Situation wahrscheinlich nicht.

BP: Wie jetzt? Jetzt bin ich verwirrt. Gerade hast du noch gesagt, du würdest dich dann zurückziehen. Und jetzt sagst du aber ehrlich, du würdest dich doch nicht zurückziehen.

**Punkt 7:** Wir sind mitten in der Vertragsarbeit. Ich versuche mit dem inneren Kritiker weiter zu verhandeln, wann er sich etwas zurückziehen würde.

iK: Das muss halt immer wieder bewiesen werden. Das heißt, ein positives Feedback ist gut, und dann ziehe ich mich als Kritiker auch zurück. Aber … genau. Kommt ja immer mal wieder vor, in anderen Situationen. Wenn es nicht gut läuft.

BP: Das heißt, mit diesem Vorgehen, am besten tagtäglich diese Bestätigung, dann würdest du dich zurückziehen. Aber dann würde Kim ja vielleicht ein bisschen abhängig davon werden. Fändest du das okay? Wenn sie so ein bisschen süchtig nach Bestätigung wird? (…).

iK: Das sollte sie eigentlich auch nicht nötig haben!

BP: Moment. Aber jetzt finde ich, jetzt du musst dich schon entscheiden, als Kritiker. Entweder, du sagst: »Ja, das ist okay so, und das machen wir so.« Oder du sagst: »Nee, das sollte die nicht nötig haben. Die kann das aus sich heraus generieren.« Also, beides finde ich ein bisschen … musst dich schon entscheiden, oder?

iK: Ja, ich entscheide mich dafür, dass sie es nicht nötig haben soll.

BP: Ach so.

iK: Ja.

BP: Und stattdessen?

iK: Soll sie sich anstrengen, dass … [*lacht*].

BP: Du lachst jetzt so. Dir fällt was auf, oder?

iK: Ja.

Kim ist wieder in ihrer Ausgangsrolle. Die Widersprüchlichkeit der Aussagen des inneren Kritikers haben sie zum Lachen gebracht und so in eine gesunde Distanzierung.

BP: Was fällt dir denn gerade auf?

K: Dass es nicht möglich ist, anscheinend, dem Kritiker gerecht zu werden. (…) Und dass der, egal was ich mache, nicht wirklich lockerlässt.

BP: Als würde er immer wieder aufs Neue den Beweis erbringen wollen, dass sie doch gut genug ist, so wie sie ist. Dass sie doch die richtige Antwort weiß, dass sie doch charakterlich in Ordnung ist und gut so ist. Dass sie absolut grundintelligent, liebenswert, kompetent ist. Das stelle ich mir sehr anstrengend vor, den Job des Kritikers.

BK: Ja. Das ist auch anstrengend.

BP: Jetzt bist du glaube ich gerade wieder bei dir. Du kannst dableiben [*auf dem Kritiker-Stuhl*], du kannst rübergehen, wie du möchtest.

K: Okay.

Kim wechselt auf den Ausgangpositionsstuhl zurück (*weiterhin Punkt 7*).

BP: Ja. Du merkst die Anstrengung schon?

K: Ja. Das stimmt.

BP: Wo merkst du die? Die Anstrengung?

K: Ja, in dem inneren Kampf, im Prinzip, in dem Hin- und Herspringen. Ich, beziehungsweise wenn ich mir das vom Gesamten her angucke, dann springe ich ja auch generell immer. Also, es gibt auch Teile von mir, die mir gut zureden, und Ähnliches. Also, ich erlebe ja diesen Switch.

BP: Was hast du da gerade mitbekommen? Als ich den Kritiker befragt habe und dann die Traurige dazu kam. Was ist da passiert, mit den beiden?

K: Also, als die Traurige dazu kam, war der Kritiker gar nicht mehr da.

BP: Interessant, oder? Würdest du sagen, dass es eigentlich um die Traurige geht?

K: Inwiefern *eigentlich*?

BP: Würdest du sagen, dass eigentlich die Traurige zuerst da war? Oder, es gab ja auch so eine ängstliche Komponente. Die Verletzliche, die verletzte Komponente zuerst da war. Diese Seite. Und dann der Kritiker sich später entwickelt hat?

K: Das könnte schon gut sein, ja. Das erscheint ja erst mal paradox.

BP: Warum?

K: Na ja, wenn man traurig ist, dann braucht man ja eben eigentlich jemanden, der tröstet und nett ist, und nicht jemanden, der noch weiter draufhaut, quasi.

(Ein ganz entscheidender Punkt, diese Erkenntnis.)

BP: Kann das sein, dass in vielen Lebenssituationen dir Trost gefehlt hat?

K: Ja, unter Umständen.

BP: Ich frag ganz vorsichtig: Kann es sein, dass die Eltern einen Tick zu wenig getröstet haben?

K: Ich erinnere das nicht so. Der Druck, der kam auch zum Beispiel nie von meinen Eltern. Also, oft ist es so, dass der von den Eltern kommt. Das war in dem Fall nicht so. Genau, das kann sein, das konkret in diesen Sachen, dass da zu wenig getröstet wurde, ja.

Ich lasse diese beiden Erfahrungen bestehen:
(1) Eltern haben keinen Druck gemacht.
(2) Eltern haben eventuell konkret in den Schulsituationen zu wenig getröstet.

Beides darf nebeneinander existieren und entspricht dem Erleben der Patientin. Am Ende war Kim in der Ausgangsposition **(Punkt 8)**, reorientierte sich (**Punkt 9**) und das Interview war beendet.

In der Summe erlebte Kim an vielen Stellen mit Bezugspersonen ein *zu still, zu schüchtern*, *nur geeignet* oder *das Besondere fehlt*, was sich in der heutigen inneren Kritikerin widerspiegelt. Vielmehr empfand ich es jedoch als problematisch, dass Kim noch nicht gelernt hatte, stolz auf ihre positiv-ruhige, sanfte und angenehm zurückhaltende Art zu sein, sondern immer noch versuchte zu vermeiden, bloß nicht in die »Klasse der Nicht-Besonderen« zu fallen. Das gut gemeinte Intervenieren der Eltern (evtl. aus eigenen, unbewussten Motiven heraus) könnte sie in ein ständiges Insuffizienzerleben gegenüber den »Cracks« in dieser Klasse gebracht haben. Ich nahm ihre innere Kritikerin eher als *Vermeidungskritikerin* wahr, eher als Schutzanteil vor Kritik oder Kontrollverlust (weniger als *Annäherungskritikerin*, die auf Teufel komm raus auf Lob und Anerkennung aus ist). Auf familiäre Hintergründe oder eine möglicherweise zu geringe Unterstützung beim Zu-sich-Stehen ging ich nicht ein, da Kim das (schnell) verneinte und ich keinen Auftrag bekam, die Ebene genauer untersuchen zu dürfen.

**Zusammenfassung**

**Konkrete Interventionen für Kim**

- Wo erfährst du Trost? Schreibe drei Situationen auf, in denen das der Fall ist.
- Fragst du um Hilfe, wenn du sehr selbstkritisch bist? Bring die Situationen, in denen du selbstkritisch bist, in deine Intervisionsgruppe ein.
- Lasse dir insgesamt zwei Postkarten von deinen besten Freundinnen oder deinem Partner schreiben, in denen Sie alles aufführen, was Sie an dir besonders mögen. Beobachte deine Reaktionen auf das Geschriebene, Lese die Geschichte von G. Bucay, »Der wahre Wert des Rings.«
- Übe dich in Konflikten. Führe in deinem Kalender tagebuchartig auf, wann du dich ärgerst, wann du dich in deinen Bedürfnissen nicht beachtet fühlst. Versuche (a) Gefühl und (b) (verletztes) Bedürfnis einem Gegenüber zu sagen!

Fange mit einer Konfliktsituation bzw. einer Person an, die mittelschwer ist. Bespreche deine Erfahrungen mit einer Vertrauensperson.

- Wann erlebst du dich kraftvoll, stark und vital? Welcher Anker, also welcher visuelle, auditorische, kinästhetische, olfaktorische oder gustatorische (kurz: VAKOG) Sinneseindruck steht für diese Stärke? Lass diesen Anker in schwierigen Situationen auftreten!
- Mache einen Waldspaziergang und beobachte, was du siehst. Was fällt dir an den Bäumen, Sträuchern, Blumen und allem anderen auf? Berichte einer Freundin davon und tauscht euch aus, was deine Beobachtungen bedeuten könnten.

In der Arbeit mit diesen ausgeprägten inneren Kritikern sind diese oft nicht durch die bloße Sammlung eigener, nachweisbarer Kompetenzen und Erfolge zu erreichen. Weil Bestätigung *im Außen* eben schwankend, flüchtig und nicht kostant ist. Und selbst jahrelang erfolgreich tätige Kolleginnen und Kollegen halten weiter an der Annahme fest, im Grunde nicht oder wenig kompetent oder wenig liebenswert im Privaten zu sein.

Wie ist nun bei stark ausgeprägter innerer Kritik an eigenen beruflichen oder privaten Attributen und Fertigkeiten vorzugehen? Wie kann ich jemanden erreichen, der gar glaubt, generell nicht gut genug zu sein? Meine Erfahrung ist: Mit der Person in den Kampf gehen, sie davon überzeugen zu wollen *doch etwas wert zu sein*, bringt gar nichts. Wenn ich beginnen sollte, mit dem Patienten, in diesem Fall sogar Kollegin oder Kollege, um das Werturteil zu ringen, so wird er oder sie mich vom Gegenteil versuchen zu überzeugen. Der innere Kritiker, bzw. die negative Grundannahme, kämpft quasi um ihr Überleben. Ich selber habe zu Beginn meiner Tätigkeit die Erfahrung gemacht, Patientinnen oder Patienten davon überzeugen zu wollen, dass sie sehr wohl wertvoll und einzigartig sind. Glücklicherweise lernte ich mehr und mehr, wie wenig diese Strategie im Überzeugen-Modus Patienten und auch mir einbrachte. Wenn ich wirklich will, dass ein Dialog auf Augenhöhe entsteht, muss ich beginnen, den inneren Kritiker und das schuldhafte Erleben wohlwollend und unvoreingenommen kennenzulernen. Auch hier lohnt es sich wieder, die Entstehungsgeschichte des schuldhaften Erlebens, einen möglichen wahren Kern der Schuldgefühle (denn es macht natürlich in der Therapie einen Unterschied, inwieweit jemand tatsächlich Schuld auf sich geladen hat) und die wichtigen Funktionen des inneren Kritikers in Kindheit und Erwachsenenleben sanft und annehmend zu untersuchen.

**Sich selbst umarmen.** Thich Nhat Hanh beschrieb ein anderes Mal auf einem Retreat sinngemäß, dass wir lernen könnten, unsere schmerzhaften Gefühle zu umarmen, wie eine Mutter ihr Baby umarmt. So würde Achtsamkeit im Umgang mit eigenen Schmerzen diese umwandeln können, und zwar durch die liebevolle und annehmende Präsenz im gegenwärtigen Augenblick. Dabei sollte die buddhistische Achtsamkeitspraxis nicht als Make-Up benutzt werden, wie es 2014 ein Mönch auf dem jährlichen Sommerretreat im EIAB in Waldbröl im Gespräch formulierte. Also demnach, übertragen auf das Thema Achtsamkeit, keine »Achtsamkeit praktizieren, um sich aufzuhübschen«, weil es en vogue und schick ist oder »Achtsamkeit üben, um Hautunreinheiten zu überpinseln«, sondern sich ernsthaft und möglichst offen für Entdeckungen auf diesen Prozess von Selbsterfahrung und -erkenntnis einzulassen. Oder, um es mit Luise Reddemann zu formulieren, dass Achtsamkeit in der Erfahrung stattfinden muss und nicht im Lesen von Büchern (Reddemann, 2010) – oder im Besuchen von Seminaren, um sich wach und neugierig mit den vorgestellten Impulsen zu beschäftigen. Aus meiner Sicht dürfen aber auch aus einem anfänglich eher oberflächlichen Eintauchen in das Thema Achtsamkeit (wie sonst sollte der Erstkontakt stattfinden?) mit der Zeit längere Schwimmzüge und tieferes Tauchen entstehen.

So kann eine achtsame, selbstfürsorgliche Umarmung beispielsweise schmerzhafte Gefühle mit der Zeit verwandeln. Zurecht fragen viele Patienten: »Wie soll das gehen? Ich kann mich doch nicht selbst umarmen!« Und manchen Kollegen erscheint das Umarmen des eigenen Schmerzes doch recht *esoterisch* oder weit weg. Gerade in der Verhaltenstherapie gibt es aufgrund der Entwicklungsgeschichte dieser Therapieschule, eben weg von mystischen und möglicherweise okkulten Strömungen, Vorbehalte gegen spirituelle Ideen und Ansätze. Inzwischen liegen jedoch verschiedene Bücher vor, die gerade achtsamkeitsbasierte Verfahren und psychotherapeutische Ansätze sehr differenziert miteinander in Beziehung bringen (vgl. Heidenreich & Michalak, 2009; Reddemann, 2010).

Die Art des Sich-Umarmens kann dabei sehr verschieden sein. Nehmen wir die Grundannahme: »Wenn du dich richtig zeigen würdest, würden die Leute dich nicht mögen.« Diese Annahme, verbunden mit Gedanken, Gefühlen, Körperempfindungen, Bildern und Verhaltensimpulsen achtsam zu betrachten, zu berühren und schließlich zu umarmen könnte konkret damit beginnen, die Entstehungsgeschichte dieser Verletzung achtsam, in Ruhe und mit sanften Augen Revue passieren zu lassen. Unter Umständen sehe ich das 5-, 7- oder 11-jährige Kind, was zu oft gespiegelt bekam, nicht in Ordnung zu sein, nicht mit seinen Gefühlen und Bedürfnissen gesehen zu werden. Dann kann Mitgefühl für das Kind entstehen, denn es war abhängig von den Bezugspersonen und konnte sich nicht mehr wehren. Es hätte mehr Zuwendung oder Schutz gebraucht. Und aus der Angst, sich zu zeigen, entsteht in der Transformation Mitgefühl und Liebe für sich selbst.

Eine andere Art und Weise des Umarmens könnte sein, in einem schmerzvollen Augenblick, wenn ich glaube, mich niemandem zeigen und zumuten zu können, genau mein Bedürfnis zu erspüren. Was brauche ich gerade? Will ich Kontakt zu einer vertrauten Person aufnehmen, die mich so nimmt und mag, wie ich gerade da bin? Oder streiten sich da zwei Kräfte zwischen Wunsch nach Nähe und gleichzeitig Bedürfnis nach Distanz, Abstand und alleine sein? Diesen Prozess achtsam zu betrachten und dann aber auch entscheiden, was nun zu tun ist. Ist im Sinne meines Heilungsprozesses nun wichtig, mich auszusprechen, oder sollte ich lernen, Spannungen auch mal alleine zu bewältigen? In vielen von mir geleiteten Gruppentherapien erleben die Teilnehmenden, wie Sie es bestimmt auch aus Ihren Arbeitsfeldern kennen, das Aussprechen eigener Schwächen, (vermeintlicher) Fehler und schambesetzter

Themen als sehr entlastend. Denn so erfahren sie, nicht alleine mit beispielsweise dem sozialen Rückzug, dem sich Verurteilen oder auch dem Verlangen nach Alkohol, Affären oder ihren speziellen irrationalen Ängsten zu sein. Und schließlich von eigentlich Fremden in diesem Moment so angenommen zu sein, wie sie sind. Zugegebenermaßen übertragen sich diese hilfreichen Gruppenprozesse nicht sofort auf den Alltag und die anderen Beziehungen der Menschen. Doch diese kleine emotionale korrigierende Erfahrung vergessen sie nicht. Vor allem, wenn sie nicht belehrend, sondern auf Augenhöhe unter die Haut gehen.

Eine Art des achtsamen Betrachtens meiner schmerzvollen Themen kann auch sein, mit meinem Partner offen und direkt über die wechselseitigen Bedürfnisse und Gefühle zu sprechen. So nehme ich mein »Ich bin als Partnerin viel zu kompliziert und nicht einfühlsam genug« ernst und kann meinen Partner fragen: »Mein lieber Schatz, ich brauche deine Hilfe. Ich befürchte, als Partnerin nicht einfühlsam genug für dich zu sein und weiß nicht, wie das bei dir ankommt. Kannst du mir etwas dazu sagen?« Dann hat er (oder sie) die Chance, mich besser zu verstehen und mir (hoffentlich) eine differenzierte Antwort zu geben. Dies kann dann zu mehr gegenseitigem Verstehen und einer besseren Beziehungsqualität beitragen.

**Überhöhte Ansprüche an sich selbst.** Häufig erscheinen mir O-Töne innerer Kritiker und entsprechend selbstkritische Aussagen in Therapien jedoch in dem Sinne hoch verdächtig, als dass sie von völlig überhöhten Ansprüchen an sich selbst zeugen, um bloß in der Beziehung zu Ehemann, Schwester oder wem auch immer wohlgelitten, gemocht und am Ende geliebt zu sein. Sind hier erneut die beschriebenen Verlustängste am Werk? Erwarten meine Bezugspersonen wirklich so viel mehr, als ich zu leisten imstande bin? Oder liegt hier auch das bereits erwähnte Demutsproblem vor? Sprich, wenn wir Menschen viel zu viel von uns erwarten und eben nicht demütig mit den eigenen Grenzen oder denen anderer umgehen. Uns in unseren Kräften quasi überhöhen und Superman oder den weißen Ritter respektive die weiße Ritterin zu spielen. Eine Kollegin nannte es sogar: Mama sein. Möglicherweise versuche ich in ein und demselben Moment Ehefrau, Freundin, Therapeutin und Mutterfigur zu sein oder auch Sohn, Sozialarbeiter, Eheberater und Gesundheitscoach. Nein, natürlich sind solche Prozesse nicht per se schlimm und doch gilt es, sie eben achtsam zu betrachten:

- Woher kommen meine überzogenen Erwartungen an mich selbst?
- Wer oder was spricht da aus mir?
- Was möchte der innere Kritiker erreichen?

So beginne ich, mich selbst mit meinen Verletzungen, daraus entstandenen Schemata und Erwartungen ernst zu nehmen und kann langsam beginnen, mit mir über eine effektivere (dieses Wort lieben innere Kritiker!) Neuausrichtung zu verhandeln. Vertrauensvolle Kollegen können diesen Prozess sehr unterstützen, denn alleine sieht man manchmal »den Wald vor lauter Bäumen nicht«.

**Was machen wir nun mit dem Vorwurf des »Bluffs«?** Laut Duden ist ein Bluff eine dreiste, bewusste Irreführung, ein Täuschungsmanöver. Sicherlich kenne ich den Hintergrund der Kolleginnen oder Kollegen nicht im Detail, die so eine innere Kritik auf den Bogen schrieben. Es könnte also theoretisch sein, dass die sich den Bluff vorwerfenden Kollegen naiven Patienten unwirksame Medikamente als neue wirksame Psychopharmaka verkaufen oder von sich geben, nur mit ihrer Therapie könnten sie in kurzer Zeit alle familiären Traumata heilen … puuh, in diesen Fällen würde ich sagen: Natürlich hat der innere Kritiker recht, bitte aufhören mit falschen Heilsversprechen und gerne auch Patienten abgeben, die ich (noch) nicht gelernt habe zu behandeln.

Nur: Fast immer sind die betroffenen Kolleginnen, die so etwas äußern, gut qualifiziert, bilden sich fort und sind eindeutig viel zu streng mit sich! Erwarten auch hier zu viel von sich! Bluffende Kolleginnen würden sich wohl kaum solche Sorgen machen, sondern wie beschrieben dreist und bewusst Patienten in die Irre führen. Ich gebe zu, ich würde sie gerne in dieser Selbstdefinition widerlegen, die betroffenen Kollegen … aber, wenn das zwar im Kopf ankommt, aber nicht im Fühlen, dann braucht es meist auf Beziehungsebene ein sehr kontinuierliches Spiegeln der Wertschätzung für mein zweifelndes Gegenüber, kein plumpes Überzeugen-Wollen, sondern das stetige Erinnern daran: »›, dass du doch per se mit deiner Grundausbildung, deinem gesunden Menschenverstand, deinen Fortbildungen, Super- sowie Intervisionen und viel Herz eine gute Arbeit machst«. Und, dass Unsicherheiten im Therapieprozess normal sind. Ich kann diese auch achtsam betrachtend dahingehend untersuchen, was in mir gerade passiert.

Einem Freund würde ich so gerne zurufen: »Du bist nicht schuld. Du bist nicht alleine verantwortlich für Schwierigkeiten in deinen Beziehungen, welcher Art auch immer!« Und wenn er doch Schuld auf sich geladen hätte, so würden wir seine Wut (auf sich) und Trauer und Angst gemeinsam aushalten. Vielleicht wollte und könnte er etwas (an anderer Stelle?) wiedergutmachen? Und lernen, diesen Fehler nicht wieder zu begehen, sich in kleinen Schritten zu verzeihen.

Wie Verzeihen funktionieren kann? Meiner Erfahrung nach ist dabei einer der wichtigsten Schlüssel, Mitgefühl zu kultivieren. Mitgefühl unterscheidet sich dabei in meinem Empfinden von Mitleid darin, dass ich mich im Mitgefühl mit dem Leiden meines Gegenübers verbinde und nicht *mitleidig* auf ihn, eher von oben, herabschaue und so eine Distanz wahre. Vielmehr begegne ich ihm auf Augenhöhe, empfinde mit, stehe ihm bei und lasse mich zudem nicht von seinem Leiden überwältigen. Dazu kommt der folgende wichtige Aspekt, dass laut Khema das Leid in der Welt sei und der »nahe Feind von Mitgefühl ist Mitleid«. Ihr zufolge sollten wir nicht mitleiden, denn dann gäbe es noch eine weitere leidende Person. Wir seien stattdessen aufgefordert, »das Leid zu erkennen und zu wissen, dass wir es transzendieren können und von denen wir wissen, von denen wir vielleicht erfahren haben, dass sie leiden, Mitgefühl zu haben« (Khema, 2005, S. 112).

Vielen meiner Patienten fällt es leichter, Mitgefühl für ihre Lieben zu entwickeln und ihnen so gut wie alles zu verzeihen. Uns fällt es als Therapeuten häufig nicht schwer, Patienten eine verzeihende und mitfühlende Haltung zu spiegeln, auch wenn sie Schuld auf sich geladen haben. Zugegebenermaßen hängt es auch von der Art von Schuld und unserem Bezug zum Schuldthema ab. Und doch scheint es leichter zu sein, anderen als sich selbst zu verzeihen. Patienten können so streng mit ihren gescheiterten Lebensplänen sein und können sich diese vor lauter Gram nicht verzeihen. Viele Therapeuten nehmen sie glücklicherweise achtsam und mitfühlend an und begleiten sie behutsam darin, sich zu vergeben und Wertvolles im Hier und Jetzt zu erleben. Ich lade Sie nun ein, einen Moment innezuhalten und nachzuspüren, was Sie sich gegebenenfalls noch nicht verziehen haben.

## 6.5 Frieden schließen

Wie fühlte es sich an, diese Zeilen zu schreiben (s. AB 23)? Oder haben Sie sie ausgelassen? Ich kenne es von mir, beim flüchtigen Lesen mich nicht wirklich auf eine solche Frage einzulassen. Im Alltag bietet sich auch tatsächlich selten der Raum für ein tieferes Erspüren einer solchen konfrontativen Fragestellung. Gleichzeitig laufen wir häufig vor diesen Themen, wie Scham, Schuld und Trauer, ja weg, um uns etwas vor dem Schmerz zu schützen. AB 23

Wichtig bei tatsächlich schuldhaftem Verhalten kann sein, dass ich mich darin üben kann, meine Schuld
(a) entweder abzutragen oder
(b) einen solchen Fehler nicht mehr zu machen.

Vor einigen Jahren las ich einen bemerkenswerten Artikel, in dem beschrieben wurde, wie Straftäter in Afrika zur direkten Wiedergutmachung bei den Familien der Opfer eingesetzt wurden und es tatsächlich zu einem Prozess der Vergebung kommen konnte. Der Schuldige half beispielsweise mit auf dem Hof der Familie des Opfers und dessen Familie erhielt für den ausgefallenen Mann mit seiner Kraft eine – wenn auch niemals vergleichbare! – Kompensation. Wir alle, ich eingeschlossen, könnten uns das in unseren Breiten sicher nicht vorstellen. Doch ist es auch bei weniger dramatischen Fällen ein Mittel, eine Schuld abzutragen. So könnte ich, wenn ich schuldhaft betrunken jemanden angefahren und schwer verletzt hätte, mich später in der Unfallhilfe ehrenamtlich engagieren oder Schulklassen über die Gefahren von Alkohol aufklären. So würde ich aktiv mein Schuldgefühl bearbeiten, und mein Schmerz und mein Leiden sowie der Schmerz und das Leiden des Opfers könnten noch wertvolle Impulse hervorbringen, die das Leiden lindern. Wenn meine *Schuld* darin bestünde, zu wenig Struktur in Therapiesitzungen einzubringen, könnte ich mithilfe eines schlauen Buches mir vor der Sitzung ein paar Notizen zu möglichen Interventionen und dem roten Faden machen oder ich akzeptiere die Unstrukturiertheit und behalte ebenjenen Faden trotzdem im Auge!

**Die Beschützer-Übung.** Vor einigen Tagen hatte ich den Gedanken, mit dem Bild bzw. der Metapher des Beschützers eine Übung entstehen zu lassen, die ich hier mit Ihnen teilen möchte. An dieser Stelle übertrage ich sie auf das Thema Schuldgefühle, ein anderer Impuls, um Patienten zu führen, ist auch möglich (s. AB 24). AB 24

| In welchen Situationen bin ich / war ich bedingungslos zugewandt? Bei wem? | In welchen Situationen knüpfe ich meine Wertschätzung an Bedingungen? Bei wem? |
|---|---|
| In diesen Situationen: | In welchen Situationen: |
| Bei: | Bei: |
| Wo habe ich diese Wertschätzung erfahren? Von wem? | Wo habe ich diese Bedingtheit von Wertschätzung erfahren? Von wem? |

 

## AB 20 Situationen und / oder Sätze der eigenen Lebensgeschichte zum Thema Wertschätzung

Ordnen Sie die Botschaften, Sätze, Regeln und / oder Situationen in eine der Spalten ein!

| **Bedingte Wertschätzung** | **Bedingungslose Wertschätzung** | **»Unklare Situation / Botschaft«** |
|---|---|---|
| z. B. »Ohne Fleiß kein Preis!« | z. B. »Wir stehen immer hinter dir.« | z. B. »Aus dir wird beruflich was Gutes werden!« |
| »Eigenlob stinkt!« | | |
| »Es muss schon ein ordentliches Studium sein, Medizin oder Jura …« | | |
| | | |
| | | |
| | | |
| | | |
| | | |
| | | |
| | | |
| | | |
| | | |
| | | |
| | | |
| | | |
| | | |
| | | |
| | | |
| | | |
| | | |
| | | |
| | | |

Wofür wurde ich gelobt beziehungsweise belohnt?

- ______________________________
- ______________________________
- ______________________________

Wie wurde ich belohnt?

- ______________________________
- ______________________________
- ______________________________

Wofür wurde ich ausgeschimpft beziehungsweise bestraft?

- ______________________________
- ______________________________
- ______________________________

Wie wurde ich bestraft?

- ______________________________
- ______________________________
- ______________________________

 

## AB 22 Selbstakzeptanz analysieren

| Was kann ich an mir ohne Wenn und Aber leiden? | Was lehne ich noch an mir ab? Was kann ich noch nicht gern an mir haben? |
|---|---|
| Bsp. 1: meine Fähigkeit zu Empathie | Bsp. 1: mein mangelndes Wissen in … |
| Bsp. 2: an meinem Aussehen: | Bsp. 2: meine Impulsivität … |
| Bsp. 3: meine Strukturiertheit | Bsp. 3: meine Empfindlichkeit in … |
| | |
| | |
| | |

! Die Übung gewinnt an Kraft, je ehrlicher Sie sie ausüben.

 

AB 23 Was ich mir noch nicht verziehen habe …

**Ihre Notizen:**

- ▶ ______
- ▶ ______
- ▶ ______
- ▶ ______
- ▶ ______
- ▶ ______
- ▶ ______
- ▶ ______
- ▶ ______
- ▶ ______
- ▶ ______
- ▶ ______
- ▶ ______
- ▶ ______
- ▶ ______
- ▶ ______
- ▶ ______
- ▶ ______

 

Herzlich Willkommen. Ich begrüße Sie zur Übung, als Beschützer auf sich selbst zu treffen.

Finden Sie sich zunächst in einer bequemen Sitzposition ein, die angenehm für Sie ist ... Sie können auch gerne liegen oder stehen ... und nehmen Sie sich die Zeit ... sich zunächst in Ihrer Position einzurichten ... und Sie wissen selber am besten, auf welche Art und Weise ... Sie diese Ruhe und Geborgenheit entstehen lassen können ... auch wenn möglicherweise ... noch Gedanken, Skepsis, Unsicherheit oder andere Gefühle da sein mögen ...

... ein anderer Teil wiederum längst dabei ...

... nach und nach ... mit jedem Atemzug ein bisschen mehr ... mit Sicherheit so wie es Ihnen gut tut ... die Ruhe und Entspannung tiefer werden zu lassen ... und ist es nicht erholsam, einfach tief und langsam durchzuatmen? ... während man sich fragt ... auf welche Art und Weise Sie als Beschützer ... als Beschützerin ... an einem wunderschönen und sicheren Ort erscheinen ...

... werden ... sich das eigene Erscheinungsbild als Beschützer vorzustellen ...

... vielleicht so, wie Sie gerade angezogen sind und aussehen ...

... andere wiederum sehen sich in besonderer Kleidung oder wie neulich ... als jemand tief in ihrer Übung ... sich selbst nur noch als Licht wahrnahm ... und wenn das für Sie ganz anders ist, geht das natürlich auch in Ordnung ... einfach wachsam und neugierig darauf zu sein, wie Sie als beschützender Helfer ... dort möglicherweise inmitten der Natur ... wohltuend ...

... an einem Ort, der Ihnen gefällt ...

... sich umzuschauen an diesem schönen Ort und auch diese kleine Bank dort wahrzunehmen ... vielleicht das Holz ... vielleicht anderes Material ... eine Bank auf der Sie selbst ... auf der dieser Mensch, vielleicht von Schuldgefühlen und Selbstvorwürfen ... oder anderem geplagt ... schon sitzt ... nehmen Sie wahr, was Sie beim Anblick dieses Menschen dort auf der Bank erfahren ... auf welche Art und Weise Sie auf ihn zugehen ... sich möglicherweise neben ihn oder sie setzen ...

... oder ganz anders ... und bei vielen ist es so, dass das Herz weit wird ... und Mitgefühl entsteht ... zu atmen und mit jedem Ein- und Ausatmen diese Übung noch ein wenig tiefer werden zu lassen ... sofern Sie das möchten ... und ich weiß nicht, ob die Person beziehungsweise dieser Mensch ... den Sie am besten von allen kennen, der mit Ihnen jeden Morgen aufwacht, mit dem Sie jeden Abend als letztes zu Bett gehen ... ich weiß nicht, ob diese Person etwas sagt oder nicht ...

... wie sie da sitzt ... ob aufrecht oder gekrümmt ... ihren Gesichtsausdruck anschauend mit jedem Ein- und Ausatmen ... erspüren ... Sie als Beschützer können ja spüren, was sie ... in diesem Moment ... braucht ... wenn dieser

 

Mensch sagt: Ich lerne es nie, oder: Ich bin nicht gut genug … oder … wenn die anderen mich wirklich kennen würden … und manche nennen es Intuition …

… oder Bauchgefühl … oder die Kraft des Unbewussten …

… aus dem Herzen heraus diesem Menschen all das Heilsame und Wohlwollende und Gütige zu schenken, was gerade da ist …

… und der eine Beschützer macht das mit Worten … und der andere mit Berührung oder auch nur mit ganz sanften Augen … schauen Sie einfach, auf welche Art und Weise Sie als Beschützer diesem Menschen, sich selbst, dabei helfen mögen …

sich das zu verzeihen, worunter er oder sie leidet …

versöhnlich sein zu dürfen … ist das nicht ein bisschen so, wie Frieden machen?

… dann zu schauen, wie dieser Mensch auf dieses Geschenk reagiert und bleiben Sie geduldig, wenn er es noch nicht annehmen kann … glücklicherweise bleibt das Geschenk bestehen, auch wenn es noch nicht geöffnet wird … wird wahrscheinlich in einem stillen Moment heimlich aus dem Schrank genommen und ganz vorsichtig, behutsam ausgepackt … so wie man das mit Kostbarkeiten macht … vielleicht freut der Mensch dort auf dieser Bank sich einfach auch darüber, dass sein Beschützer, seine Beschützerin endlich gekommen ist und sich auch um ihn kümmert … um sie kümmert …

… vielleicht fragt er noch etwas … vielleicht spüren Sie einfach nur die Berührung der Umarmung. …

atmend … im Gleichklang oder anders … ganz gleich, was Sie in dieser Übung jetzt wahrnehmen, ist das in Ordnung … gut genug … und auch wenn es vielleicht noch nicht so einfach war, war in die Übung zu finden, ist das in Ordnung … so oder so gut auf sich aufpassend … und sich nun freundlich als Beschützer von »Ihrem Menschen« verabschieden … »bis bald, auf Wiedersehen« und sich davon … wenn man vielleicht gar nicht damit rechnet … überraschen zu lassen, auf welche Art und Weise diese Erfahrung Sie stärkt und Frieden schafft … noch ein paar tiefe Atemzüge … dann kommen Sie langsam auf Ihre Art und Weise und in Ihrem eigenen Tempo in den Raum zurück … orientieren Sie sich … machen Sie die Augen wieder auf … vielleicht mögen Sie sich recken und strecken und aufstehen und etwas trinken, um wieder ganz im Hier und Jetzt anzukommen.

Diese Datei steht auch zum Download und als Audiodatei bereit.

**Im Anschluss:** die Reorientierung abschließen und schauen, ob alles in Ordnung ist. Wenn ja, ist es gut. Auch Gefühle mehr zu spüren ist sehr normal und ein gutes Zeichen. Wenn man sich gar nicht wohl fühlt, dann sich bitte durch eine konkrete Aktivität im Hier und Jetzt (Hausarbeit, Garten, einen Freund anrufen) weiter erden.

 

# 7 Kritikersätze und Schuldgefühle im Privatleben – O-Töne von Kollegen

## 7.1 So schräg, wie du selbst drauf bist, kannst du doch nicht anderen helfen

Gemeinerweise behauptet das Klischee ja, Psychotherapeuten »haben selber alle einen an der Klatsche.« Kennen Sie diesen Satz? Man könnte erwidern: »Das ist normal, Schnupfen haben sie ja auch.«

Ein gesundes Maß an eigener Lebenserfahrung in Sachen Schmerz, Leiden und psychischen Krisen kann uns eben eindeutig als Menschen reifen und somit mehr und tiefere Empathie mit unseren Patienten entwickeln lassen. Wer nie erlebt hat, wie es ist, intensive Ängste ausgestanden zu haben, dem geht sicherlich ein tieferes Verständnis für eine solche Thematik ab. Dennoch können gute Psychotherapien durchgeführt werden, ohne alle Symptomatiken am eigenen Leib erfahren zu haben. Auch helfen im verhaltenstherapeutischen Kontext manche Manuale, strukturiert die Patienten in der Therapieplanung und -durchführung bei der Bewältigung ihrer Symptome fundiert zu unterstützen. Jedoch kann es sehr helfen, durch Prozesse der Selbsterfahrung mit der zugehörigen Tiefe und eigenen Resonanz die Patienten anders zu verstehen. Dies fördert das Erleben von Mitgefühl, Wohlwollen, Geduld und schlussendlich die Qualität der Therapiebeziehung und das Ergebnis der Behandlung. Die eigene Lebenserfahrung schult mich für die Begleitung der Lebenskrisen und -themen der Patienten.

Sicherlich muss unterschieden werden, ob die eigenen Themen das Wohl und Vorankommen der Patienten behindern und diese schädigen könnten. Im Klartext: Wo eine einfache Autofahrphobie und Durchsetzungsprobleme in der Erziehung der eigenen Kinder keinen Einfluss auf eine Behandlung haben müssen (außer ich sehe in den Patienten projektiv »eigene Kinder«), so sind ein Substanzmissbrauch, eine schwere depressive Episode oder starke Beziehungsängste (diese Liste ließe sich auch noch sehr viel länger fassen) problematisch, insbesondere wenn sie unbehandelt sind und bleiben. Sehr erfrischend ehrlich, Mut machend und konstruktiv war es, als eine Kollegin im Workshop im Rahmen der Schweigepflicht offen berichtete, eine eigene Therapie für ihre Stabilität und persönlichen Themen zu nutzen und dafür sehr dankbar zu sein. Aus meiner Sicht tat sie so viel für ihren Heilungsprozess, die eigene Festigkeit und auch das Wohl ihrer Patienten. Und unter Umständen sogar für die anwesenden Kolleginnen und Kollegen, die möglicherweise auch über Hilfe für sich nachdachten.

**Tabus brechen.** Bezogen auf das Thema »psychischer Belastungen bei Therapeuten« könnte das bedeuten, dass auch eine solche Krise völlig normal und menschlich ist, dass man sich nicht dafür schämen muss, auch wenn es sicher nicht an die große Glocke gehängt (es geht schließlich auch hier nur Wenige etwas an) werden muss. Und dennoch ist meine Erfahrung, dass dieses Thema eher tabuisiert als offen behandelt wird. Auch in Supervisionen sind Supervisanden öfter zurückhaltend hinsichtlich eigener Erfahrungen mit Krisen als offen und um Rat fragend. Im Sinne der Autonomie ist das sehr in Ordnung und vor allem soll ja jeder seinen Platz suchen, wo er oder sie sich dazu öffnen kann. Wenn das jedoch nirgendwo gelingt, es trotz einer bestehenden Belastung keinen Raum gibt, um sich frei öffnen zu können, dann treffen das Bedürfnis nach Kontrolle und Selbstwerterhöhung oder -schutz (nicht über eigene Probleme sprechen) auf das Bedürfnis nach Unlustvermeidung (Schmerz loswerden können) und es entsteht ein klassischer Ziel- oder auch Annäherungs-/Vermeidungskonflikt. Wenn dazu noch der geeignete Raum zum Hilfe erfahren fehlt, die Belastung stark und die Ambivalenz groß ist, dann bleibt der Therapeut mit seinen Themen allein und das ist keinem zuträglich. Ich gebe zu, dass ich indirekt auch dahin gehend aufrütteln will, den Belastungen von Kolleginnen und Kollegen mehr Hilfe zukommen zu lassen, um sie so mit ihren Themen weiterzubringen und dadurch ihnen auch eine fruchtbarere Arbeit zu ermöglichen.

## 7.2 Wenn du dich richtig zeigen würdest, würden die Leute dich nicht mögen

Kann sein, muss aber nicht. Die Frage ist doch: Wem will ich mich wie zeigen? Muss mein Chef alle meine Gefühle kennen? Wohl nein. Erzähle ich flüchtigen Bekannten sofort meine tiefsten Geheimnisse? Nein! Darf ich vor einer Vertrauensperson weinen oder mal richtig wütend sein (ohne Gewaltanwendung …)? Tendenz eindeutig ja!

Die Erfahrung, trotz oder gerade wegen seiner Schwächen und damit Menschlichkeit anerkannt zu werden, gehört sicherlich zu den wertvollsten Erfahrungen im Leben eines Menschen überhaupt. Wenn ein Mensch eine Vertrauensperson vor sich hat und die Zeit reif ist, Vertrauen und Mut ausreichend gewachsen und genügend Zeit und Raum für das Anliegen ist, dann kann eine heilsame Selbstöffnung und ein Validieren der Gefühle und Bedürfnisse stattfinden. Und der Andere wendet sich nicht ab. Wie gut das tun kann. Eine Garantie dafür gibt es natürlich nicht, wie für fast alles. Manchmal lohnt es sich, einen *Testballon* steigen zu lassen, also nicht direkt mit der ganzen Tür ins Haus zu fallen, sondern das Thema oder die Themen mal anklingen zu lassen. Ich denke, auch Sie haben in der Vergangenheit gemerkt, wer offen und wohlwollend Ihnen gegenüber war und wer nicht. Andererseits gibt es zu persönliche Themen, die aus Ihrer Sicht vielleicht noch nicht einmal in Partnerschaft oder Freundeskreis Platz haben, sondern die Sie mit sich ausmachen oder mit einer neutralen Person besprechen mögen. Wie dem auch immer sei, ich gebe zu, Sie dazu ermutigen zu wollen, an ausgewählten Stellen sich in Ihren Schwächen zu zeigen. Dabei AB 25 ist Achtsamkeit angebracht und Ihnen wird Ihre eigene Intuition dabei helfen, Zeit, Raum und Ort zu bestimmen (s. AB 25).

## 7.3 Was hast du schon alles falsch gemacht – verbockt!

Einer meiner Patienten brachte es einmal auf den Punkt: Alle seine Misserfolge, Fehlschläge und Niederlagen würde er im Geiste in einer dicken, fetten Akte sammeln und dokumentieren. Seine Erfolge, erreichten Ziele, positiven Abschlüsse würden sinnbildlich wie Blätter einfach auf den Boden fallen. So könne er nicht gut auf das Positive zugreifen, sondern es verliere sich inmitten anderer, oft negativer Ereignisse. Als er das Wort »Akte« fallen ließ, kam mir in den Sinn, ihm doch einfach eine tatsächliche Mappe zu schenken, in der er fortan das Erreichte, die Erfolgserlebnisse und den Selbstwert stärkende Gegenstände wie Postkarten von Freunden oder ausgedruckte Fotos mit lieben Menschen einheften oder einkleben konnte. So könnten diese schönen Dinge sich eben nicht mehr verlieren, sondern gut abgelegt und bei Bedarf (an dunkleren Tagen) wie ein schönes Urlaubsalbum herausgeholt werden, um sich daran zu wärmen. Mein Patient stimmte sofort zu und seitdem setze ich diese »Positivakte« in allen Selbstwert-Gruppentherapien bei uns in der Praxis ein.

Die Kollegin oder der Kollege, die den Satz der Überschrift auf meinen Erhebungsbogen schrieb, scheint auch eine Art »Akte« über ihre Verfehlungen geführt zu haben bzw. weiterzuführen und sich diese Fehler und Misserfolge vorwurfsvoll vorzuhalten. Es sprechen (so nehme ich es wahr) viel Ärger, Wut und vielleicht auch Trauer aus diesen Worten und oft geht es bei solch negativ-bilanzierenden Selbstverbalisationen (verhaltenstherapeutischer Terminus) bzw. inneren Anteilen (innere-Anteile-Terminus) ja um wichtige Themen wie Beruf, Familie, Freunde oder Lebensziele, die mit den Fehlschlägen zusammenhängen. Sie liegen wie offene Baustellen der Hauptperson weiter auf der Seele.

Was hier gebraucht wird, ist das wertschätzende Entdecken der Vorwurfsthemen, der Themenkomplexe und der Hintergründe der jeweiligen Selbstbeschuldigungen. Denn, wie an anderer Stelle erwähnt, macht es einen großen Unterschied, wie stark das Ausmaß des schuldhaften Handelns in seinen Konsequenzen auf andere und die Hauptperson war, ob gar Vorsatz im Spiel war oder beim besten Willen eben keine fahrlässig verursachte *Schuld* festzustellen ist.

Therapeuten sollten dabei auch (soweit möglich, Ausnahmen bestätigen die Regel) eher nicht in die Rolle eines Richters gehen, der Werturteile über die *Taten* abgibt. Das könnte den Prozess des Patienten, sein Verhalten zu reflektieren, zu beurteilen und schließlich selbstständig Konsequenzen zu ziehen, behindern und eben keine Augenhöhe in der Behandlung darstellen. In beiden Fällen wird es wichtig sein, den Schmerz über das »Verbockte« sehr ernst zu nehmen, ihn zu validieren und ihm Raum zu geben. Im Falle schwererer Schuld kann es dann im Verlauf um mögliche Formen der Wiedergutmachung gehen, sei es bei den Geschädigten selber oder stellvertretend bei anderen Personen oder Wesen. Doch selbst wenn ich nichts für das geschehene Unglück kann, tut es oft gut, anderen etwas Gutes und Heilsames zu tun. Ich spreche hier nicht von übertriebener Selbstaufopferung für andere, um dadurch vom eigenen Leiden abzulenken! Sondern davon, über das Fokussieren auf Hilfe, auf Positives, Heilsames und Wiedergutmachendes, sich neu auszurichten, anstatt ewig die Litanei der Selbstvorwürfe zu wiederholen, sich immer kleiner und kleiner unangespitzt in den Boden zu rammen. Mit starken Selbstvorwürfen werde ich mir und der Welt weitaus weniger wohl tun, stattdessen immer neues Leiden produzieren, als wenn ich einen Neuanfang mit mir selbst und mich mit meinen schwierigen Themen auseinandersetze. Natürlich sind wir als Therapeuten auch nur Menschen und dürfen unsere inneren Reaktionen auch mal authentisch, vielleicht etwas »gefiltert« an den Patienten weitergeben. Je nach Situation, kann also das »Nicht-Bewerten«-Prinzip, oder auch das »Klare Rückmeldung«-Prinzip nötig sein. Die Entscheidung darüber, was stimmiger ist, können Sie mit Ihrer Erfahrung (und vielleicht etwas Bedenkzeit oder Austausch) treffen. Im fünften Kapitel ging es um das Sich-Verzeihen. Darum, wie ich mich mit mir und meinen (vermeintlichen) Fehlern Frieden schließen könnte. Vielleicht braucht es im persönlichen Bereich noch mehr das Betrauern und Würdigen der Schmerzen, bevor ich bereit werde, mich selber wohlwollender und nachsichtiger zu betrachten und mir das zu vergeben, was ich getan und unterlassen habe. Wenn Sie so weit sind, können Sie einige Zeilen an sich richten, aber nur, wenn Sie sich danach fühlen. Es kann ein Brief des Verzeihens und der liebevollen Güte werden, jedoch auch hier in Ihrer eigenen Sprache, nicht gekünstelt oder therapeutisch korrekt. Er könnte so beginnen, wie auf Arbeitsblatt 26 dargestellt.

AB 26

Wenn Sie Ihre Worte finden, Sie sich Zeit nehmen für diese Zeilen und Sie ehrlich an sich richten, dann kann Erstaunliches passieren. Endlich entsteht eine Entlastung des Inneren, der abgelehnten und verurteilten Seiten unserer Selbst und die innere Spannung, die so viel Kraft und Lebensfreude gebunden hat, fällt ab.

Manchmal kann es auch hilfreich sein, den Brief in der Du-Form zu schreiben, aber das ist individuell unterschiedlich und in der Ich-Form wird es oft persönlicher. Pema Chödrön, eine buddhistische Äbtissin in Kanada, schreibt zum Meditationsobjekt »Maitri«. Die liebevolle Güte wird im buddhistischen Kontext entweder als »Metta«, oder auch als »Maitri« bezeichnet (pali: mettā; sanskrit: maitrī).

Für Chödrön bedeutet Maitri, sich die eigenen Muster und Gewohnheiten anzusehen. Das sei »… die Entwicklung einer liebevollen Güte für und bedingungslosen Freundschaften mit uns selbst« (Chödrön, 2001, S. 49).

Und weiter:

> »Was Maitri so einzigartig macht, ist die Tatsache, dass wir nicht versuchen ein Problem zu lösen. Wir kämpfen nicht um die Beseitigung von Schmerz oder darum, ein besserer Mensch zu werden. Tatsächlich geben wir jede Kontrolle auf und lassen Konzepte und Vorstellungen abfallen.« (Chödrön, 2001, S. 50)

Es geht also um etwas fundamental anderes als das Wegmachen von Schmerz und Problemen, sondern um die Entwicklung von Akzeptanz und Mitgefühl, mich in die Situation hinein zu entspannen, um damit sehr viel achtsamer und wirkungsvoller mit meinen Herausforderungen umgehen zu lernen.

Im Christentum spielen, wie im Buddhismus, natürlich Mitgefühl, liebevolle Güte, Nächstenliebe und Barmherzigkeit auch eine herausragende Rolle. Ich selbst habe in beiden Kontexten erfahren, wie positiv diese Werte von Menschen vertreten werden können, auch wenn es überall auch Gegenbeispiele gibt. Aus Platzgründen kann ich hier nicht näher auf den christlichen Kontext eingehen. Es sei noch angemerkt, dass meiner Erfahrung nach in jeder Kultur diese positiven Elemente und Qualitäten zu finden sind und inzwischen diese Gemeinsamkeiten, bei allen Unterschieden, eine tiefe Verbundenheit deutlich machen können.

## 7.4 Was möchte der innere Kritiker mit einem Vorwurf bezwecken?

**»Du bist keine gute Ehefrau für deinen Mann – nicht genug auf seine Bedürfnisse eingehend.«**

Wenn wir das Prinzip der guten Absicht walten lassen, will er wohl die Beziehung zum Ehemann festigen, verbessern und die empfundene Diskrepanz und Dissonanz zwischen den

(a) Erwartungen an das eigene Eingehen auf seine Bedürfnisse und
(b) dem tatsächlichen Eingehen reduzieren.

Welche Bedürfnisse hier wohl gemeint sind? Das wissen wir nicht und doch drängt sich diese Frage natürlich berufsbedingt direkt auf. Es wäre spannend zu wissen, wie ihr Ehemann dieses Thema wahrnimmt. Geht es um seine Bedürfnisse nach Nähe und / oder Distanz, Reden oder Schweigen, Sexualität oder etwas ganz Anderes? Oft können wir ja wie beim Thema zuvor erst dann einen Eindruck gewinnen, wenn wir wissen, worum es genau geht und ob (aus unserer sehr subjektiven Sicht) etwas an den Selbstvorwürfen dran ist. Was mich zu einer wesentlichen Frage bringt: Sollten wir nicht statt in einer urteilenden Rolle, die richterähnlich die Schwere der Verfehlungen beurteilt, lieber eine wohlwollend-überparteiliche Rolle einnehmen? Sicherlich immer unterstützend und wertschätzend, aber eben nicht das »Richtig-Falsch«- oder »Schwarz-Weiß«-Spiel des Patienten unterstützen?

Es gibt natürlich meines Erachtens Situationen, wo ich schlicht und einfach Stellung beziehen will, beispielsweise wenn eine Partnerin (wie bereits beschrieben) zu glauben scheint, alleinverantwortlich für Eheprobleme zu sein, anstatt die gemeinsame Veranlagung der Probleme zu sehen. Und doch kann ich versuchen, nicht gegen diese Aussage zu diskutieren und bei dem Versuch, den Selbstvorwurf zu entkräften, grandios scheitern. Ich kann fragen: »Wie kommen Sie darauf?«, »Um welche Bedürfnisse geht es?« und auch: »Wie erlebt Ihr Mann diese Themen?«, »Was sagt er dazu?« und »Würde er mal mit zum Gespräch kommen?«.

Gefühlt nutzen nur drei von zehn Paaren eine Paarberatung oder -therapie, um das »Haus rechtzeitig mit einer Sachverständigen anzuschauen und einzuschätzen, ob und wenn ja welche Reparaturmaßnahmen nötig sind«. Einige derjenigen, die nicht den Weg zu einer Beratungsstelle finden, schaffen es bestimmt auch ohne Beratung, manchmal bringt ein einzelnes Paargespräch auch Bewegung in die Kommunikation des Paares. Die andere Fraktion hat oft schlicht und einfach Angst, mit einer zunächst fremden Person sich den heißen Eisen der Beziehung zu widmen, wohl aus Angst festzustellen, dass es zu viel Trennendes geben könnte. Hier gilt es auch Verständnis aufzubringen, denn wir alle haben zum Glück die Freiheit zu entscheiden, was wir für unsere Beziehung tun und was wir lassen. Auch hätte ich die Kollegin gerne gefragt, was sie unter *gute Ehefrau* versteht, wie sie das definieren würde? Und genauso: Wann ist ein Mann ein *guter* Ehemann? Realisiert ihr Mann einige der zu erfüllenden Kriterien oder sind auch einige ihrer Bedürfnisse unerfüllt?

**Kleine Neuanfänge wagen.** Ausgehend von der Annahme, dass der innere Kritiker oder die innere Kritikerin gute Motive und Absichten verfolgt, könnte er oder sie also auf tatsächliche Missstände hinweisen und der Protagonistin helfen, sich mit ihrem Ehemann zusammenzusetzen. Eine Übung, die ich auch im EIAB (www.eiab.eu) kennenlernte, war die des »beginning a new«. Sie ist sowohl für Paare als auch für Freunde geeignet und dient dazu, immer wieder kleine Neuanfänge im Alltag zu machen, um so größere Ansammlungen von Verletzungen und Kränkungen zu verhindern und am Ende Schaden und womöglich den Bruch der Beziehung abzuwenden (s. AB 27).

AB 27

**Beispiel**

Eine weitere Teilnehmerin schrieb auf den O-Ton-Bogen:
»Du bist als Partnerin viel zu kompliziert und nicht einfühlsam genug.«

Schade, dass wir auch an dieser Stelle nicht ihren Partner oder ihre Partnerin fragen können. Paargespräche helfen mir wie Ihnen bestimmt auch, die Sicht des Partners zu hören, ob dieser diese Kritik teilt (oder sie sogar maßgeblich von ihm gespeist wird). So entsteht bei mir – wie in Ihren Therapien bei Ihnen – auch ein Eindruck von der Stabilität der Paarbeziehung, ihrer Geschichte, dem Zustand dieses Hauses und den problematischen Themen. Wird die Beziehung gepflegt? Von beiden? Gibt es eine (meist) konstruktive Kommunikations- und Streitkultur? Es gibt so viele Parameter, die zu erfragen sind, wobei das Bild, beide Partner im Therapieraum sitzen zu haben, oft auch sehr viel ausdrückt. Bei diesem O-Ton hätte ich also gerne gefragt, was der Partner dazu sagt. Sieht er das genauso? Oder ist die (Selbst-)Kritik nur in Teilen, situationsspezifisch gerechtfertigt? Denn der zitierte Satz klingt häufig generalisiert und sehr global. Somit würde es gelten zu klären, ob die Kollegin

(a) tatsächlich Verantwortung für *echte* Fehler übernehmen will und sollte, oder ob
(b) dies schon ausreichend geschehen ist, bzw.
(c) sie ganz im Gegenteil sich vertut und aus Sicht des Partners viel einfühlsamer ist als sie denkt.

Die Übung beim vorangegangenen Beispiel könnte sehr dabei helfen, Verantwortung für eigene Fehler zu übernehmen und auch gegenseitig Blumen zu gießen. Es ist kein Zufall, dass das Blumengießen in der Übung an erster Stelle steht!

### »Du bist keine gute Schwester für deine Schwester – nicht genug auf ihre Bedürfnisse eingehend.«

Dieser O-Ton einer inneren Kritikerin stand wörtlich auf demselben Bogen und verdeutlicht, dass die innere Kritikerin offensichtlich nicht nur in einer Beziehung unzufrieden mit der Leistung der Kollegin ist, sondern dass sich diese Unzufriedenheit mindestens auf zwei Beziehungen erstreckt. Wie sieht es mit Ihrer eigenen Anspruchshaltung in ihren Geschwisterkonstellationen aus, sofern sie welche haben? Häufig berichten die älteren oder ältesten Geschwister, dass sie besonders viel Verantwortungsgefühl für ihre jüngeren Geschwister entwickelten bzw. übertragen bekamen. Diese Übertragung findet nicht unbedingt explizit oder gar geplant statt, eher automatisch beiläufig, so unter dem Motto: »Du bist der ältere Bruder und musst (immer) auf deinen kleinen Bruder aufpassen!« Beliebt ist auch: »Du bist die Ältere und musst vernünftig sein.« In die Situation der Eltern hereinversetzt ist das ja auch sehr nachvollziehbar, dass sie hoffen, im älteren Geschwisterkind (irgendwann) Hilfe bei der Betreuung und beim Aufpassen auf den oder die Jüngeren zu erhalten und so zum Teil überhaupt arbeiten gehen zu können. Eine Kollegin formulierte im Gespräch mit mir folgendermaßen, welche zum Teil unausgesprochenen Botschaften sie in Bezug auf ihren vier Jahre jüngeren Bruder erhielt:

- »Du musst dich mehr kümmern.«
- »Du musst dafür sorgen, dass es deinem kleinen Bruder gut geht, dass ihm nichts passiert.«
- »Nimm Rücksicht auf deinen Bruder.«
- »Stell deine Bedürfnisse zurück, damit es keinen Streit gibt.«
- »Sei ein Vorbild, sonst macht er dir den Unsinn nach.«

Als ich sie fragte, wie sie diese an sie herangetragenen Erwartungen der Eltern heute bewerte, sagte sie schlicht: »Gar nicht gut.« Sie habe es so erlebt, die Arbeit der Eltern machen und damit zu viel Verantwortung übernehmen zu müssen. Sie habe sich in ihren Bedürfnissen sehr zurücknehmen müssen, auch wenn es häufig genervt habe, den kleinen Bruder zum Spielen mit Gleichaltrigen mitnehmen zu müssen. Und heute als Erwachsene fühle sie sich noch immer verantwortlich für sein Wohlergehen, habe den Eindruck, zu wenig für ihn da zu sein. Andererseits ärgere sie sich eben genau über diesen Punkt, dass er sie häufig mit seinen beruflichen Problemen belaste, sich in einer Art Opferrolle beklage und Vorschläge zu wenig annehme. In diesem Geschwisterbeispiel gibt es sicherlich einen Zusammenhang zum Phänomen der Parentifizierung, sprich, wenn Kinder zu stark Elternrollen und -aufgaben übernehmen müssen. Wenn Eltern aufgrund emotionaler Distanziertheit oder auch Erkrankungen, wie depressiven Störungen, Sucht- oder körperlichen Erkrankungen, sich von den eigenen Kindern zu viel abnehmen lassen, sich somit Eltern- und Kindrollen (zum Teil) vertauschen. Die Kinder tun es aus Liebe, sie würden beinahe alles tun, um Mama oder Papa etwas zu helfen, zu gefallen oder gar auf sie aufzupassen. Häufig sind diese Prozesse auch in Scheidungsfällen zu beobachten, wenn die Kinder sich mit ihren Bedürfnissen extrem zurücknehmen, um nicht auch noch Ärger zu machen, um die Eltern zu trösten und so in diesem massiven Kontrollverlust irgendetwas Nützliches zu tun. Wenn dies dann auch von den Bezugspersonen verstärkt wird, dann schließt sich der Verstärkungskreislauf. Dies führt auf lange Sicht jedoch an anderer Stelle zu Spätfolgen – beispielsweise dazu, eigene Bedürfnisse am Arbeitsplatz oder in Partnerschaften nicht kommunizieren geschweige denn durchsetzen zu können. Juul formulierte, dass überverantwortliche Kinder glauben, »die alleinige Verantwortung für einen Elternteil oder beide Eltern oder die ganze Familie zu tragen. Charakteristisch für sie ist, dass sie ständig den Kontakt zu ihren Eltern suchen, glücklich sind, wenn er zustande kommt, und unglücklich, wenn er scheitert« (Juul, 2018, S. 196).

Möglicherweise kann es natürlich beim zu Beginn des Kapitels genannten O-Ton um eine völlig andere Vorgeschichte gehen, um eine ganz andere Konstellation, mich brachte der Passus »auf ihre Bedürfnisse eingehend« zunächst zur Rolle eines älteren Geschwisterkindes.

Andersherum kann es aber genauso ein mittleres oder jüngeres Geschwisterkind sein, was sich für die Gefühls-und Bedürfniswelt eines älteren Geschwisterkindes stark verantwortlich fühlt. Eine meiner Patientinnen erlebte bereits mit acht Jahren hautnah die Drogensucht ihrer älteren Schwester mit und geriet früh aufgrund von Defiziten der Eltern und der Abhängigkeit des Bruders in die Rolle der beinahe alleinverantwortlichen Person für die gesamte Familie. Sie musste als Jüngste schon ab dem Grundschulalter funktionieren, den Eltern als Mittlerin zur Schule und zu Behörden dienen und vor allem ja nicht auch noch Ärger machen, was womöglich die Familie in ihrem Erleben zerrissen hätte. So wurde sie darin parentifiziert, in der Familie nicht wahrgenommene Aufgaben und Funktionen zu übernehmen und musste ihre eigenen Bedürfnisse massiv zurückstellen. So lässt sich kein einheitliches Bild davon zeichnen, welche Geschwisterkonstellationen besonders starke Kritiker und Kritikerinnen in diesem Bereich hervorrufen, sondern es kommt immer auf die jeweilige individuelle Familiengeschichte und -entwicklung an. Schön ist es, wenn es Geschwistern als Erwachsenen gelingt, die eigenen Erwartungen aneinander und jeweiligen Bedürfnisse auszutauschen, um so diese besondere Beziehung stabil zu gestalten und positiv weiterzuentwickeln. Wenn Geschwister jeweils für sich und ihr Leben, auch für ihre Fehler, Verantwortung übernehmen (s. auch AB 26), kann das sehr heilsam sein. Manchmal gelingt es den Geschwistern dann sogar, über die eigenen Rollen in der Familie und Kommunikationsmuster zu schmunzeln und somit etwas Distanz zu den alten Schemata zu schaffen. Im Folgenden eine kleine Anregung zum Beleuchten der eigenen Anspruchshaltung in Geschwisterbeziehungen (s. AB 28).

AB 28

## AB 25 Mich bei einer Vertrauensperson mehr zeigen

Suchen Sie sich eine Vertrauensperson aus, bei der Sie ausprobieren, sich mit
(a) einem eigentlich schambesetzten Thema,
(b) einem zurückgehaltenen Gefühl oder
(c) einem Verhaltensimpuls authentischer zu zeigen.

Weihen Sie diese Person im Verlaufe ein, dass Sie mit ihr üben! Und holen Sie sich am Ende unbedingt ein Feedback ein.

Hiermit will ich mich offener zeigen: ______________________________

- ______________________________
- ______________________________
- ______________________________

Bei dieser Person: ______________________________

Wie fände ich es, wenn diese Person mir etwas anvertraut, sich bei mir offener zeigt?

______________________________

______________________________

Zu diesem Zeitpunkt will ich üben: ______________________________

 

## Mir selbst einen Brief des Verzeihens schreiben

Liebe ________________________________ ________________________________ ,

heute möchte ich Dir selbst ein paar Zeilen schreiben, da ich Dir oft Vorwürfe mache. Für das, was Du falsch gemacht oder verbockt hast, zum Beispiel für ________________

oder auch ______________________________________________________________ .

Deine ________________________________ ________________________________

 

**Vorbereitung:** Zu Beginn setzen sich beide Partner in bequemer Sitzhaltung gegenüber hin. Die erste Person beginnt dann, die Übung von den Punkten 1–4 zu durchlaufen, dann kommt der Partner dran. Eine Glocke oder eine Geste kann als Beginn der Übung genutzt werden, es kann aber auch weniger förmlich sein. Wichtig: Der jeweils Sprechende sollte nicht unterbrochen werden, auch wenn sich vielleicht innerer Widerspruch im anderen regen sollte! Es geht hier nicht um (die üblichen) fruchtlosen und dysfunktionalen Diskussionen, sondern um das langsame Üben achtsamen Zuhörens und liebevollen Sprechens. Und der möglicherweise etwas zu schematisch wirkende Ablauf schützt vor dem Abdriften in dysfunktionale und unachtsame Kommunikationsmuster wie ablehnende Körpersprache (kriegt der andere mit ...), Unterbrechen, »Aber«-Rhetorik und Vorwürfe.

Diese Übung besteht aus vier Schritten, die ich jeweils nachfolgend Punkt für Punkt erläutere:

(1) **Gegenseitiges Blumen gießen:** Hier geht es darum, meinem Gegenüber all das zu sagen, was er oder sie in der vergangenen Zeit (am besten einen konkreten, überschaubaren Zeitraum wählen) mir Gutes getan hat, was mich gefreut hat, was mir positiv aufgefallen ist, wofür ich mich bedanken möchte. Dies können Kleinigkeiten sein, wie ein lieber Blick oder ein kleiner Gefallen, sollte aber in jedem Fall ehrlich von Herzen kommen und nicht »aus den Fingern gesogen« sein. Wenn in einer Beziehung sich einiges Negatives angesammelt hat, ist dieser Teil der Übung erfahrungsgemäß oft eine echte Herausforderung, da die Tendenz des Sich-Vorwürfe-Machens etc. sehr stark sein kann. Diesen Teil der Übung drücke ich mit Augenkontakt und OHNE negative Aspekte (»....machst du zu selten...«) aus.

(2) **Verantwortung übernehmen:** Bevor ich dem anderen meine Verletzungen mitteile, ist es wichtig, selber mich für das zu entschuldigen, was ich ihm schuldig geblieben bin. Damit übernehme ich Verantwortung für Verhalten, womit ich ihn verletzt habe oder Denkweisen, die uns auseinandergebracht haben. Ich relativiere es nicht à la »Es tut mir leid, aber das war ja nur weil ...«, sondern entschuldige mich für meine Ungeschicktheit, Unvorsichtigkeit und verletzenden Verhaltensweisen. Auch der zweite Punkt fällt häufig nicht leicht, da im Erleben vieler Menschen das Eingestehen eigener Fehler sie »angreifbarer« und »verletzlicher« macht und sie Sorge tragen, dann vom anderen erst recht verletzt zu werden. Dies geschieht häufig jedoch nicht, wenn beide sich an das »Skript« halten, das vielleicht ein wenig zu schematisch wirkt, jedoch damit, wie gesagt, vor den alten, schädlichen Kommunikationsmustern schützt.

(3) **Eigenes Leiden ausdrücken, ohne den anderen zu beschuldigen:** Nun »darf« die als erste übende Person auch das eigene Leiden ausdrücken, das durch das Verhalten des Gegenübers (mit)verursacht wurde. Das auszusprechen, ohne in Vorwürfe

 

oder Beschuldigungen abzurutschen, ist nicht leicht, da die Gewohnheit zu Letzteren ja bekannterweise stark sein kann. Nur ist die Wahrscheinlichkeit, dass mein Gegenüber zumindest ein bisschen von dem hört, was ich sagen will, ungleich höher, wenn ich auf Anschuldigungen verzichte. Dann gehen »die Rollläden« beim Gegenüber nicht so schnell herunter, die er sonst als Selbstschutz bei Vorwürfen sinnbildlich herunterlässt (oder die Arme werden weniger schnell verschränkt).

(4) **Erklären, was bei mir los ist und warum mich das beschäftigt / belastet:** Am Schluss kann ich in Ruhe erklären, was mir sonst so auf der Seele liegt, welche Themen mich besonders umtreiben, was mich erfreut, bedrückt oder wütend macht, was mich verstört oder besorgt. So bekommt mein Gegenüber (in Ruhe!) einen Eindruck davon, was bei mir / bei der ersten Person hinter den Kulissen von Maske, Schweigen oder auch Ärger und Gereiztheit abläuft und es entsteht Mitgefühl für den Sprechenden, eines der wirksamsten Mittel für gelingende und stabile Beziehungen.

Das Ende des ersten Durchgangs kann wieder symbolisch angezeigt werden, das muss aber auch nicht sein. Dann, nach einer Atempause von einigen Atemzügen, ist die zweite Person an der Reihe. Viel Spaß beim Ausprobieren!

Die Übung ist ja tatsächlich recht ungewohnt und darum kommt sie manchen zunächst »albern«, »verschult«, »esoterisch« oder »peinlich« vor, dennoch lohnt es sich eigene Erfahrungen (ggf. mit Abwandlungen) damit zu machen.

(aus dem EIAB, Waldbröl)

 

## AB 28 Meine Selbstkritik in Geschwisterbeziehungen

(1) Meine Position (ältestes oder jüngstes Kind, Einzelkind):

___

(2) An mich vermittelte Botschaften der Eltern bezüglich meiner Geschwister (z. B.: »Nimm dich zurück.« oder »Du musst vernünftig sein!«):

___

___

___

(3) Welche Aussagen macht mein innerer Kritiker in Bezug auf meine Geschwister:

___

___

___

(4) Welche neuen (möglichen, nicht absolut zu verstehenden!) Leitsätze bezüglich meiner Geschwister und mir selbst täten mir besser? z. B.:

- Ich lasse sie ihre eigenen Entscheidungen treffen. Oder
- Ich übernehme Mitverantwortung für ____ , lasse ihn / sie nicht allein damit.
- Ich gehe einen Schritt auf sie / ihn zu, weil ____________ .
- Ich erlaube mir, mich zu zeigen, mich auszudrücken, meinen spontanen Impulsen zu folgen.

- ___
- ___
- ___
- ___
- ___
- ___
- ___
- ___
- ___

**!** Es versteht sich von selbst, dass es eine rein persönliche Entscheidung mit entsprechenden Konsequenzen ist, ob ich das Verhältnis zu einem Geschwisterteil oder mehreren verändern will.

# 8 Den eigenen inneren liebevollen Begleiter kennenlernen – Verbundenheit erleben

Viele Patienten können mit dem Begriff des liebevollen Begleiters, den ich das erste Mal bei Potreck-Rose und Jacob (2003) in dieser Form las, wenig anfangen. Sie sträuben sich bereits beim Begriff »liebevoll« oder Antworten auf die Einführung und Erklärung dieses Modells mit Zynismus bzw. Sarkasmus. Die Erfahrung, auf dem Lebensweg liebevoll begleitet worden zu sein, vermissen viele und ihnen fehlten häufig Beziehungserfahrungen, an die ein solcher Begriff andocken kann. Der Schlüssel zur Bewältigung der eigenen Krise wie auch die zugehörigen Schlüsselwörter und Schlüsselbilder liegen alleine im bewussten und auch unbewussten Erleben des Patienten. Und so beobachte ich genau, auf welche Art und Weise mein Gegenüber reagiert, wenn ich vom Modell des sich liebevoll Begleitens, von dem Geschenk sich selbst so anzunehmen wie man ist und den möglichen winzigen Schritten dahin berichte. Für den Fall, dass der Patient sich mit der Idee des Sich-wohlwollend-Annehmens sehr unwohl fühlt oder auch starke Ablehnung entsteht, gehe ich einen Schritt zurück und versuche, diese Art von Feuerwehr bzw. Schutzmechanismus anzuerkennen, zu würdigen und zu verstehen. Im Geheimen haben selbst bei stärkerem Widerstand die verletzten inneren Anteile mitbekommen, dass in diesem sicheren Raum der Therapie Wohlwollen und Unterstützung angeboten werden. Leider gibt es natürlich auch Fälle, in denen es kaum einen konstruktiven Dialog mit dem inneren Kritiker geben darf, in denen ich als Therapeut keinerlei Zugang zu inneren Verletzungen, Entwicklungsprozessen der Schutzmechanismen und unerfüllten Bedürfnissen bekommen darf. Stattdessen pralle ich an Sätzen wie »Ich weiß nicht«, einem Achselzucken oder an den sich wiederholenden Mantren des inneren Kritikers ab.

Meiner Erfahrung nach gelingt es oft erst nach einem geduldigen, wertschätzenden und konstruktiven Auseinandersetzen mit dem inneren Kritiker, Sanftheit, Wohlwollen und Güte für sich selbst auszuprobieren. Denn erst muss der innere Kritiker mit seinen überaus wichtigen (Schutz-)Funktionen im Leben des Menschen begriffen, gewürdigt und anerkannt werden. Wenn der innere Kritiker den Eindruck hat, abgelehnt zu werden, wird (wie bereits ausgeführt) er um sein Überleben kämpfen und jede Veränderung torpedieren. Gelingt der vertrauensvolle Kontakt zu diesem inneren Anteil jedoch, kann das Kennenlernen des liebevollen Begleiters beispielsweise über eine Imagination erfolgen, wo man über eine Art »Ort der Geborgenheit« (angelehnt an Reddemann, 2017) sich davon überraschen lassen kann, wie der liebevolle Begleiter, wohlwollende Freund (oder wie Sie es auch nennen mögen) aussieht, wie er Sie stärkt und voller Herzensgüte behandelt.

Vor der Übung ist wichtig zu wissen, dass man beim Durchführen jederzeit aufhören kann, falls etwas nicht stimmig ist, und dass es auch normal ist, wenn ich nicht in das bildhafte Erleben gelange, wie in der Übung angeboten. Viele Menschen setzen sich bei solchen Übungen unter einen ähnlichen Leistungsdruck wie sonst auch und so wird die Trance natürlich weniger tief und ergiebig.

Also: Abwarten, was passiert und neugierig sein! (s. AB 29)

AB 29

Genauso wie bei der Beschützerimagination, nur hier in der Rolle als Hauptperson, kann ich mit dieser Übung versuchen, eine Verbundenheit mit dem inneren Anteil herzustellen, der ja bereits schon für Freunde, Familie, auch Patienten (sicherlich anders) besteht: Der Seite unseres Selbst, in anderem Terminus ein eindeutig »gesunder Erwachsener«, der sich kümmert, Fürsorge walten lässt und Verantwortung für andere übernimmt, wohlwollend, geduldig und liebevoll. Wie können wir gütig mit Patienten umgehen, wenn wir noch nicht gelernt haben, uns selbst gütig zu behandeln? Dies ist bei weitem nicht in dem Sinne gemeint, dass ich erst dann Patienten gut behandeln kann, wenn ich Selbstfürsorge perfekt praktiziere. Und doch habe ich selbst oft die Erfahrung gemacht, wacher, aufmerksamer, achtsamer und energiereicher im Kontakt zu Patienten zu sein, wenn ich am Tag oder Abend vorher mich gut um mich gekümmert habe.

Dazu kann es typischerweise gehören, sich abzugrenzen. Denn der liebevolle Begleiter muss nicht immer mit Tee und Sanftheit herbeieilen, sondern kann auch im Sinne eines »Beschützers« nach Außen agieren. Nennen wir ihn hier »den Beschützer«, der klar Grenzen, Gefühle und Bedürfnisse dem Gegenüber mitteilt.

An die Chefin gerichtet: »Ich möchte nicht alle Sitzungen um Punkt XY Uhr beginnen müssen, da ich zwischen der zweiten und dritten Sitzung eine Viertelstunde mehr Pause zum Durchatmen brauche. Ist das in Ordnung?« Oder auch oft passend: »Ich möchte, dass heute jemand anders Protokoll schreibt, dass wir damit in Zukunft rotieren.« Dies sind bestimmt noch harmlose Beispiele für die Notwendigkeiten, uns im Alltag abzugrenzen. »Nein, ich habe diese Woche nicht spontan einen Termin frei. Schaffen Sie es bis nächste Woche oder sollten Sie Ihren Psychiater aufsuchen, etc.?« Ausnahmen bestätigen die Regel.

## 8.1 Selbstfürsorge für Psychotherapeuten

Doch nochmals zurück zum Thema Selbstfürsorge: Für jeden von uns sieht Selbstfürsorge natürlich verschieden aus. Durch Ausbildung und Praxis haben wir dabei viele Anhaltspunkte bekommen, was uns wie guttut. Trotzdem kenne ich von mir selbst, in Mittagspausen regelmäßig im Internet zu surfen, anstatt in Ruhe zu essen, einen Spaziergang zu machen und dann zur Tätigkeit zurückzukehren.

AB 30

Was sind Ihre Krafträuber? Notieren Sie sie hier (s. AB 30).

AB 31

Hier ein Impuls, als positive Gegenstücke all das zu sammeln, was Ihnen unzensiert zum Thema *Selbstfürsorge* einfällt (s. AB 31).

Wenn Sie, vielleicht trotz einiger Berufserfahrung, noch an Ihrer Selbstfürsorge im Alltag feilen sollten, dann hoffe ich, dass Sie diese Anregungen in konkrete Handlungsschritte umsetzen. Ich habe tatsächlich seit einiger Zeit einen sehr wertvollen festen Yogakurs einmal in der Woche.

Eine meiner Patientinnen verlor als Jugendliche kurz nacheinander beide Elternteile. Als Erwachsene begann sie, so viele Aktivitäten, Pläne und Projekte wie möglich in ihr Leben zu quetschen. Im Urlaub war sie dermaßen rastlos, sodass sie alle Sehenswürdigkeiten am Ort unbedingt in kürzester Zeit abhaken musste und selber so kaum zum Genießen und Wahrnehmen der Umgebung kam. In vielen Gesprächen wurde deutlich, dass sie durch die Erfahrung, wie schnell das Leben vorbei sein kann, so intensiv und vollständig leben wollte, wie es nur ging. Sie erkannte, dass der Verlust der Eltern auf diese Weise Spuren hinterlassen hatte. So ist es gar nicht leicht, zwischen dem *Nicht-alles-Vertagen* und dem *Nicht-rastlos-(verängstigt)Werden* einen eigenen Mittelweg zu finden.

**Beispiel**

Dabei kann einer der Schlüsselsätze auch für uns Therapeuten sein:
»Was brauche ich heute, wenn ich mitfühlend auf mich und meine Bedürfnisse schaue?«

Brauche ich Kontakt zu anderen Menschen, will ich alleine sein, die Natur erleben, spielen, Ordnung schaffen, eine Massage, einen Arztbesuch machen, viel Arbeit wegschaffen oder Mußestunden, Sport, Wellness, einen Couch-Tag oder Bewegung, ein offenes Gespräch oder eine Entspannungsübung oder etwas ganz Anderes?

Die Schlüsselfrage bringt mich zurück zu mir und dem, was ich wirklich brauche. Sagt die Stimme hingegen »Du brauchst sicher noch eine dritte Portion Nachtisch oder das vierte Glas Rotwein« oder »Du brauchst dich nicht erholen, du hast schließlich kein Fieber …« (nur Beispiele!), dann könnte es sein, dass ein anderer innerer Anteil die Steuerung übernommen hat! Denn der liebevolle Begleiter ist meist mit einem gesunden Maß an Konsum zufrieden und erlaubt uns auch, weniger hart mit uns zu sein. Zugegebenermaßen, manchmal ist es sehr hilfreich, wenn wir trotz einer leichten Erkältung unseren Therapietag durchziehen und nachher zufrieden mit uns sind. Im Grundsätzlichen will ich Sie einfach anregen, genau hinzuhören, welcher innere Anteil gerade das Zepter in der Hand hat, innezuhalten und nachzuspüren, ob er das vorschlägt, was Sie gerade wirklich brauchen.

Somit schließt sich an dieser Stelle der Kreis zu einer Übung am Anfang des Buches. Dort ging es darum, nachzuspüren, welche *Samenkörner* ich in mir wässere. Ob ich also Entspannung, Liebe, Freude und Ausgeglichenheit mit meinen Alltagsaktivitäten fördere oder Müdigkeit, Wut, Angst und Traurigkeit.

Falls Sie mit mehr Selbstfürsorge beginnen wollen: Womit fangen Sie morgen oder spätestens in den kommenden 14 Tagen konkret an? Es kann das Anmelden beim

Yogakurs sein, das Fixmachen einer Verabredung oder das Ausmisten des Terminkalenders. Schreiben Sie es mir gerne als E-Mail, um mit ein bisschen sozialer Kontrolle die Wahrscheinlichkeit für das Gelingen zu erhöhen. Aber bitte keinen Roman schreiben! ☺ Es reicht: Hallo Herr Pigorsch, ich werde am ___ mit mehr Selbstfürsorge durch ______________________________ beginnen.

Adresse: info@innerer-kritiker.de

Dann sehen wir uns hoffentlich auf einem Kongress und Sie können stolz berichten, wie Sie begonnen haben, Ihre Selbstfürsorge zu verbessern. Vielleicht klappt das Durchhalten nicht immer, wer kennt es nicht, aber ein Anfang ist gemacht. Und je mehr Kollegen beginnen, diese Art der Selbstfürsorge zu praktizieren, desto mehr gegenseitige Unterstützung entsteht. Wie eine Art guter kollektiver Energie, die auch in den Intervisionen und im fachlichen Austausch mehr Thema wird.

## 8.2 Mettameditation

In buddhistischen Traditionen zählt Metta zu den Meditationsobjekten. Der Begriff in Pali lautet dabei »mettā«, in Sanskrit »maitrī« und im Englischen wird häufig »loving kindness« als Übersetzung genutzt. Ich habe in vielen Retreats im EIAB in Waldbröl auch den Begriff »liebende Güte« als Übersetzung kennengelernt, die ich für mich selbst und später auch für (alle) andere(n) lebende Wesen üben kann.

Diese Meditationspraxis eignet sich sehr gut dafür, als Therapeut oder Therapeutin auch sich selbst mit liebender Güte anschauen zu lernen, selbst wenn oder gerade wenn Dinge in Beruf oder Privatleben schiefgehen. Abgewandelt folgt hier nun ein Vorschlag für eine Mettameditation für Psychotherapeuten. Sie ist sicherlich nicht klassisch im buddhistischen Stil, jedoch angepasst für dieses Buch und ihre Praxis: Nehmen Sie sich zunächst einen Moment Zeit, suchen sich einen bequemen Sitz oder Liegeplatz und sorgen Sie dafür, dass Sie in dieser Zeit nicht gestört werden. So schaffen Sie einen günstigen Rahmen, um den unruhigen Geist zu fokussieren und Ihre Achtsamkeit ganz auf den gegenwärtigen Moment lenken zu können. Zu Beginn nehmen Sie Ihren Körper war, den Kontakt des Körpers mit der Sitz- oder Liegefläche, und beginnen den Atem achtsam zu betrachten. Dabei können Sie das Einatmen tiefer sowie das Ausatmen länger werden lassen. Sie sind völlig frei darin, wie Sie diesen Beginn der Mettameditation gestalten. Wenn Sie im gegenwärtigen Moment angekommen sind, merken Sie, dass sich Körper und Geist ein wenig besser fokussieren lassen und ein wenig entspannen. Dann können Sie die folgenden typischen Worte im Geist rezitieren (s. AB 32).

AB 32

In der buddhistischen Tradition ist es, wie bereits erwähnt, üblich, diese liebevolle Güte am Ende auch auf (alle) andere(n) lebenden Wesen auszudehnen. Wenn Sie schon beim Gedanken daran Widerwillen oder Unwohlsein verspüren, könnte es sein, dass noch nicht der richtige Zeitpunkt für diese Übung gekommen ist. Selbiges gilt natürlich auch, wenn Sie sich zum jetzigen Zeitpunkt noch nicht vorstellen können, sich selbst diese liebende Güte in Form dieser Übung zu schenken. Oder wenn Sie beim Lesen der Übungen mit Sarkasmus oder Ironie (»*Das ist doch alles Esoterik*«) reagieren.

Was hält Ihr innerer Kritiker eigentlich zum jetzigen Zeitpunkt dieses Buches vom Thema Selbstmitgefühl? Ich kann mir vorstellen, dass viele innere Kritiker noch relativ wenig mit diesen Begrifflichkeiten anfangen können, geschweige denn, diese in die Praxis der eigenen Selbstheilung und Selbstmodifikation umzusetzen. Haben sie doch in ihrer Lerngeschichte bis auf die bekannten Strategien von dem Sich-selbst-Antreiben, Sich-selbst-Kritisieren, Sich-Überanzupassen und Sich-zu-Kontrollieren wenig weitere Strategien gelernt, um mit den Herausforderungen umzugehen. Ich hoffe bereits vermittelt zu haben, dass auch der innere Kritiker in die liebende Güte (s. Abschn. 10.9) eingeschlossen werden darf, auch wenn das sehr ungewohnt und komisch sein sollte. Gerade die eigenen inneren Anteile, die wir ablehnen und verdrängen, sollten (wie wir es ja auch Patienten immer wieder vermitteln!) das Kümmern in Form von Mitgefühl, Wohlwollen und Güte erfahren dürfen. Und zwar nicht in theoretisierender oder intellektualisierender (»Weiß ich doch schon!«) Form, sondern in praktischer, sichtbarer und verbindlicher Form. Denn sie brauchen besonders unsere Fürsorge und wer soll sie anders Ihnen geben als wir selbst? Dabei helfen können natürlich manche Menschen des sozialen Umfeldes, eine Meditationsgruppe, ein Intervisions- oder Supervisionskreis, die eigene Therapie oder auch ein Buch wie dieses. Doch den eigentlichen Weg zu gehen, mit sich eine Freundschaft frei von Vorbedingungen und Klauseln zu beginnen, den muss jeder Stück für Stück selbst gehen.

Eine eigene Meditationspraxis kann durch das Wachsen von Achtsamkeit, vom nicht-wertenden Verweilen im Hier und Jetzt sehr wertvoll für einen selbst und die eigenen Patienten sein. Das Kultivieren von Mitgefühl, wie in der vorgestellten Meditation, kann dabei als heilsame Kraft nach innen und außen wirken. Dann können auch die Begriffe wie Mitgefühl und Liebe wieder gebräuchlicher in unseren westlichen Therapieschulen werden. Reddemann stellt dabei fest, dass auch wir in unserer (therapeutischen) Tradition eine Orientierung in Richtung Liebe und Mitgefühl haben, aber » … im Zuge der Aufklärung sind diese Begriffe auch in unserem Feld der Psychotherapie so weit ins Abseits gerückt, das eine nach heutigen Vorstellungen wissenschaftliche Anwendung von Achtsamkeit deren Kontexte Liebe u. a. wie selbstverständlich ausblendet.« (Reddeman, 2010, S. 33).

So sind Liebe zum Menschen und Mitgefühl sicherlich Grundelemente eines jeden Heilungsprozesses und einer jeden nährenden Begegnung zwischen zwei Menschen, ohne dass diese Begriffe als *esoterischer Kram* abgetan werden müssen.

## 8.3 Umgang mit Schwierigkeiten

**Schwierigkeit 1: Das ist doch alles Esoterik.**

**Lösung 1:** Mitgefühl ist jedem zugänglich. Mitgefühl ist keine Geheimlehre, bei der Gläser verrückt werden oder man zuerst im Himalaya ein 12-wöchiges Schweigeretreat absolvieren muss. Mitgefühl kennen wir alle und es ist alltäglich anwendbar, spürbar und trainierbar.

**Schwierigkeit 2: Ich kann nicht meditieren.**

**Lösung 2:** Meditation ist tatsächlich herausfordernd, konfrontiert uns mit uns selbst, mit Gefühlen und Bedürfnissen, die wir im Alltag oft lieber verdrängen. Und doch kann ich es mir einfacher machen durch geführte Meditationen wie hier (statt Stillemeditation), informelle Meditationen (achtsames Duschen, Essen, Laufen, Tee trinken, Gartenarbeit machen) oder Ihre eigenen Techniken. Thich Nhat Hanh berichtet im Buch von Heidenreich und Michalak (2009, S. 54), dass er bei jedem Robe anlegen, Geschirrwaschen, auf die Toilette gehen und weiteren Alltagsaufgaben mithilfe eines kleinen Büchleins üben konnte, in Achtsamkeit zu verweilen.

**Schwierigkeit 3: Diese »Säuselei« bringt doch nicht weiter!**

**Lösung 3:** Diese aggressiv vorgetragene Sorge, durch (Selbst-)Mitgefühl weniger leistungsfähig und erfolgreich zu sein, haben viele Kritiker. Auch in Seminaren meldeten sich immer wieder Teilnehmer, denen das Sprechen über Mitgefühl zu platt oder blumig war. Hier ist jedoch weder eine resignative »Alles egal«- noch eine rosarote »Wird alles gut«-Haltung gemeint. Es geht stattdessen um eine respektvolle, wertschätzende und nicht verletzende Haltung, mit der ich leistungsfähiger (es geht weniger Kraft durch Selbstkritik verloren), verständnisvoller, sozial kompetenter und lösungsorientierter in Beziehungen agiere. Oft fehlt es den inneren oder äußeren Kritikern an Empathie für das innere oder äußere Gegenüber, da sie selber zu wenig Empathie erlebten.

**Schwierigkeit 4: Aber dann werde ich doch träge und gleichgültig!**

**Lösung 4:** Der innere Kritiker hat häufig geholfen, Strafe zu entgehen, Zuwendung zu bekommen, Ziele zu erreichen, in Beziehung(en) zu bleiben, depressive Phasen zu überstehen, Krisen auszuhalten und so vieles mehr. Somit hat er doch Angst, wenn er leiser wird, Gefahr zu laufen, Kritik zu erfahren, Quellen des Selbstwertes zu verlieren (Leistung!) und bei depressiven Episoden: dass der Mensch wieder abrutschen könnte, den der innere Kritiker in der depressiven Phase auf Spur gehalten hat … Es ist sehr wichtig, dass der Kritiker eine *dienende, nicht dominierende* Rolle behalten darf und, im Notfall, natürlich immer für mich da sein wird. Und doch bin ich dabei, neue Techniken zu lernen, um mit diesem Update und mehr Wohlwollen schonender und noch gesünder mit mir umzugehen.

Diese Zeit soll eine Zeit nur für Sie selbst sein … und Sie können sie auf Ihre ganz eigene Art und Weise nutzen … auf diesem Weg, wohlwollender mit sich selbst zu werden … dabei auf Ihre ganz eigene Art und Weise nach innen gehen … ganz wie es gut für Sie ist … während vielleicht der Kopf sich noch fragt … was soll das alles … Geräusche im Außen zu hören sind … den Kontakt der Kleidung zu spüren … gleichzeitig längst dabei zu sein … den Atem zu vertiefen … wie eine Brücke zwischen Geist und Körper … mit jedem Atemzug mehr und mehr … zur Ruhe … in dieses innere Erleben zu … kommen … tiefer … zu … gehen … neugierig darauf zu sein … und das macht es so leicht … alles hilft der Erfahrung … auch als Therapeut oder Therapeutin ebenjenes Wohlwollen … diese Güte und in Schutz genommen werden … Mitgefühl … gut gebrauchen zu können … wie jeder Mensch …

… und ich bin gespannt darauf, wo Sie auf Ihren liebevollen Begleiter … oder wie er oder sie … oder es auch heißen mag … treffen … welcher Ort … welche Umgebung … für die Begegnung … stimmig ist … und wohltuend … sich dort umschauen … genau … vielleicht die Geräusche der Bäume … oder Vögel … … oder etwas ganz anderes zu hören … die Lungen mit dieser … guten Luft … zu füllen … endlich mal durchatmen … und … Fürsorge für Sie … selbst …

mit Gefühl … den Boden dort … zu spüren …

… uns als würde aller Ballast … abfallen …

… diesen Augenblick … ganz … gut

… genug zu sein … auszukosten …

… und gespannt sich umzuschauen … um dort vielleicht diese Treppe zu entdecken … kleiner … oder größer …

… eine Treppe aus Holz … oder anderem Material … ganz so wie Sie es brauchen und sehen … wieder diese Neugier zu spüren und Vorfreude

… und dabei noch ein wenig … tiefer … und tiefer

… in diese Entspannung einzutauchen … und … wenn

… Sie möchten … auf Ihre Weise … Treppenstufe …

für Treppenstufe …

… so wie es geht …

… ankommen … bei

… sich selbst … zu begegnen in Wohlwollen …

und Güte … den eigenen liebevollen Begleite … wohlwollenden Helfer zu treffen … als hätte er

… oder sie … oder es schon auf Sie gewartet …

… so leicht und natürlich … diese sanfte und mitfühlende....

… herzensgute … Art … zu sehen …

 

… hören … spüren … wahrzunehmen, wie dieser gute Begleiter … stärkend, Mut machend … nachsichtig, weise und klug … freundlich zu Ihnen … aussieht … seine Kleidung … alles, was zu sehen ist, wahrzunehmen … was er Ihnen zu sagen hat … und

… wenn nichts gesagt wird, ist das auch okay … diese Erfahrung mit jedem … Atemzug tiefer … und tiefer … … werden lassen … als wäre ein lange vermisster … Freund endlich nach Hause gekommen … der da sagt: »Du bist in Ordnung, wie du bist« … oder endlich »Es ist genug …«, »Das ist genug« … »Ich bin bei dir und bleibe bei dir« … oder ganz anders auf Ihre Art … was mag der Begleiter da mitgeben wollen …? Zeit dafür zu lassen, was Sie zusammen … erfahren … wie diese Frau, die den liebevollen Begleiter als Licht wahrnahm, das sie wärmte … oder der Mann, der einen väterlichen Freund vor sich sah, stark und beschützend … oder ganz anders für sich … diese Erfahrung tief in Ihnen … auf Ihre Art und Weise … in sich zu verankern … auf dass sie Sie überall hin begleitet … mit einem Anker der Wahl … jederzeit … … damit dieses … Geschenk wieder erlebbar zu machen … einem Satz … einem Duft … ein Kiesel … … ein Geschmack … zum Anfassen … … oder etwas ganz anderes … dann wahrzunehmen, was es jetzt noch braucht … in dieser Begegnung … so … kostbar und heilsam … an diesem wunderbaren Ort … sich dann beim liebevollen Begleiter zu bedanken … in dem Wissen, dass er immer bei Ihnen ist … … ihn jederzeit treffen zu können … und … in deinem Tempo … … die Treppe zurückzugehen … an den Ausgangspunkt … um dort nochmal tief durchzuatmen … diesen Ort noch einige Momente zu genießen … dich bei deinem Unbewussten zu bedanken … … und dann auf Ihre Art und Weise langsam und sicher wieder ins Hier und Jetzt zurückzukehren … und sich überraschen zu lassen, wie genau diese Erfahrung Dich stärken wird … sich langsam zu recken und zu strecken … langsam die Augen zu öffnen … den Kreislauf in Schwung zu bringen durch das Strecken der Arme und Beine … und dann wieder ganz hier zu sein.

(nach Potreck-Rose und Jacob, 2015; adaptiert)

Diese Datei steht auch zum Download und als Audiodatei bereit.

Hier sagt der innere Kritiker oft: »Auch wenn du es besser wissen solltest …!«

| **Beispiele** | **Ihre eigenen Beispiele** |
|---|---|
| zu lange wach bleiben = wenig Schlaf | |
| spät in der Praxis ankommen | |
| zu oft Mails checken | |
| Gedanke: »Heute musst du in der Sitzung mal was reißen!« | |
| keine / kaum Mittagspause machen | |
| Nachrichten im Internet lesen | |

 

## AB 31 Wie sorge ich für mich selber als Therapeut/in?

Sammeln Sie alle Aktivitäten, Orte, Gedanken und Bilder (gerne malen), die Ihren Akku auffüllen und inneren Spannungen reduzieren. Nehmen Sie gerne ein leeres Beiblatt! Einige Beispiele habe ich aufgeführt.

| **Beispiele** | **Ihre eigenen Beispiele** |
|---|---|
| genug trinken | |
| Freundschaften pflegen | |
| ausreichende Pausen in der Arbeit machen | |
| Sport | |
| Zeit für mich alleine einrichten | |

Während ich hier sitze oder liege, sende ich mir selbst Wohlwollen zu.
So, wie ich hier sitze oder liege, bin ich völlig in Ordnung.
So, wie ich hier sitze oder liege, bin ich ganz und heil.
Ich will frei sein von Ärger.
Ich will frei sein von Unsicherheit.
Ich will frei sein von Traurigkeit und Schmerz.
So, wie ich hier sitze oder liege, sende ich all meinen Gefühlen liebevolle Güte zu.

So, wie ich hier sitze oder liege, sehe ich mich mit sanften Augen an.
So, wie ich hier sitze oder liege, sehe ich alle meine Stärken und Talente an, die ich habe.
Ich will meine Stärken und Talente anerkennen und würdigen.
Ich will mich über meine Stärken und Talente freuen können.
So, wie ich hier sitze oder liege, darf ich über meine Stärken und Talente glücklich sein.

So, wie ich hier sitze oder liege, sehe ich auch meine Schwächen.
So, wie ich hier sitze oder liege, sehe ich mich als Mensch, mit Ecken und Kanten.
Ich will meine Schwächen voller Güte und Nachsicht anschauen.
Ich will frei sein von unnachgiebiger Strenge und Schmerz.
So, wie ich hier sitze oder liege, schaue ich mich mit meinen Schwächen voller Mitgefühl an.

Den Menschen, der mir am nächsten ist.
Den Menschen, mit dem ich morgens aufwache und abends ins Bett gehe.
Den Menschen, mit denen ich am längsten eine Beziehung führe.
Den Menschen, der mein Mitgefühl und meine Güte braucht und verdient hat.

So, wie ich hier sitze oder liege, will ich Freundschaft mit mir beginnen.
So, wie ich hier sitze oder liege, will ich üben, mich bedingungslos ohne Wenn und Aber so anzunehmen, wie ich bin.
So, wie ich hier sitze oder liege, darf ich mir dafür die Zeit nehmen, die es dafür braucht.

So, wie ich hier sitze oder liege, sehe ich auch einen Menschen, den ich liebe, mit seinen Schwächen an.
So, wie ich hier sitze oder liege, sehe ich ihn als Mensch, mit Ecken und Kanten.
Ich will ihn mit seinen Schwächen voller Güte und Nachsicht anschauen.

Möge er frei sein von unnachgiebiger Strenge und Schmerz.
Möge er gesund und glücklich sein.
So, wie ich hier sitzen oder liege, sende ich ihm (oder ihr) all meine Liebe und Güte zu.

So, wie ich hier sitze oder liege, sehe ich auch einen Menschen, mit dem ich Schwierigkeiten habe, mit seinen Schwächen an.
So, wie ich hier sitze oder liege, sehe ich ihn als Mensch, mit Ecken und Kanten.
Ich will ihn mit seinen Schwächen voller Güte und Nachsicht anschauen.
Möge er frei sein von unnachgiebiger Strenge und Schmerz.
Möge er gesund und glücklich sein.
So, wie ich hier sitzen oder liege, sende ich ihm (oder ihr) all meine Liebe und Güte zu.

Reorientierung

(angeregt durch Besuche im EIAB, Waldbröl und des Textes auf der Website des buddhistischen Klosters »Pagode Phat Hue«, 2008; adaptiert und modifiziert)

 

# 9 Eigene Verletzungen als Psychotherapeut (an-)erkennen

Wer kennt nicht die Tendenz, eigene Verletzungen als »nicht so gravierend, »im Vergleich harmlos« und »schon so lange her« abzutun. Wie Patienten neigen Psychotherapeuten zum Teil auch dazu, verletzende Teile ihrer Geschichte nicht anzuerkennen, sondern zu verdrängen, verleugnen oder zu bagatellisieren. Schließlich ist man ja als Fachfrau oder Fachmann stets in der Lage, in der kompetenten Psychotherapien-Rolle das Leiden der Patienten zu validieren und ernst zu nehmen. Eine meiner Patientinnen, nennen wir sie Frau A., nannte sich immer eine »dumme Nuss«, schließlich habe sie weder Folter, noch sexuellen Missbrauch, noch schwere Gewalterfahrungen gemacht und leide dennoch unter extrem starker innerer Selbstkritik, massivem Misstrauen sich selbst und der Umwelt gegenüber sowie unter wiederkehrenden depressiven Episoden. Warum? Sie habe doch schon lange verstanden, dass sie sich *einfach* akzeptieren müsse, aber ehrlich gesagt werde ihr beim Wort »Akzeptanz« schon übel.

Wie sieht es bei Ihnen mit dem Thema Akzeptanz eigener Verletzungen aus? Wie haben Sie Ihre Herkunftsfamilie erlebt, das Verhältnis Ihrer Eltern, vielleicht das zu bzw. zwischen Ihren Geschwistern? Welche Assoziationen sind Ihnen bislang bei den vielen Übungen des Buches gekommen? Und inwiefern spielten Belohnung, Bestrafung, Gewalt (auch verbale) im Familienalltag eine Rolle?

Brian Alman, ein Schüler Milton Ericksons und bekannter Hypnotherapeut aus den USA, fragte bei einem Workshop 2013 in die Runde von Therapeuten, in wessen (erweiterter) Familie Alkoholmissbrauch oder Alkoholismus keine Rolle gespielt hätten … und keiner meldete sich. In dem Moment wurde mir wieder klar, dass auch wir verletzt sind und in der Verantwortung stehen, für uns selbst die eigenen Verletzungen zu erkennen, zu validieren und uns gut um sie zu kümmern.

## 9.1 »Den Vater im Ohr …« – wichtige Bezugspersonen als prägende Objekte für den inneren Kritiker und Antreiber

### Das Kollegeninterview mit Lukas

**Teil 2:** Hier ein weiterer O-Ton vom Kollegen Lukas, der den Zusammenhang zwischen einem biografisch erworbenen inneren Antreiber bzw. Kritiker gut illustriert.

L: Also, ich ruf halt immer: Arbeiten, arbeiten, arbeiten! Und scheffel mir Sachen an, irgendwie, damit ich ein gutes Polster habe. Und dass im Notfall nichts schiefgeht. (…)

BP: Ach! [*erstaunt*]

L: Ja, kann ja irgendwas passieren!

BP: Ja, also der innere Kritiker, der hat so ein Thema: Ich muss immer ein Polster haben! Es kann immer irgendwas passieren …

L: Ja! Immer! Genau! Ja, also wirklich, mein Motto ist: Erst die Arbeit, dann das Vergnügen. Und das kommt von meinem Vater!

BP: Okay [*lacht*]

L: Ich komme aus einer Arbeiterfamilie, und mein Vater, der vertritt die Einstellung total! Eine fleißige Biene. Und das habe ich mir so angeeignet.

BP: Erst die Arbeit, dann das Vergnügen.

L: Ja! Total!

Und später:

BP: Okay. Was hast du sonst noch notiert? Du hast ja dir Mühe gemacht.

L: Bezüglich Familie, oder Familienplanung, ist so mein innerer Kritiker: Ja, die anderen kriegen bald Kinder, und ich bin im Moment auch so sehr empfindlich, was Kinder angeht! Wenn andere Kinder bekommen, dann merk ich: Wann machst du? Wann planst du deine Familie?

BP: Ja.

L: Die Norm ist ja, so in dem Alter Kinder zu kriegen, irgendwann. Und es macht mir Sorgen, wenn ich weiß, ich kann nicht mitziehen.

BP: Okay. Also: Ich kann nicht mitziehen. Ich will mitziehen, wenn die anderen einen bestimmten Schritt machen, im Leben. Dann ist das sehr unangenehm, wenn ich da glaube, zurückzubleiben.

L: Ja, genau, das Zurückbleiben ist schlimm. Obwohl … ich weiß nicht, ob das schlimm ist, eigentlich, aber wenn ich mir so vorstelle Kinder zu haben: Das ist ja auch kein Zuckerschlecken! Das ist auch nicht schön! Also, das Konzept: Das muss so sein! Ich muss Familie haben! Das ist ein Zwang, fast schon! Das ist in der Gesellschaft einfach so!

BP: Okay: Ich muss! Weil die Gesellschaft das so will, oder weil das zu meinem Lebensplan ganz fest dazu gehört? Oder beides?

L: Für mich ist das schwierig, anders zu sein als die Gesellschaft. Ich bin dann Teil der Gruppe, irgendwie auch.

**Anmerkung.** Im oberen Interviewteil wird der ganz natürliche Wunsch deutlich, Teil der Gemeinschaft zu sein und die (unbewusste) Angst, ausgeschlossen zu werden und nicht dazuzugehören. Und seien wir ehrlich: Das Ausschließen passiert leider tagtäglich. Auch Lukas hatte mit dem Lehrer eine sehr ausschließende Erfahrung gemacht und wünschte sich sicherlich unabhängig davon auch, vom werteorientierten Vater (und den ehemaligen Mitschülern auch noch …) anerkannt zu werden.

Nehmen Sie die möglichen Zusammenhänge zwischen Biografie, Oberplänen respektive Schemata und dem *Fleiß* auf Verhaltensebene wahr? Für mich bringt Lukas zwei Aspekte besonders gut auf den Punkt, nämlich

(a) das männliche Rollenvorbild, dem er offensichtlich nacheifert und dessen Anerkennung ihm natürlich sehr wichtig ist und
(b) den Willen, durch das Gründen einer Familie zu einer Gruppe, zur Gesellschaft dazuzugehören.

Herauslesen lässt sich auch eine Angst vor dem Zurückbleiben hinter den »Erfolgen« und erreichten Zielen Anderer. Meiner Erfahrung nach können Männer sehr davon profitieren, mit anderen, wertschätzenden Männern in einen Austausch über Gefühle, Sehnsüchte und viele Aspekte ihres Lebens zu kommen. Gerade dann, wenn der leibliche Vater abwesend oder eher ein »Anti-Vorbild« war.

In der folgenden Übung, angelehnt an viele wunderbare Übungen aus Meditationsretreats im EIAB (European Institute of Applied Buddhism) in Waldbröl und damit an ein Sutra des Buddha, geht es genau darum.

AB 33

Viel Erfolg dabei! (s. AB 33)

Mir ist wichtig, an dieser Stelle anzumerken, dass diese meditativen Übungen durchaus herausfordernd sind, auch für uns Therapeuten! Es ist durchaus üblich, dass jemand nicht in die Übung hineinfindet, sich gegen diese Art der Selbsterfahrung sperrt und dafür ja auch meist triftige Gründe hat. Also ärgern Sie sich bitte nicht, wenn die Übung nicht Ihren Erwartungen entspricht, meistens ist nicht die Übung schuld, sondern überzogene Erwartungen und / oder die persönlichen Schutzmechanismen! Interessant wird es natürlich, wenn in der Übung Hinweise auf eigene Verletzungen aufgekommen sind. Wie erging es Ihnen beim Bemerken dieser Eindrücke eigener Verletztheit? Häufig hören wir es ja in der therapeutischen Praxis, wie sehr Patienten ihre wunden Punkte ablehnen, negieren, nicht versorgen und sogar noch sich selbst Schaden zufügen. Haben Sie auch Ablehnung erlebt oder eher eine akzeptierende-annehmende Haltung?

AB 34

Wie dem auch sei, hier folgt nun ein Notizbogen für Ihre Beobachtungen in dieser Übung. Selbstverständlich könnten Sie auch Ihr eigenes Tagebuch oder Ähnliches nehmen (s. AB 34).

Im sanften Ansehen eigener Verletzungen geht es nicht darum, sich selbstmitleidig in diese fallen zu lassen, oder um es mit einer Metapher Ajahn Brahms aus »Die Kuh, die weinte« zu illustrieren (2011, S. 105), sich in den Haufen Mist fallen zu lassen, sich die Taschen voll mit Mist zu stopfen …, sondern

(1) anzuerkennen, dass meine Verletzung respektive der Haufen Mist da ist und
(2) ich in der Verantwortung dafür stehe, mich darum zu kümmern.

Sei es, den Haufen Mist Schubkarre für Schubkarre in den Garten zu fahren und damit die Blumen zu düngen oder etwas anderes daraus zu kultivieren: Mitgefühl für Andere, die in ähnlichen Situationen stecken, Sanftheit gegenüber mir selbst, die sich spürbar positiv auf mich und auch mein Umfeld (!) auswirkt, Jemanden unterstützen, der Hilfe nötig hat.

**Oder ... wem das Ganze zu soft vorkommt.** Die Bewertung »soft« könnte übrigens auch ein Kritiker-Anzeichen sein, um das Thema nicht zu nah an sich ranzulassen. Wem das Anerkennen der eigenen Verletzungen mit Mitgefühl noch schwerfällt und wer das somit als zu soft empfindet, der kann auch im Angesicht der eigenen Verletzungen mehr Zeit für Familie, Hobby, Genuss, Garten oder Natur einbauen, um so die eigenen wunden Punkte besser zu versorgen als mit Leistung, Arbeit, *mehr*!, Suchtmitteln oder Ähnlichem.

## 9.2 Mich selbst annehmen

Wollen Sie heute einmal tiefer gehend versuchen, sich auch bezüglich Ihres Aussehens die Freundschaft zu erklären? Dann lade ich Sie zu der folgenden Übung ein (s. AB 35). AB 35

Manchem mag die Übung zu einfach, banal oder kognitiv vorkommen. Und sicherlich wird wenig passieren, wenn ich sie herunterbete, einfach durchführe, ohne wirkliche Absicht, ohne wirkliche Bereitschaft. Wenn diese fehlt, passiert natürlich nichts und der innere Kritiker (und auch nach außen gerichtete!) meldet sich: »War ja klar, dass es nicht funktioniert ...« Dabei hat er doch unter Umständen verhindert, die Übung tatsächlich an mich heranzulassen. Warum? Weil es so ziemlich das Gegenteil der gängigen Erfahrung ist, nur in Ordnung zu sein, wenn man ein bestimmtes Schönheitsideal verkörpert. Diese Lernerfahrungen, vermittelt durch Herkunftsfamilie, Gesellschaft und Medien, sind oft unbewusst sehr stabil und lange wirksam. Die Schönheitsindustrie setzt Milliarden mit diesen Komplexen um. Diese Übung kann natürlich auch mit einem Ganzkörperspiegel durchgeführt werden, um Dankbarkeit und Wohlwollen auch für den Rest des Körpers (langsam) zu entwickeln.

Auch hier geht es nicht um das »Wegmachen« des inneren Kritikers, er wird sich sicher im Laufe der Übung melden, was ganz normal und typisch ist. Es geht erneut um das Experimentieren mit einem beobachtenden, sanfteren Blick auf mich, um das schrittweise Heraustreten aus den »Hübsch-hässlich«-, »Richtig-falsch«-, »Gut-schlecht«- und damit »Schwarz-weiß«-Dichotomien.

In der Nachbereitung der Übung könnten Sie Ihrem inneren Kritiker verdeutlichen, dass Sie:

- verstanden haben, wo er herkommt,
- seine Funktionen beginnen zu erkennen (hier: einem Schönheitsideal entsprechen wollen, um mehr Zuwendung zu erhalten),
- ihm erlauben zu bleiben,
- ihm aber eine neue Aufgabe zukommen lassen (z. B. dafür sorgen, dass ich meinen Körper pflege, mich optisch nicht *gehen lasse* etc.),
- Ihre Spiegelübung weiter machen werden, durch die Sie mehr Selbstvertrauen und -akzeptanz gewinnen, was wiederum attraktiv auf andere wirkt.

Eine weitere Übung einer schwedischen Kollegin, Åsa Fe Kockum, vertieft diesen Prozess. Kockum stellte sie mir und anderen Teilnehmern als ACT-Übung (Akzeptanz- und Commitmenttherapie) in einem Workshop auf der Milton-Erickson-Jahrestagung 2017 in Bad Kissingen vor. Für den Zweck dieses Buches habe ich sie leicht modifiziert (s. AB 36).

AB 36

**Beispiel**

Einer meiner Patienten, ein sehr höflicher und freundlicher Mann, deutete nach der Übung gestisch an, dass er am liebsten die verletzte Seite in der Hand zerquetscht hätte. Er hatte in seiner Herkunftsfamilie ein für ihn sehr belastendes Geheimnis der Eltern über viele Jahre bewahren müssen. Er hatte wider die eigenen Bedürfnisse und Gefühle handeln müssen, aus Loyalität zu den Eltern und Angst vor Verlust ihrer Liebe. Kein Wunder, dass er den Kontakt zur eigenen Verletzung stark vermied, auch wenn er sie in Form von verschiedensten Ängsten und depressiven Verstimmungen natürlich indirekt wahrnahm und stark darunter litt. So richtete er in der Übung die eigene Hilflosigkeit und Wut gegen sich, da diese Gefühle nie im Verhältnis zum Vater und zur Mutter da sein durften.

**Beispiel**

Eine andere Patientin bekam einen Brechreiz bei der Übung, da ja »die, die mich verletzt haben, dann recht hätten, wenn ich meine Verletzung anerkennen würde«. Diese Annahme unterzogen wir natürlich einer Überprüfung. Jedoch zeigte(n) sich die Annahme(n) verständlicherweise nach verschiedenen traumatischen Erfahrungen als sehr fest. Wichtig hier ist zu bemerken, dass eben nicht die Aggressoren und verletzenden Menschen zum Herzen genommen werden sollten, sondern der eigene verletzte innere Anteil, der dadurch Schutz, Geborgenheit und Liebe erfahren soll.

Auch im Kollegenkreis erwies sich die Übung als herausfordernd. Einige Kolleginnen und Kollegen verweigerten sehr schnell, als sie nur in Ansätzen hörten, worum es gehen sollte bzw. könnte. Auf Nachfragen berichteten sie, »keine Lust darauf zu haben, von Gefühlen vor Anderen überwältigt zu werden« und auch »nichts zu spüren«. Sehr schnell kamen also ebenjene Schutzmechanismen zum Vorschein, die von Kockum (2018) als »Feuerwehren« bezeichnet wurden (s. Abschn. 1.7).

## 9.3 Was uns von der Suche nach Anerkennung befreit

Zunächst hatte ich vor, dieses Kapitel »Was uns von der Sucht nach Anerkennung befreit« benennen. Wann handelt es sich bei meinem Streben nach Anerkennung, Zuwendung und Gemocht bzw. Geliebt werden um eine normale Suche und wann fange ich (unbewusst) an, meine Sehn-Sucht auch suchtartig – nicht im streng pathologischen Sinn, aber dranghaft, impulsiv und *auf Autopilot* – zu befriedigen? Wie schon zu Beginn des Buches komme ich auch hier auf die vier Grundbedürfnisse nach Grawe (1998) zurück, nämlich

- Bindung,
- Kontrolle,
- Lustgewinn bzw. Unlustvermeidung und
- Selbstwerterhöhung.

Diese vier elementaren psychischen Grundbedürfnisse sind in jedem von uns. Wir streben von Geburt an nach ihrer Befriedigung, meist altersgemäß mit verschiedenen Mitteln. Werden eines oder mehrere dieser vier Grundbedürfnisse dauerhaft verletzt, so sucht jedes Individuum nach Mitteln und Wegen, diese wesentlichen Bedürfnisse dennoch auf anderem Wege zu stillen. Gut nachvollziehbar und sichtbar werden diese Zusammenhänge meiner Erfahrung nach dann, wenn ich mit Patienten eine Plananalyse mache, in deren Zusammenhang sie sehen, mit welchem Verhalten welche Verhaltenspläne oder -schemata realisiert werden, die wiederum (auch hier oft un- oder vorbewusst) der Erfüllung der relevanten Grundbedürfnisse dienen.

Was das nun mit diesem Buch und Thema zu tun hat? Nun, die starke Suche nach Anerkennung im therapeutischen Prozess durch die Patienten oder auch Kollegen kann Psychotherapeutinnen und Psychotherapeuten ebenso krank machen wie das verbissene Streben nach Zuwendung im Privatleben. Somit lohnt sich ein Suchprozess nach eigenen lebensgeschichtlichen Verletzungen, um diese im Angesicht der persönlichen Grundbedürfnisse, Schemata und konkreten Verhaltensweisen zu spiegeln. Auch erfahrenere Kolleginnen und Kollegen leiden häufig noch unter starker Selbstkritik, Selbstzweifeln und Selbstvorwürfen, allen erreichten Zielen und Erfolgen zum Trotz.

So kann häufig noch eine kindliche Verletzung zu versorgen sein, entstanden durch einen abwesenden Elternteil, Scheidung der Eltern, eine erkrankte Bezugsperson, emotionale Kälte oder starke Aggressivität in der Familie oder andere, meist trennende Ereignisse. Mithilfe der eigenen Ressourcen, wie den eigenen Eigenschaften und Fertigkeiten, aber auch Kraftquellen, wie Natur, Tiere, Hobbys, Erfolgserlebnissen und Vorbildern, kann ich dann wie an verschiedenen Stellen beschrieben üben, diese Ressourcen dem verletzten inneren Anteil liebevoll zukommen zu lassen.

Einer meiner Patienten ging über einige Jahre fast täglich in seinen Garten, grub dort die Erde um, pflanzte, säte und arbeitete dort bis zur Erschöpfung, um so seine Verletzung aufzufangen und seine Gefühlswelt und Energien einigermaßen zu regulieren. Parallel dazu stieg er aus seinem Job im Management aus, der sehr konfliktreich war und ihn bis an die Grenze seiner Kräfte gebracht hatte – aber eben auch viel Anerkennung und Status ... Letztendlich erkannte er, wie schädlich die Konsequenzen seines Handelns und dieses Umfeldes für seine alten Verletzungen waren. Und, dass er nach einer Symbiose in Beziehungen suchte, dass Anerkennung und Status im Beruf sehr flüchtige und an starke Bedingungen und Kosten geknüpfte Mittel für seinen tiefen Wunsch nach Zuwendung waren.

## AB 33 Atemmeditation – eigene Verletzungen anerkennen und liebevoll versorgen

Setzen Sie sich bequem an einen ruhigen Platz, richten Sie sich erstmal dort ein. Verfolgen Sie Ihren Atem und begleiten Sie ihn mit den Worten wie folgt:
Einatmend nehme ich war, dass ich einatme
Ausatmend nehme ich war, dass ich ausatme
Ein – Aus (drei tiefe Atemzüge lang praktizieren)
Einatmend folge ich meinem Einatmen bis zum Schluss
Ausatmend folge ich meinem Ausatmen bis zum Schluss
Dem Einatmen folgen – dem Ausatmen folgen
(drei tiefe Atemzüge lang praktizieren)
Einatmend nehme ich meinen Körper wahr, wie er gerade da ist
Ausatmend entspanne ich meinen Körper
Einatmend nehme meine Gefühle wahr, so wie sie gerade da sind
Ausatmend nehme meine Gefühle wahr, so wie sie gerade da sind
Meine Gefühle wahrnehmen – meine Gefühle wahrnehmen
(drei tiefe Atemzüge lang praktizieren)
Einatmend nehme ich einen Moment des Glücks wahr
(der letzten Zeit)
Ausatmend freue ich mich über diesen Moment des Glücks
Moment des Glücks wahrnehmen – mich freuen
(drei tiefe Atemzüge lang praktizieren)
Einatmend nehme ich meine persönliche Verletzlichkeit, meine Verletzungen wahr
Ausatmend betrachte ich mich liebevoll mit diesen Verletzungen
Verletzungen wahrnehmen – mich liebevoll betrachten
(drei tiefe Atemzüge lang praktizieren)
Einatmend schaue ich mich mit liebevoller Güte und Mitgefühl an
Ausatmend schaue ich mich mit liebevoller Güte und Mitgefühl an
Mich mit liebevoller Güte und Mitgefühl anschauen –
mich mit liebevoller Güte und Mitgefühl anschauen
(drei tiefe Atemzüge lang praktizieren)
Einatmend nehme ich war, dass ich einatme
Ausatmend nehme ich war, dass ich ausatme
Ein – Aus (drei tiefe Atemzüge lang praktizieren)
dann reorientieren, Beobachtungen auf dem Notizbogen (im Anschluss) notieren und dem Tagewerk nachgehen

(angeregt durch ein Sutra des Buddha)

## AB 34 Notizen zur Meditation

| Datum: | Meine Beobachtungen während der dritten Übung (aufkommende Gedanken, Gefühle, Impulse und Körperreaktionen notieren) |
|---|---|
| Datum: | |
| Datum: | |
| Datum: | |

## AB 35 Spiegelübung

**Durchgang A**

(1) Stellen Sie sich vor einen Spiegel. Schauen Sie sich ins Gesicht und atmen Sie einige Male tief ein und aus.
(2) Beobachten Sie Ihre inneren Bewertungsprozesse, wenn Sie beginnen, Ihr Gesicht anzuschauen. Bemerken Sie Abwertungen, Abneigungen beziehungsweise innere Kritik?
(3) Wie fühlt es sich an, sich so abzuwerten?
(4) Reflexion: Wie lange kennen Sie schon diesen kritischen Blick in den Spiegel?

**Durchgang B**

(1) Nun schauen Sie sich ein zweites Mal ins Gesicht, als würden Sie sich heute mit völlig neuen Augen anschauen.
(2) Beschreiben Sie im Geiste die Farbe Ihrer Augen und Ihrer Haare, die Form Ihres Gesichtes (nur beschreiben, nicht bewerten), beschreiben Sie innerlich auch Mund, Ohren und andere Bereiche Ihres Gesichtes.
(3) Wie fühlt es sich an, das eigene Aussehen (hier: das Gesicht) zu beschreiben, statt zu bewerten?
(4) Reflexion: Wie wäre es, diesen sanfteren, beschreibenden Blick mehr und mehr auszuprobieren?

**Durchgang C**

(1) Schauen Sie sich ein drittes Mal im Spiegel an.
(2) Beschreiben Sie laut, welche gute Funktionen die einzelnen Gesichtsbereiche haben: Ohren, die gut zuhören können, Augen, die gute Beobachter sind, ein Mund, der schöne Dinge sagen kann, usw.
(3) Wie fühlt es sich an, so dankbar in den Spiegel zu schauen?
(4) Was braucht es, um diese Dankbarkeit zu kultivieren? Wollen Sie weiterüben?

Notizen zu Arbeitsblatt 34:

▶ ____________________

▶ ____________________

▶ ____________________

▶ ____________________

▶ ____________________

(nach Kogler, 2007; adaptiert und modifiziert)

## AB 36 Meine Belastung(en) liebevoll annehmen

(1) Setzen Sie sich auf einen bequemen Stuhl. Wenn Sie mögen, dann schließen Sie gleich nach dem Lesen des Textes die Augen.
(2) Strecken Sie beide Hände aus und stellen Sie sich ein Bild Ihres Selbst vor – als Erwachsener oder als Kind. Wenn nicht, ist es auch in Ordnung. Sie können sich auch alternativ Ihren inneren Kritiker vorstellen, wenn das stimmig für Sie ist.
(3) Machen Sie die Übung nur so weit, wie Sie mögen. Sie können sie jederzeit beenden.
(4) Stellen Sie sich gleich vor, sich mit so sanften, gütigen und liebevollen Augen anzusehen, wie Ihnen das gerade möglich ist.
(5) Als »Brücke« könnten Sie sich zunächst auch einen lieben Menschen vorstellen, den Sie so anschauen können. Danach übertragen Sie den sanften Blick auch auf sich.
(6) Beobachten Sie, was das in Ihnen auslöst. Möglichst ohne Ihre Reaktion zu bewerten.
(7) Wenn Ihr innerer Kritiker sehr aktiv hereinredet, dann nehmen Sie das einfach wahr, denn das ist völlig normal. Wenn möglich, beziehen Sie ihn in Ihren sanften Blick mit ein, auch wenn er das sehr seltsam und unangebracht findet.
(8) Nun stellen Sie sich vor, sich mit Ihren Händen zum Körper, vielleicht zum Herzen zu ziehen? Ziehen Sie dafür die Hände zum Körper und legen Sie sie sanft auf Ihr Herz.
(9) Verweilen Sie einen Augenblick in dieser Haltung und beobachten Sie, was das in Ihnen auslöst. Möglichst ohne Ihre Reaktion zu bewerten.
(10) Beenden Sie die Übung, öffnen Sie die Augen, atmen Sie weiter und beobachten, wie die Übung bei nachwirkt. Gibt es hier Widerstand? Gegenwehr? Sarkasmus oder Ironie? Welche anderen Gefühle kommen auf?

Notieren Sie Ihre Gefühle, Widerstände etc. hier:

________________________________________

________________________________________

________________________________________

________________________________________

________________________________________

________________________________________

________________________________________

________________________________________

(nach Kockum, 2018 & Workshop Bad Kissingen 2017, adaptiert)

 

# 10 Einige einfache Schritte zur Selbstfürsorge für Psychotherapeuten

## 10.1 Nehmen Sie sich wichtig

Sie sind wichtig. Niemand steht Ihnen näher als Sie selbst. Sie wachen morgens mit sich auf und schlafen abends mit sich ein. Wer soll Sie wichtig nehmen, wenn nicht Sie selbst? Oft nehmen wir uns erst dann wichtig, wenn andere uns einen solchen Status *verleihen*. Es ist, wie ein Patient es formulierte, *nur geborgt*. Und damit flüchtig, nicht dauerhaft, vergehend – seien es Status, Position, Aussehen, Leistungsfähigkeit oder Zuwendung durch andere. Wenn ich meinen Selbstwert im Beruflichen wie ausgeführt nur oder zu sehr auf meine Leistungen, Erfolge und mein Ansehen bei anderen gründe (bei Kollegen, Gesellschaften, bei Arbeitgeber, Patienten oder Auftraggebern), dann wird es schwierig, sobald jemand mich überflügelt, jemand mir vorgezogen wird, ich weniger Lob erhalte. Wenn Sie von sich als »Rennpferd« gute Leistungen auf der Rennstrecke erwarten, wann fangen Sie dann an, das Rennpferd gut zu behandeln? Wann geben Sie ihm endlich ausreichend Futter, bürsten und trocknen es ordentlich ab und versorgen es so, wie das wertvolle Tier es verdient hat? Nur dann kann es weiter gute Leistungen bringen, nur dann dürfen Sie von ihm gute Leistungen erwarten.

**Beispiel**

Eine meiner Patientinnen begann erst dann, sich gut zu behandeln, als sie sich selbst mit einem Transporter für wichtige Medikamente verglich. Lachen Sie nicht, sie erlebte sich selbst als eine fürsorgliche, sich um andere kümmernde und andere versorgende Person, die also für das Wohl Vieler verantwortlich war – und somit als Vehikel für Gesundheit und Wohlergehen. Wie sollten also diese wichtigen Medikamente weiter an ihr Umfeld gelangen, wenn sie den Transporter nicht ausreichend mit Benzin, Reparaturen und all dem versorgte, damit er noch lange fahren kann?

Häufig ist es so, dass das Wohlergehen der geliebten Menschen dabei helfen kann, sich selber wichtiger zu nehmen. So frei nach dem Motto: Wenn es meinem Umfeld gut gehen soll, dann sollte es auch mir gut gehen. Ich erlebe diese Verbindung häufig als Zwischenschritt zu einem Sich-wichtig-Nehmen unabhängig von anderen Menschen, vom eigenen Umfeld und den Erwartungen anderer. Auch hier komme ich gerne auf Brahm (2011) zurück, der in seinem Buch »Die Kuh, die weinte« davon schrieb, sich die bedingungslose Selbstliebe schon jetzt gewähren zu dürfen. Und eben nicht erst etwas erreichen zu müssen, um sich selber so lieben zu dürfen.

## 10.2 Arbeiten Sie langsamer – dies ist eine Wanderung

Ich habe mich lange in Sachen Arbeit eher wie ein Sprinter gehetzt. Ich wollte, dass Arbeitstage schneller herumgehen, Wochen schneller vergehen und sehnte mich nach schnellem Feierabend. Alles erledigte ich mit Hochdruck, oft wenig achtsam. Ich war schnell auf schnelle Lösungen in Therapien aus.

Ein erster Schritt in Richtung Besserung erfolgte, als ich mir zu Herzen nahm, mehr Zeit zwischen den Sitzungen vergehen zu lassen. Also statt immer Termine um Punkt zu vergeben, 9:00 Uhr, 10:00 Uhr, 11:00 Uhr, verschob ich nach zwei Sitzungen die Zeit nach hinten: 9:00 Uhr 10:00 Uhr, 11:15 Uhr. Dann vielleicht statt 12:15 Uhr eher 12:30 Uhr als Termin vergeben. Vielleicht erzähle ich Ihnen damit nichts Neues, aber mir half es sehr, die Atempause vor der dritten Sitzung zum Durchatmen und zur Einstimmung auf den neuen Patienten zu nutzen. Am Nachmittag verfahre ich meist genauso, auch wenn mir dieses Prinzip nicht an allen Tagen gelingt. Und dazu nutze ich den »sanfteren Blick« auf Patienten und meine Arbeit im Generellen. Ich wertschätze die Zeit mit diesem Menschen mehr, seitdem ich das Suchen nach schnellen *sprintermäßigen* Lösungen unterlasse und eher nach Gleichmäßigkeit und Beständigkeit, wie bei einer Wanderung, strebe. Meine Augen und mein Blick sind ohne irgendetwas Gewolltes im Moment weicher und weniger fokussiert, was nicht bedeutet, dass ich nicht konzentriert wäre. Vielleicht liegt es tatsächlich daran, dass mein Kritiker sich dessen bewusst ist, dass ich als »Rennpferd« beständiger und langsamer laufen muss, wenn ich das Ziel erreichen und nicht nach ein paar Jahren mit Mitte Vierzig ausgebrannt sein will. Beziehungsweise kann ich als Wanderer mein Ziel nicht erreichen, wenn ich schon auf den ersten Kilometern ein Tempo anschlage, als gäbe es kein Morgen.

Ich denke, dass ich damals Schwierigkeiten hatte, dem berechtigten und natürlichen Druck der Patienten mir gegenüber (Heilungserwartungen, Leidensdruck) gelassen zu begegnen. Gelassen im Sinne von vertrauend auf die (verschütteten) Ressourcen des Patienten und auf meine Kompetenzen. Und meist ist es in therapeutischen Prozessen ja so, dass das Gras auch nicht schneller wächst, wenn man daran zieht. An dieser Stelle geht es mir nicht um die Untugend von Behäbigkeit und Bequemlichkeit, sondern um achtsames, sorgfältiges und geduldiges Arbeiten im Sinne der Patienten. So druckte ich mir den Satz »Dies ist eine Wanderung« neulich nochmals zur Erinnerung aus und hängte ihn (innen) an meinen Schreibtisch. Warum nicht auch die Erinnerungstricks und Eselsbrücken nutzen, die wir selber Patienten empfehlen?

Im Folgenden habe ich mir eine kleine Zwischenmeditation für Sie ausgedacht, um in knapp vier Minuten zwischen zwei Therapiesitzungen (oder zu einem anderen Zeitpunkt) mal durchatmen zu können.

**Die Zwischenmeditation**

Schön, dass Sie sich die Zeit genommen haben für diese kleine Meditationsübung zwischen Ihren Therapiesitzungen. Ich lade Sie ein, dass Sie entweder im Liegen, Sitzen oder auch Stehen sich ein paar Minuten der Ruhe und Erholung gönnen. Sie können dafür sicherstellen, dass Sie in dieser Zeit nicht gestört werden (z.B. die Patienten bitten, erst kurz vor Sitzungsbeginn zu erscheinen), sondern dies eine Zeit nur für sie selber ist, um Kraft aufzutanken, Ruhe, Erholung und Energie für den weiteren Tagesverlauf zu schöpfen.

Legen Sie nun Ihre Hände, wenn das angenehm für Sie ist, auf Ihren Bauch und spüren Sie, wie die Bauchdecke sich mit jedem Ein- und Ausatmen hebt und wieder senkt. Sie können im Geiste das Ein- und Ausatmen mit den Worten »Ein … und Aus« begleiten. Ein und Aus. Spüren Sie, wie Ihr Atem durch die Nase bis tief in den Bauchraum fließt. Und wenn Sie mögen, können Sie das Ausatmen ein wenig länger als das Einatmen werden lassen. Ein und wieder aus. Wenn Sie mögen, können Sie beim Ausatmen durch den Mund alles an Belastung, alles an Anspannung des bisherigen Arbeitstages abgeben. Mit jedem Atemzug ein wenig mehr von Anspannung und Müdigkeit abstreifen. Um so Kraft, Energie und Wachheit zu sammeln. Für den weiteren Tagesverlauf, für all die Dinge, die da noch in Achtsamkeit und Ruhe erledigt werden wollen, bevor Sie sich jetzt langsam wieder orientieren, Ihren Körper in seiner Position wahrnehmen, sich komplett zurückorientieren in diesen Raum und die Übung für diesen Moment beenden.

*(Hinweis: Sie finden diese Meditationsübung auch als Audiodatei zum Download)*

## 10.3 Achten Sie auf Ihren Atem

Nachdem ich bereits 2006 im ersten Jahr meiner Therapeutenausbildung eine Achtsamkeitsmeditation miterlebte, so kam ich besonders während meines ersten Achtsamkeitsretreats in Waldbröl 2010 mit dem Thema Atemmeditation und Achtsamkeit in Berührung.

»Einatmend spüre ich, dass ich einatme … und ausatmend spüre ich, dass ich ausatme … ein … und aus …«
(Klang der Glocke)

So (und noch weitergehend) wurde oft ein Sutra des Buddha rezitiert und dadurch kamen tatsächlich bis zu 1000 Teilnehmer in einem großen Zelt trotz der Enge dort nach und nach zur Ruhe. In der Folge vermittelte Thich Nhat Hanh immer wieder, wie wichtig der Atem als Brücke zwischen Geist und Körper sei und dass er immer im Hier und Jetzt sei. Aus diesem Grund könne der Atem eine große Hilfe dabei sein, mehr im Hier und Jetzt zu leben und weniger die Vergangenheit zu bedauern oder sich um die Zukunft zu sorgen. Auch in den Folgejahren erfuhr ich auf Retreats dort immer wieder die Kraft des achtsamen Atmens. Wir erleben es oft im Alltag über den Atem, wenn wir emotional betroffen sind oder etwas Wichtiges in uns vorgeht: Dann sprechen wir von »Mir stockte der Atem«, oder »Ich kam ganz außer Atem« oder auch »Da musste ich erst mal tief durchatmen«. Sowohl im Berufs- als auch im Privatleben empfinden wir Gefühle und Bedürfnisse manchmal eher über den Körper (indem dieser sich meldet) und eben auch über unseren Atem, der wie ein Indikator für unser Befinden, die Situation und unsere Bedürfnisse sein kann. Wie ein Pendel schwingt er hin und her und die Achtsamkeit auf meinen Atem lässt mich wieder zu mir selber kommen, ruhiger werden, besonnener reagieren und das Leben im Hier und Jetzt mehr auskosten. Ich werde fokussierter, »atme mal durch«, habe eine »Atempause« (*gemeint als Pause zum bewussten Atem, nicht als Atemaussetzer …*) und kann so achtsamer empfinden, was gerade im Hier und Jetzt los ist, anstatt weiter auf Autopilot atemlos durch den Tag zu rasen.

> »Jede Minute, die ihr habt, nehmt das als Rettung.«
> Sr. Song Nghiem im EIAB, Waldbröl, auf dem Neujahrsretreat (2017/2018)

Damit bezog sich Sr. Song Nhiem darauf, in anstrengenden Zeiten mithilfe kleinster Ruhepausen im Alltag – und sei es nur eine Minute – Erholung und Stabilität zu generieren. So könne auch eine fünfminütige Pause zum kurzen Durchatmen genutzt werden, anstatt durchzuarbeiten. Eine Stillemeditation im Sitzen gilt dabei vielen als weitaus schwieriger als eine geführte Sitzmeditation oder ein kurzer Schlaf, weil ich eben auf mich und meinen eigenen Atem zurückgeworfen bin, meine Gedankenströme und Gefühlslandkarte wahrnehme, manchmal gar davon erschreckt, beunruhigt oder mich überwältigt fühle, was in meinem Inneren passiert und was ich vor lauter Geschäftigkeit und hoher Taktzahl gar nicht mitbekomme. Weil ich es oft nicht mitbekommen will?

! Atempausen vermeiden, ständig geschäftig sein oder auch eine Atemübung als lästiges, esoterisches oder überflüssiges Werkzeug zu bewerten – all das können eben sehr wirkungsvolle Verdrängungsmechanismen sein, mit denen Menschen versuchen, ihr eigenes Leiden auf Abstand zu halten, um weiter zu funktionieren.

Wer will es einer Frau verdenken, die Zeit ihres Lebens für ihre Familie funktionieren musste, eigene Gefühle und Bedürfnisse nicht zählten, dass sie weiter versucht zu funktionieren, das lange verdrängte Leid noch etwas länger zu verbergen, anstatt hinzuschauen und unter Umständen Wut, Angst und Trauer aus einigen Jahrzehnten wahrzunehmen? Nur wenn eben diese Frau psychosomatisch derart reagiert, dass ihr plötzlich im Alltag unter Belastung »die Luft wegbleibt«, sie den geliebten Sport stark einschränken muss, dann kann es sein, dass die alten, langen gelehrten und gelernten Verdrängungsstrategien nicht mehr ausreichen, dass es ein Update im Umgang mit den eigenen Belastungen braucht. So erzählte ich der Frau in der Behandlung die folgende Geschichte: Es ist, als würde ich mit einer alten Schleusenwärterin, die die Schleusen eines Staudamms überwacht, verhandeln. Der Wasserstand hinter der

Staumauer hat immer mehr zugenommen, der Druck somit auch und sie hat sich entschieden, nichts davon abzulassen. Weil sie nicht richtig weiß, wie das mit dem Druck ablassen geht, weil sie es nie richtig gelernt hat. Und aus Angst davor, dass ein Öffnen der Schleusen alles jenseits der Mauer überfluten und zerstören würde, die Menschen sie dann mit Schimpf und Schande davonjagen würden. Und doch zeigen sich feine Risse in der Mauer und die Felder im Tal leiden unter Dürre. Wie wäre es denn, ein wenig Wasser kontrolliert abzulassen, das könnte doch so viel des Drucks lösen, es muss ja gar nicht viel sein, sodass die Felder wieder bewässert werden und es allen besser ginge …?

In diesem Moment wurde die Patientin ganz ruhig und im Verlauf begann sie, sich immer mehr zu trauen, in den Sitzungen Gefühle zu zeigen, in Maßen natürlich.

## 10.4 Passen Sie Ihren Kalender an

Unter Abschnitt 10.2 habe ich schon etwas zur Terminplanung geschrieben. Darüber hinaus ist mir etwas wichtig, woran ich selber noch arbeite: Arbeite nicht zu viel! Die Ironie des letzten Satzes fällt mir erst jetzt auf. Tatsächlich gibt es ja für fast alle von uns wirtschaftlich Notwendigkeiten und Zwänge, die Arbeiten nötig machen und die Arbeit macht ja meist auch viel Freude, sodass viele Kolleginnen und Kollegen auch gerne viel arbeiten. Andererseits kommen bei viel Arbeit Selbstfürsorge, Familie, Freunde, schöne Aktivitäten und auch Gesundheit häufig zu kurz. Auch bei Therapeuten kommt das wider besseren Wissens vor und dennoch tun sie sich schwer, das Vermittelte (hier: eine gesunde Balance von Arbeit und Freizeit) auch auf sich selbst zu übertragen. Ein Kollege berichtete, dass er häufig bis zu 40 Therapiesitzungen in der Woche ableiste und es war unklar, ob er stolz darauf war oder ein Funken Problembewusstsein mitschwang. Oder gibt es spezifische Faktoren bei Psychotherapeuten, die es ihnen sogar erschweren, Be- und Entlastung zeitlich miteinander in Einklang zu bringen? Folgende Faktoren könnten dabei eine Rolle spielen, als da wären:

**(1) »Herr B. kann nicht wann anders, darum bin ich erst später zu Hause.«** Termine für (leidende) Patienten stechen hier private Termine aus. Auch diese Erfahrung habe ich gemacht und ich begann erst nach einer anhaltenden Erschöpfung und der Rückmeldung meiner Familie damit, einige Termine aus meinem Kalender zu streichen, die z. B. ein Abendessen mit meiner Familie verhinderten. Natürlich bot ich diesen Patienten Ersatztermine an und wundersamerweise konnten viele es einrichten, zu anderen Zeiten zu kommen. Bei entsprechendem Leidensdruck sollte die Therapie für sie auch eine gewisse Priorität haben und sie Termine einrichten können. Mir fehlte zum damaligen Zeitpunkt scheinbar die Selbstsicherheit, mein Wohl und das meiner Familie über das der Patienten zu stellen, die ich ja keineswegs damit im Stich ließ. Im Gegenteil: Dadurch, dass ich die Terminänderung mit familiären Motiven begründete, wurde ich besser verstanden und war so auch Modell für Selbstfürsorge. Im Gegensatz dazu war ich vorher in den Momenten kein gutes Modell für Selbstfürsorge gewesen, wenn ich späte Termine trotz der genannten negativen Konsequenzen vergab. Meine Erfahrung war somit, dass je selbstsicherer ich wurde und je weniger ich auf die Anerkennung durch Patienten aus war, je wichtiger ich mein Familienleben nahm, desto leichter konnte ich meine Arbeitszeiten selbstfürsorglicher gestalten.

**(2) »Ich muss mehr Sitzungen machen, um mehr Geld (für mich oder noch fordernder: für meine Familie) zu verdienen.«** Wie ist es bei Ihnen? Kennen Sie finanzielle Zwänge, aus denen heraus Sie viel (oder für Sie zu viel) arbeiten müssen? Neben Schulden kann auch das Finanzieren der Familie oder eines Familienmitgliedes es nötig machen, viele Therapien zu leisten. Das kann Spaß machen, jedoch auch je nach Patienten, eigener Verfassung und Umfeld ziemlich an die Substanz gehen. Eine Kollegin finanzierte lange mit ihren hohen Fallzahlen ihre Tochter, die nur langsam studientechnisch und finanziell auf die Beine kam. Ein anderer Kollege war der Hauptverdiener in der Familie und hinzu kamen ein zu tilgendes Darlehen, hohe Mietkosten und einiges mehr. Ganz typische Situationen, mit denen natürlich auch andere Berufe konfrontiert sind, und dort ist das Lohnniveau oft niedriger. Dennoch kann das Thema einen enormen Leidensdruck erzeugen, wenn die Verantwortung des Geldverdienens auf einem lastet. Kennen Sie auch dieses Verantwortungsthema? Oder leiden Sie unter Ängsten, zu wenig Geld zu verdienen oder in der Rente zu verarmen? In einem anderen Fall war es einer älteren Kollegin sehr wichtig, finanziell unabhängig von ihrem Lebenspartner zu bleiben und unbedingt in Vollzeit in ihrer Praxis zu arbeiten, auch wenn sie auch bestimmt mit weniger Stunden ihre Unabhängigkeit hätte wahren können.

Ich möchte Sie ermutigen, Ihre Ängste und Muster zu hinterfragen und mal durchzurechnen, inwiefern Sie sich mehr Freiräume erlauben können. Nur Sie selbst können einschätzen, wie realistisch Ihre Sorgen und wie angemessen Ihr Arbeitsverhalten sind. Ob Sie mit zwei bis drei Therapien weniger in der Woche trotzdem finanziell unabhängig bleiben würden und mehr Zeit für Erholung, Entspannung, Treffen mit Freunden oder andere schöne Dinge hätten. Oder ob, um wieder zum anderen Beispiel zu kommen, Ihr Kind mehr arbeiten und Sie so entlasten könnte. Die Unterstützung des Kindes ist dabei sicherlich hervorgehoben eine sehr emotionale Angelegenheit. Sich der eigenen Motive für einen zu vollen Kalender gewahr zu werden, hilft ungemein zu entscheiden, welche Schritte zum *Entschlacken* des Kalenders an der Reihe sind. Bei mir handelte es sich zuletzt um einen späten Abendtermin und Termine, die meine Mittagspause zu stark verkürzten. Wenn es sich nach Ihrer Analyse um das Motiv der Gier nach mehr Geld und Ruhm handeln sollte, konsultieren Sie bitte Ihren Therapeuten oder Supervisor! :-)

**(3) »Ich mache kaum Mittagspause, dafür bin ich früher zu Hause.«** Aha. Kann man so machen, klingt aber arg nach »Oh Gott, die Arbeit ist hart, ich mache drei Kreuze, wenn ich zu Hause bin!« Wieso nicht schon den Tag über mit gleichmäßigem, langsamerem Tempo arbeiten, Freude an der Arbeit mit den Menschen (wieder)entwickeln, mittags in Ruhe (!) essen, ein Nickerchen machen, einen Spaziergang vielleicht und dann ausgeruhter die zweite Tageshälfte angehen? Gut, das geht manchmal aufgrund familiärer Verpflichtungen und Termine (Kindergarten, Schule u.v.m.) nicht, jedoch kann ich daran arbeiten, tendenziell weniger in Eile zu sein, mich mehr zu erholen. Eine frühere Kollegin jagte immer dermaßen in die Mittagspause, dass sie kaum mitbekam, was sonst um sie herum passierte. Es kann aber gut sein, dass ihr das weniger ausmachte als mir bei Zusehen, weshalb sie sicherlich auch keinen Handlungsbedarf sah. Genauso macht es im Gegensatz zu mir vielen Kollegen wenig aus, in den Mittagspausen Fallbesprechungen oder »Kann ich dir mal eben etwas sagen ...?« zu praktizieren, in dem Fall bat ich sie um eine Pause beim Essen und sie nahmen mich darin ernst – was guttat.

**(4) Plane dir schöne Aktivitäten in der Woche ein und pflege deine Freundschaften.** Wie in Arbeitsblatt 10 aufgeführt, ist es auch in unserem Berufsfeld, oder gerade in unserem Berufsfeld ungemein wichtig, mithilfe schöner Aktivitäten die Belastungen der Arbeit auszugleichen. Wir sind viel für andere Menschen da, hören trotz Ressourcenorientierung viele schlimme Geschichten, sodass das sich Umgeben mit schönen Dingen eine sehr wichtige Bedeutung erhält. Das können die gewohnten, altbewährten Hobbys und Rituale sein, die garantiert wohltuend sind. Ich halte es aber auch für sehr unterstützend für die Psyche und innere Balance, mal etwas Neues, Schönes auszuprobieren. Inzwischen versuche ich mehr davon zu etablieren und halte Ausschau nach neuen Rezepten, Aktivitäten und versuche auch neue Bekanntschaften zu pflegen. Denn dadurch kommt frischer Wind in den Alltag, man wird offener für neue Erfahrungen und erlebt so neue Impulse. Am Ende komme ich vielleicht auf ein neues Hobby oder es entsteht eine neue Freundschaft, die mein Leben bereichert. Das alles ist nichts Neues, aber gerade diese *Basics* werden auch von uns Therapeuten häufig vernachlässigt. Und hier ist nun die Gelegenheit, wie schon zu Beginn des Buches erwähnt, nochmals den eigenen Kalender zur Hand zu nehmen – genau, nehmen Sie ihn *jetzt* zur Hand – und die nächsten ein bis drei Wochen durchzusehen und ein paar schöne Aktivitäten zu planen. Davon sollte eine Aktivität neu sein oder lange nicht gemacht worden sein. Ich selbst war zuletzt nach langer Zeit wieder Fußball spielen und es tat verdammt gut. Auch wenn ich es nicht schaffe, dort wöchentlich dabei zu sein, versuche ich doch es alle zwei bis drei Wochen zu schaffen.

## 10.5 Pflegen Sie Ihren Körper – Sie haben nur einen

Für eine gelingende Selbstfürsorge lohnt der Blick darauf, wie ich meinen Körper behandele. Welche Nahrung führe ich ihm zu? Gebe ich ihm genügend Ruhepausen, wenn er danach verlangt? Hier wieder eine kurze Reflexionsmöglichkeit. Jeden Punkt können Sie im vertikalen Kästchen von 0 (mache ich gar nicht) bis 10 (mache ich ständig) einschätzen (s. AB 37).

AB 37

Bei dieser Auflistung geht es weder um Vollständigkeit noch um den Druck, nun auf einmal alles auf einen völlig gesunden Lebenswandel umzupolen. Selbst Spitzensportler gönnen sich ab und zu etwas Ungesundes, weil das letztendlich sogar leistungsfördernd sein kann, anstatt in ständiger Askese die Freude am Essen und in diesem Fall Sport zu verlieren. Falls sich also gerade ein innerer trotziger Anteil melden sollte, dann dürfen Sie ihn gerne beruhigen.

**Beispiel**

Ich werde abends nur noch so viel essen, bis ich satt bin und muss nicht alles aufessen. Im Zweifelsfall gibt es am nächsten Tag die Reste und ich habe sowohl meinen Körper besser behandelt als auch meine Selbstwirksamkeitserwartung erhöht sowie meinen Nachtschlaf entlastet.

## 10.6 Tauschen Sie sich regelmäßig aus

In einer meiner letzten Einzeltherapien sagte ein Patient, dass er trotz seiner starken Empathiefähigkeit und anderen sozialen Kompetenzen kein Therapeut sein könne. Dabei würde er gerade wegen seines starken Mitgefühls krank werden. Und jeder Therapeut würde doch auch einen Therapeuten brauchen, oder? Er schaute mich fragend an und ich stimmte ihm zu, dass definitiv für jeden Therapeuten ein gutes Netz an Kollegen, Intervision, Supervision oder auch Therapie nötig sei, um die Belastungen des Berufes kompensieren zu können. Die Bereitschaft zu einer ehrlichen und auch in Sachen Selbsterfahrung offenen Arbeit ist jedoch in Intervisionsgruppen sehr unterschiedlich ausgeprägt. Einige Gruppen zielen eher auf einen fachlichen Austausch und neue Anregungen ab, andere sind offen für Selbsterfahrungsanteile. Die Bedürfnisse und Erwartungen in Sachen Selbstöffnung, Selbsterfahrung und Austausch sind unterschiedlich. In einer Einzelsupervision ist dann eher der Raum für ein intensiveres Aussprechen-Können der belastenden Themen, vorausgesetzt das Vertrauensverhältnis zwischen Supervisor und Supervisand ist gegeben und der Supervisor macht Angebote in Richtung Bearbeitung eigener Anteile in den Therapien. In den tiefenpsychologischen und analytischen Ausbildungen und Supervisionen sind Themen wie Übertragungsprozesse, Projektionen, Abwehrmechanismen und Eigenanteile bekanntermaßen viel stärker im Fokus des Berufsstandes und damit der täglichen Arbeit. Wenn Sie überlegen, haben Sie genug Austauschmöglichkeiten? Oder scheuen Sie sich, aus Ihrer Sicht vielleicht alberne oder unangenehme Themen anzusprechen? Ich kann Sie nur ermuntern, egal in welcher Phase Ihres Berufslebens Sie stehen, sich diese Räume zu suchen, Sie sich zu erlauben und daran auch persönlich als Mensch zu wachsen.

## 10.7 Entwickeln Sie Dankbarkeit

Wieder fällt mir beim Schreiben auf, wie sehr ich täglich von Patienten lerne. Gestern berichtete eine Patientin in einer Gruppentherapie, zum Zeitpunkt der Anschläge auf die Ramblas von Barcelona in der Stadt gewesen zu sein. Als sie davon erfahren habe, sei sie sehr traurig geworden, habe geweint ob des Todes so vieler unschuldiger

Menschen. Bald darauf habe sich aber eine tiefe Dankbarkeit eingestellt, am Leben zu sein und leben zu dürfen. Wir alle in der Gruppe waren sprachlos. Die Patientin war so ruhig, authentisch und überzeugend, dass wohl alle von ihr etwas lernten. Muss erst so etwas Dramatisches passieren, um dankbarer für das eigene Leben zu werden, für die eigene Sicherheit, für all das, was gut im eigenen Leben läuft? Ich denke nicht, und doch schärft ein einschneidendes Erlebnis, die Konfrontation mit Tod und Vergänglichkeit die Sinne für das eigene Glück, am Leben zu sein.

Das Fokussieren auf Negatives, Nicht-Gelingendes, potenziell Gefährliches und auf Makel ist weit verbreitet. Wir gewöhnen uns an die Annehmlichkeiten und scheinbaren Selbstverständlichkeiten unseres Lebens und regen uns schnell auf, wenn der Bus Verspätung hat, es einen Stau gibt, die Straßenbahn voll ist oder eine (weniger wichtige) Bestellung vergessen wurde. All das scheint uns aus dem gewohnten Autopilotmodus rauszubringen, aus der Erwartung, dass alles so wie bekannt zu laufen hat. Und prompt reagieren wir gereizt, ärgerlich und nicht besonders geschmeidig. Diese Reaktionen können uns auffordern, innezuhalten und uns zu fragen, warum wir so dünnhäutig und reizbar sind und was wir Gutes für uns tun können. So gilt es, den Blick für das Schöne, Glückliche, Erfolgserlebnisse, die Schönheit um sich herum (und in sich) wiederzuentdecken. Also fangen Sie ruhig jetzt an (s. AB 38).

AB 38

## 10.8 Sich so annehmen, wie man ist

Nach einem persönlichen Gespräch sagte mir einmal ein Mönch, dass er sich mir so verbunden fühlen würde, obwohl er mich gerade erst kennengelernt hatte. Ich hatte ihn kurz zuvor kennengelernt und spontan ob seiner Offenheit von etwas Persönlichem berichtet, das er sich sehr wohlwollend und voller Mitgefühl angehört hatte. Auch er teilte mir im Verlauf etwas von sich mit, sodass wir unsere Verbundenheit darin erkannten. Er öffnete in dieser halben Stunde mir sein Herz, so empfand ich es zumindest, und als wir uns zum Abschied umarmten, empfand ich ein tiefes Glück und eine tiefe Dankbarkeit.

So verändern sich durch gute Erfahrungen dysfunktionale Verhaltensweisen, Pläne und irgendwann auch (langsam …) Oberpläne in Richtung »Ich darf…«-Annahmen über mich. Diese akzeptieren die eigene Fehlbarkeit (und Menschlichkeit!) sowie Grenzen des eigenen Handelns, der eigenen Fertigkeiten und erkennen eigene Erfolge und positive Attribute endlich an.

Während ich gerade schreibe, schaut mir unsere Tochter (7 Jahre) über die Schulter. Sie kennt das Thema des Buches und möchte am liebsten direkt mitschreiben.

- Tochter: »Darf ich schreiben: Das Kind im Inneren gut behandeln?«
- Ich: »Was meinst du denn mit dem Kind im Inneren?«

- Tochter: »Das Herz. Dass man das Kind im Innern gut behandelt, und dass man ihm viel zu essen gibt und es gut pflegt!«

Alles klar?

## 10.9 Supervision und Selbsterfahrung für Psychotherapeuten – und was ist mit Psychotherapie?

Aufgrund der vielen Gespräche, Interviews und Fragebögen mit und von psychotherapeutisch arbeitenden Kollegen habe ich den Eindruck gewonnen, dass das Thema Psychotherapie für Psychotherapeuten für einige Kolleginnen und Kollegen schambesetzt ist, jedoch für einige Kollegen wie für andere Menschen auch der Bedarf daran und die Indikation dafür bestehen. Auch Psychotherapeuten werden depressiv, auch Psychotherapeuten können unter starken Ängsten, Substanzmissbrauch oder Essstörungen (oder anderen Störungsbildern) leiden, genauso wie der Kardiologe selber herzkrank werden kann. Behandelt er sich selbst (am offenen Herzen)? Nein, auch wenn die Tendenz zur Selbstmedikation bei Ärzten und Selbstmodifikation bei Psychotherapeuten natürlich vorhanden ist, mal schädlich (manche Ärzte nutzen zu oft den eigenen Medikamentenschrank), mal hilfreich (der Arzt oder Psychotherapeut beim Sport oder beim Yoga oder Ähnliches). Das Erleben des Leidens und der zum Teil so unfassbaren Leidensgeschichten der Patienten fordern viel Empathie, Kraft und können auf Dauer und bei mangelnder Selbstfürsorge sehr auslaugen. Und wenn dann noch ein innerer Kritiker zu hohe Forderungen stellt und ich mich verausgabe …

Ich zolle jedem Kollegen Respekt, der sich selbstfürsorglich in Therapie begibt. Und beruhigt sein kann, zu wissen, dass er oder sie Selbstfürsorge für sich betreibt und so Vorbild für seine Patienten ist. Um selber stabil und ausgeglichen bessere Psychotherapien zu machen als ausgelaugt, depressiv oder von Ängsten geplagt. Hier schreibe ich nicht davon, morgen im Ärzteblatt eigene psychotherapeutische Erfahrungen zu veröffentlichen. Auch der zitierte Kardiologe wird nicht jedermann seine Erkrankung offen machen. Ich meine vielmehr einen offeneren Umgang in Intervisions- oder Supervisionsgruppen, der auch dazu führen könnte, dass betroffene Kollegen selber den Mut fassen, sich Hilfe zu suchen. Und darauf vertrauen, vom behandelnden Kollegen im Rahmen der Schweigepflicht diskret und kompetent versorgt zu werden.

| | | | |
|---|---|---|---|
| gesunde Nahrung (feste Speisen) essen | | Ruhepausen einlegen | |
| gesunde Getränke zu mir nehmen | | notwendige Arztbesuche machen | |
| Rauchen | | Sport treiben | |
| Alkohol trinken | | Zeit in der Natur verbringen | |
| Drogenkonsum | | Nachrichtenkonsum (der Geist gehört auch zum Körper ;-) | |
| Einnahme wichtiger Medikamente | | Internetkonsum | |
| Körperpflege | | Konsum von Onlinespielen etc. | |
| Hautpflege | | genug Nachtschlaf | |
| Sport treiben | | Ihr Beispiel: | |
| Ihr Beispiel: | | Ihr Beispiel: | |
| Ihr Beispiel: | | Ihr Beispiel: | |

Markieren Sie nun hier einen – wirklich nur einen Bereich – in dem Sie Ihren Körper in der kommenden Woche besser behandeln wollen und schreiben Sie es hier so konkret wie möglich auf:

**Wofür bin ich dankbar?**

Schreiben oder malen Sie alles auf, was Ihnen einfällt und schneiden Sie diese Karte aus. Kleben Sie die Karte auf ein Stückchen Pappe und nehmen Sie diese im Portemonnaie oder in der Smartphonehülle mit. Okay?

________________________________________

________________________________________

________________________________________

________________________________________

________________________________________

________________________________________

- **Tipp 1:** Wenn Sie merken, die Übung »halbherzig« zu machen, dann vertagen Sie es ruhig.
- **Tipp 2 (noch wichtiger):** Wenn es sich um einen Menschen in Ihrem jetzigen Leben handelt, den Sie dankbar sind zu kennen, dann teilen Sie ihm das unbedingt heute noch mit! Denn das Liebevolle, was Sie der Person mitteilen, macht Ihnen sicher mindestens genauso viel Freude wie ihm oder ihr. Mailen Sie mir gerne Ihre Erfahrungen.

 

# 11 Wo sind Ihre Prioritäten?

»Nur in diesem einen Moment des Lebens, der so schnell vorbeigeht, kann ich Liebe und Frieden in mir entwickeln. Und wie kann ich sie in mir entwickeln? Nur dadurch, dass das meine Priorität ist!« (Khema, 2009, S. 112)

Heute noch saß ich mit einer Patientin zusammen, die folgende Aufgaben zurzeit zu bewältigen hatte:

(1) Studium in drei Monaten beenden (Anspruch: 1+),
parallel dazu:
(2) Teilzeitarbeit (Anspruch: Perfektion – in Teilzeit …)
(3) Ehe retten
(4) Familie unterstützen (Anspruch: nicht enttäuschen!)
(5) gesundheitliche Probleme lösen (Idee: die Probleme nerven nur!)
(6) Jobwechsel angehen (Bewerbungen etc., Idee: mein Lebenslauf täuscht etwas Besseres vor)
(7) Hauskauf regeln
(8) Sport weitertreiben (Idee: andere nicht enttäuschen!)
(9) Psychotherapie machen (Anspruch: schnelle Erfolge)
(10) Familienplanung angehen
(11) und sie grübelte auch extrem über die vielen Projekt und Probleme

Sie berichtete, wieder kurz vorm Burn-out zu sein, aber nicht zu wissen, wie sie aus diesen Schemata (Leistung, nicht enttäuschen, geliebt werden, Verlust verhindern, Anerkennung durch Leistung, um nur einige anzudeuten) wieder herauskommen könne.

In der Sitzung bat ich sie, die Bereiche rot einzukreisen, die intuitiv Priorität hätten. Sie umkreiste spontan die Bereiche Psychotherapie und Gesundheit. Dann die Bereiche blau, die ihr der Verstand vorgebe. Sie wählte das Studium und die fest angestellte Arbeit sowie den Bereich der Partnerschaft. Im Verlauf entdeckte sie, die aus intuitiver Sicht zu priorisierenden Bereiche nur dann schützen und ausgestalten zu können, wenn sie als »Sporttrainerin« die alte, ehemals erfolgreiche Taktik (12 h strenges Lernen, dann Freunde treffen) angesichts der neuen, komplexeren Lebensumstände mit einem Update versehen würde! Einem Update, das das disziplinierte Verteidigen auf dem Feld ebenso aufrechterhält wie neue Spielzüge integriert, alte dafür beiseitelässt. Eine Trainerin, die eine Auszeit nimmt, ihr Team neu einschwört, anstatt aus Angst vor einer neuen, möglicherweise misslingenden Taktik, es in die Niederlage laufen lässt. Das überzeugte sie. Und es kam auf einmal die Info von ihr, dass sie sich für die Prüfung auch drei Monate später anmelden könne … sie dann dafür Luft hätte, sowohl für das Beenden des Studiums, ihre Psychotherapie, ihre Ehe und dafür, Sport zu treiben (Sozialkontakte!) … und so entschied sie sich, gegen alle Regeln, die sie bis dato sich auferlegt hatte, die Arbeit später anzumelden und so auch später abzugeben. Mit der Entscheidung kam schlussendlich auch eine Klarheit, diesen Weg anderen gegenüber zu vertreten, sei es vor dem das Studium finanzierende

Arbeitgeber als auch vor der Familie und dem Partner. Und damit für eine neue Prioritätensetzung. Eine mutige Entscheidung, vor der ich den Hut ziehe. Gestand sie sich doch heute ein, dass sie etwas an ihrem Verhalten ändern muss, wenn sie ein anderes Erleben spüren, mehr Lebensqualität erfahren will. Und gleichzeitig nicht ihre komplette Leistungsorientierung über Bord werfen muss, sondern als Motor benutzen kann, als Grundprinzip auf dem Sportplatz. So begann sie ein klein wenig, Selbstliebe und Frieden in sich mit diesen Entscheidungen zu kultivieren. Auch wenn sicherlich noch einige ihrer Themen mitten auf dem Weg sind.

**Schale sein**

Ein wunderschönes Bild beschrieb Bernhard von Clairvaux in einem Brief.

> Wenn du vernünftig bist, erweise dich als Schale
> und nicht als Kanal, der fast gleichzeitig empfängt und weitergibt,
> während jene wartet, bis sie erfüllt ist. Auf diese Weise gibt sie das,
> was bei ihr überfließt, ohne eigenen Schaden weiter …
> Lerne auch du, nur aus der Fülle auszugießen
> und habe nicht den Wunsch freigiebiger zu sein als Gott.
>
> Die Schale ahmt die Quelle nach.
> Erst wenn sie mit Wasser gesättigt ist, strömt sie zum Fluss, wird zur See.
> Die Schale schämt sich nicht, nicht überströmender zu sein als die Quelle …
> Ich möchte nicht reich werden, wenn du dabei leer wirst. Wenn du nämlich mit dir selbst schlecht umgehst, wem bist du dann gut? Wenn du kannst, hilf mir aus deiner Fülle, wenn nicht, schone dich.
>
> *Bernhard von Clairvaux (1090–1153)*

Wie oft sind wir als Psychotherapeuten eher Kanal als Schale? Wie oft sind wir leer nach dem Geben, anstatt dass genug für uns zurückbleibt? Ich empfinde das Bild als wunderschön, dass erst wenn die Schale genügend gefüllt, ich als Therapeut genügend gewässert, gestärkt, mit Kraft und Leben gefüllt bin, dass erst dann andere vom Überfließen profitieren. Und dass nicht alles Kraftspendende durch mich durchschießt und dadurch eine schädigende Leere, Kraftlosigkeit oder auch Sprachlosigkeit (so machte ich die Erfahrung) in meinen Beziehungen entsteht. Hatte ich doch auch eine Zeit lang gefühlt meine *Wörter* am Tag verbraucht, meine Aufmerksamkeit erschöpft. Oder sollte ich sagen, ich hatte mich ausgebeutet, ohne die Akkus wieder aufzuladen?

Eine erfahrenere Kollegin schilderte in einer Supervision, dass Sie manchmal schon nach der ersten Sitzung völlig erschöpft sei. Sie wolle auf gar keinen Fall die *Zuweiser* enttäuschen, wolle unbedingt die Anerkennung der Patientin durch eine erfolgreiche Therapie gewinnen. Dabei verspanne sie so sehr, dass besagte starke Erschöpfung früh am Arbeitstag eintreten würde. Eine andere Kollegin wirkte auf mich *verdächtig*, da sie einer ihrer Patientinnen am Samstag eine Art Notfalltermin gab. Es ging nicht um Suizidalität, sondern um die Angst der Patientin vor einer Reihe starker wie verwirrender psychosomatischer Symptome, nachdem beide sehr positive Zugänge zum Gefühlserleben der Patientin gefunden hatten. Jedoch berichtete die Kollegin, dass dies die Ausnahme bleibe und sie gut auf sich aufpasse … was ja auch ihre Verantwortung darstellt. Spontane Samstagstermine bleiben mir persönlich jedoch suspekt, Ausnahmen bestätigen die Regel.

**Ein Tag der Achtsamkeit für Therapeuten / Therapeutinnen**

Der im Folgenden vorgestellte Tag der Achtsamkeit kann auch unterteilt und in seinen einzelnen Elementen ausprobiert und in den Alltag eingebaut werden. Weiß ich doch aus eigener Erfahrung zu Genüge, wie schwierig es ist, angesichts anderer Verpflichtungen in Job, Familie (!) und Hobby einen ganzen Tag für diese Praxis freizuschaufeln.

- 08:30 Uhr: Geführte Sitzmeditation (siehe nachfolgendes Skript und Audiofile)
- 09:00 Uhr: Körperübungen – z. B. Yoga, Pilates, Qui Gong oder Tai Chi; alternativ: Sport
- 09:45 Uhr: Maßvolles, gesundes Frühstück im Schweigen
- 10:45 Uhr: Impuls für den Geist (gute Nahrung für den Geist), beispielsweise online einen Vortrag ansehen oder etwas *Stärkendes* lesen, das dem eigenen Geschmack entspricht
- 12:00 Uhr: Gehmeditation – jeden Schritt achtsam wahrnehmen, Zuhause oder im Park
- 13:00 Uhr: Mittagessen – vielleicht die ersten drei Minuten im Schweigen
- 14:00 Uhr: Tiefenentspannung: Autogenes Training oder nachfolgendes Skript und Audiofile
- 15:15 Uhr: Arbeitsmeditation – Hausarbeit oder andere Arbeit achtsam und in Ruhe durchführen
- 16:00 Uhr: Treffen mit Familie oder Freunden – üben, achtsam zuzuhören (ohne zu unterbrechen, zu bewerten, Lösungen zu präsentieren) und achtsam zu sprechen (ohne Vorwürfe, Ablehnung)
- 18:00 Uhr: Abendessen
- 20:00 Uhr: Wahlweise einen schönen Paarabend genießen oder Baden gehen oder etwas anderes Selbstfürsorgliches machen
- 22:00 Uhr: sich bei sich selbst für den Tag bedanken und schlafen gehen

# 12 Kompakt und heilsam

**Ein 15-Tage-Kurs für mehr Selbstakzeptanz und Selbstfürsorge als Therapeut**

Bei diesem Kurs möchte ich vorwegschicken, dass eine Kollegin meinte, sie würde höchstens zehn Tage probieren und dranbleiben. Nun ja, es ist auf 15 Tage hinausgelaufen und jeder darf so viel probieren und durchgehen, wie er mag.

**Tag 1: Ziele des Kurses**

Dieser Kurs ist ein konkretes Experiment, ein Versuch, sich als Therapeut mehr anzunehmen und wertzuschätzen. Was ist Ihre Motivation, damit zu beginnen und nicht dem inneren Schweinehund nachzugeben? Ein Beispiel könnte sein, sich im eigenen Körper wohler zu fühlen oder mehr Lebensfreude bzw. Freude an der Arbeit (wieder) zu entwickeln.

Meine Motivation:

________________________________________________

Wichtig ist meiner Erfahrung nach, eine Vorstellung davon zu entwickeln, wie sich mehr Selbstannahme und Selbstakzeptanz anfühlen werden. Ist das eher ein angenehmes Spüren des Körpers für Sie oder ein Bild, wie Sie lächelnd vor dem Spiegel stehen? Egal welche Vorstellung Sie von diesem schönen Zustand haben, versuchen Sie *jetzt* zu visualisieren, was Sie spüren bzw. wie er sich anfühlen wird.

Übung 1: Mein Zielzustand fühlt sich so an:

________________________________________________

Wie ist es Ihnen bei der Übung ergangen? Haben Sie eine Art Vorstellung entwickeln können, wie sich Ihr Leben mit mehr Wohlwollen und Nachsicht sich selbst gegenüber anfühlen wird? Wenn ja, dann herzlichen Glückwunsch dazu. Wenn es nicht gelang, kann das verschiedene, verständliche Ursachen haben. Möglicherweise sind Sie es gar nicht mehr gewohnt, an eine solche positive Selbstfürsorge und ein liebevolles Selbstbild zu glauben. Oder Sie sind gerade vom Tag noch so gestresst, dass Sie noch gar keine Ruhe für diese Zielvorstellungen haben? Möglicherweise haben die vorherigen Impulse und Übungen aber auch bereits eine Stärkung und etwas mehr Selbstannahme hervorgebracht. Wenn Sie sich nicht oder kaum in eine Zukunft mit mehr Selbstannahme hineinversetzen zu können, bitte resignieren Sie nicht. Sondern schaffen Sie die Bedingungen, mit ein wenig Ruhe und Zeit, eventuell auch mit einer Kollegin, diese

Übung durchzuführen. Ich bin mir sicher, dass Sie dann kleine Ideen davon bekommen, worauf Sie hinarbeiten wollen.

Ach ja, Ihr innerer Kritiker könnte sich gerade auch melden, oder? Kritisiert er die Übung als »bringt nichts«, »albern« oder »alles ein alter Hut«? Wenn ja, dann könnten Sie ihm sanft zulächeln und *trotzdem* mit diesen Annäherungszielen beginnen und sich dadurch weiterentwickeln.

**Tag 2: Vom Umgang mit Hindernissen**

Wie Sie, kenne ich es auch, solche Programme oder guten Vorsätze oft nicht durchzuführen. Mir mangelt(e) es oft an Durchhaltevermögen, Überzeugung, Freude daran oder ich ging schlicht aus Bequemlichkeit den leichteren Weg – oder mein Anspruch war zu hoch, das Vorhaben passte (so) nicht in den Alltag. Es braucht schon einen Entschluss, eine feste Vereinbarung mit mir und hilfsweise auch mit einem Freund, einem Kollegen oder dem Partner. Diese Form wohlwollender sozialer Kontrolle hilft doch enorm, sich aus der Angst vorm Blamieren an den Zielen und den gewählten Aktivitäten festzuhalten. Also lassen Sie uns direkt zur Tat schreiten. Wen werden Sie als Zeugen ihres (besser erstmal kleineren) Vorhabens auswählen?

Mein »Zeuge« der Übung: Tragen Sie hier den Namen des Freundes / Partners ein:

________________________________________

Und wir werden noch konkreter: Formulieren Sie Ihre wichtigsten drei Ziele in Sachen Selbstakzeptanz, Selbstannahme und Selbstliebe. Versuchen Sie es *konkret* zu machen, also statt »Ich will mich mehr lieben« eher ein »Ich will mich mehr lieben, indem ich meinen Körper besser behandele« oder »Ich will mich mehr lieben, indem ich freundlicher mit mir spreche«.

Meine drei wichtigsten Ziele des Kurses:

(1) ____________________________________

(2) ____________________________________

(3) ____________________________________

*Ihre Unterschrift* *Unterschrift des Zeugen*

Zu guter Letzt unterschreiben Sie *beide* diese Zielformulierung.

**Tag 3: Der Weg ist das Ziel**

Nun bitte ich Sie darum, kurz innezuhalten. Nehmen Sie sich Ihre Zielformulierungen zur Hand und legen diese fürs Erste beiseite. Wir werden später darauf zurückkommen. Denn je mehr Sie an den Zielen kleben bleiben, je mehr Sie daran festhalten, dass diese Ziele erreicht werden *müssen*, desto eher werden Sie scheitern.

Das ist kein Taschenspielertrick oder kein Show-Effekt, sondern die Ermutigung, auch ohne das Greifen und Festhalten von Zielen diesen Weg zu mehr Selbstliebe und Selbstannahme als Therapeut zu verfolgen. Würden Sie zu sehr an Ihren, an sich wohlgeformten Zielen hängen, desto eher könnten Sie verpassen, was auf dem Weg anstatt am Ziel in Sachen Wohlwollen und Nachsicht mit sich zu entdecken ist. Ich mache mal ein Beispiel: Stellen Sie sich eine Kollegin vor, die als ihre drei wichtigsten Ziele das Folgende benennt:

(1) mein Aussehen mehr wertschätzen (Figur), konkret freundlicher mit mir vor dem Spiegel zu sprechen
(2) meine Kompetenz als Therapeutin anerkennen, indem ich mir meiner therapeutischen Stärken bewusst werde
(3) Konflikte in der Partnerschaft nicht zu persönlich nehmen, indem ich mir klarmache, dass nicht ich als Mensch abgewertet werde, sondern ein Verhalten kritisiert wird

Dies sind an sich alles nachvollziehbare, schöne Ziele. Wenn die Kollegin nun jedoch sich diese Liste quasi als »Must-have-Liste« neben den Spiegel stellt und sich mit Nachdruck freundlichere Sachen sagt, wird sie wahrscheinlich schnell innere Gegenwehr bemerken. Wenn sie sämtliche eigenen therapeutischen Defizite wegdrückt und Konflikte in der Partnerschaft nur noch intellektualisiert (bloß nicht persönlich nehmen!), dann klebt sie an ihren Zielen auf schädliche und kontraproduktive Weise fest. In dem Moment rastet sie in einem problematischen »Weghaben«-Modus ein, sie bleibt in einem gut gemeinten, aber nicht gut funktionierenden Schema (Verdrängen, Intellektualisieren) stecken. Eine bemerkenswerte Äbtissin aus Kanada, Pema Chödrön, hat diese Mechanismen mit dem Begriff des »Shenpa« treffend beschrieben (2013). Sie versteht darunter ebenso den Drang, eine Zigarette zu rauchen, als auch etwas Gemeines zu sagen, zu viel Alkohol zu trinken oder bei einer verletzenden Äußerung durch Andere im Gegenangriff oder eben in der Selbstbeschuldigung einzurasten und stecken zu bleiben.

Die fiktive Kollegin des genannten Beispiels wird die Übung wahrscheinlich missbräuchlich verwenden, um ihren inneren Kritiker *wegzubekommen* und durch die Ziele vielleicht verpassen, im Blick in den Spiegel auf einmal mehr Sanftheit zu bemerken. Es ist praktisch dasselbe wie beim Meditieren. Je mehr Ziele von »will Entspannung haben« bis »Angst soll weggehen« ich an die Meditationspraxis anlege, desto verkrampfter werde ich sein und im Kampf mit auftauchenden Phänomenen schnell aufgeben. Ich habe es selber so erlebt. Wenn ich aber versuche, unbefangener, offener und empfänglicher für Entdeckungen auf diesem Wege zu sein, desto wacher kann ich für ebenjene Erkenntnisse und Erfahrungen sein. Sie können sich also auf die

Vereinbarung mit ihrem Mitwisser stützen, ohne sich zu sehr daran festzukrallen. Denn beim Festkrallen ermüden wir, sei es beim Sport, Yoga, bei der Musik oder in Beziehungen, schneller als beim *darauf Stützen und Vertrauen*.

Die Übung des heutigen Tages besteht also in einer Frage: Sind Sie bereit, Ihre Ziele in dem Sinne loszulassen, dass Sie sich ohne übertriebenen Leistungsdruck auf diesen Prozess einlassen?

**Tag 4: Der Atem als Verbündeter**

Achtsames Atmen kann auf dem Weg zu mehr Selbstachtung und Selbstakzeptanz eine wichtige Rolle spielen. Denn mit dem Atem kommen Körper und Geist zusammen, er bildet eine Art Brücke zwischen ihnen. Dadurch können Körper und Geist in den gegenwärtigen Moment zurückkommen, der der einzige Moment ist, in dem wir tatsächlich leben. Wenn wir uns viele Sorgen um die Zukunft machen, darüber, ob wir einen Partner finden werden, ob unsere Ehe den Belastungen standhält, ob unsere Lieben lange von schwereren Erkrankungen verschont bleiben, dann werden wir flacher und angespannter atmen. Wenn wir viel mit der Vergangenheit und alten Verletzungen hadern, werden wir viel seufzen und eventuell in uns zusammensacken. Wenn wir uns selber einengen bzw. durch unseren Partner einengen lassen, dann wird unsere Brust eher wie zugeschnürt sein.

In der Gegenwart kann ich mit vielen heilenden und stärkenden Faktoren in Berührung sein, für die ich im Sorgen- oder Trauerprozess blind und taub scheine. Ich kann bemerken, dass ich eigentlich schon erwachsen und voller Lebenserfahrung bin und somit meine Ängste auf Basis kindlicher Erfahrungen stark übertrieben sind. Denn im Hier und Jetzt bin ich groß und kann Herausforderungen begegnen! Im Hier und Jetzt kann ich auf den Trost durch einen lieben Menschen aufmerksam werden, der mir entgangen wäre, hätte ich nicht den Blick gehoben bzw. hätte ich alle Türen verschlossen. Vielleicht hätte ich vor lauter Trauermusik noch nicht einmal gehört, wie er klingelt. Nur in diesem Moment kann ich die Wärme der Sonne auf meiner Haut spüren, den Geschmack meines Tees auskosten und Kraft daraus schöpfen. Und beispielsweise über diese Lebenskraft staunen, wie sich im Frühling die Knospen der Pflanzen und Bäume voller Lebenskraft öffnen. Wie viele Frühlinge würde ich verpassen, wenn ich Tag für Tag vor meinem inneren Fernseher sitzen würde, um mir Horrorfilme über die Zukunft oder Trauerdokumentationen über verpasste Chancen meines Lebens anzusehen?

Auch heute noch muss ich achtsames Atmen immer wieder praktizieren, da meine Gewohnheitsenergie mich noch häufig zu viel Hektik und schnellem Atmen führt. Es geht darum, mich immer wieder bei meiner Art des Atmens zu ertappen und mich ohne zu verurteilen dabei zu beobachten, wie mein Atmen gerade fließt. Um ihn dann sanft zu vertiefen (beim Einatmen) und zu verlängern (beim Ausatmen).

Was kann das nun für Ihren heutigen Tag bedeuten? Zweierlei:

(1) Führen Sie heute zwei fünfminütige Atembetrachtungen durch, in der Sie einfach Ihren Ein- und Ausatmen beobachten. Am besten einmal morgens und dann

einmal am Tag zwischendurch. Sind die Atemzüge eher gepresst, kurz, länger oder tief und gleichmäßig? Notieren Sie Ihre Beobachtungen hier:

- morgens: ________________________________________
- tagsüber: ________________________________________

(2) Schauen Sie ein wenig tiefer:

- Was mir meinen Atem raubt: ________________________________
- Was mich durchatmen lässt: ________________________________

**Tag 5: Die Morgenmeditation**

Beginnen Sie den heutigen Tag mit dieser Meditation, um so Ihren Tag von Anfang an achtsamer, ruhiger und selbstfürsorglicher zu gestalten.

**Die Morgenmeditation**

Nun können Sie den Tag mit einer kleinen Morgenmeditation in Achtsamkeit beginnen: Einen schönen guten Morgen. Ich begrüße Sie zur Morgenmeditation für Therapeuten. Mein Name ist Boris Pigorsch und ich lade Sie ein, diesen Morgen im Sinne von Selbstfürsorge, Achtsamkeit und Wohlwollen mit sich selber beginnen zu lassen.

Nehmen Sie sich dafür einige Minuten Zeit und suchen Sie sich dafür einen ruhigen Platz, an dem Sie ungestört und ruhig die kommenden Minuten verbringen können. Das kann gerne im Liegen sein, auf dem Boden oder auf einer Matte, oder auch im Sitzen. Sie könnten aber auch im Stehen üben, wenn das angenehmer für Sie ist. Hauptsache, Sie fühlen sich so, wie Sie da sind, wohl und geschützt.

Richten Sie diese Position nun für sich so ein, dass es möglichst angenehm und wohltuend für Sie ist, und richten Sie Ihre Aufmerksamkeit zunächst auf den Kontakt des Körpers mit dem …

Boden … den Kontakt der Füße … vielleicht den Kontakt auch der Beine, des Rückens … und des Kopfes … falls Sie liegen … mit dem Boden. Und während ein bewusster Teil sich möglicherweise noch fragt … was nun kommt … welche Art der Meditation nun folgend wird … ist ein anderer Teil schon längst dabei, auf die ganz eigene Art und Weise … die Aufmerksamkeit auf den Atem … zu richten … Beim Atmen, beim Einatmen festzustellen, dass Sie einatmen … und beim Ausatmen festzustellen, dass Sie ausatmen … es gibt nichts zu tun … nichts zu erreichen …

… einfach da sein und feststellen, zu atmen … die Bauchdecke zu spüren, wie sie sich hebt … und wieder senkt …

… ich muss nichts dafür tun, nichts dafür leisten …

… und auch wenn sich Gedanken oder Bewertungen, wie *Langeweile*, bemerkbar machen sollten … dann nehmen Sie diese wahr und lassen sie vorüberziehen …

wenden sich dann wieder sanft und wohlwollend dieser Übung zu …

… einatmend will ich mir heute wohlwollend, liebevoll und selbstfürsorglich begegnen …

und ausatmend will ich mit Nachsicht und Sanftheit durch den Tag gehen …

liebevoll und wohlwollend … nachsichtig mit mir …

am heutigen Tag zu sein … fürsorglich meine Bedürfnisse …
… das, was ich heute brauche … wahrzunehmen …
… und soweit wie möglich … umzusetzen an diesem Tag …
… den Menschen, der mir selbst am Nächsten ist … mit
… dem ich heute Morgen als Erstes aufgewacht bin …
… mir selbst heute ein guter Freund, eine gute Freundin sein … sei es
… in Sachen Erholung Ruhe, Erholung, Achtsamkeit oder auch in Sachen Abgrenzung…
für mich einstehen … meine Meinung vertreten …
… auf welche Art und Weise Sie heute für sich sorgen werden …
… wie eine liebevolle Begleiterin, ein liebevoller Begleiter … diesen
Tag genauso sanft und voller mitfühlender Güte und Freundlichkeit zu begehen …
und wenn das nicht in allen Dingen heute gelingen sollte … das ist ganz normal …
dann können Sie feststellen … »gerade gelingt es mir nicht so gut«
… und ohne sich zu verurteilen wieder zu mehr Selbstfürsorge und …
wohlwollendem, fürsorglichen durch den Tag gehen zurückkehren …
… nehmen Sie noch einige tiefe Atemzüge … dass Sie spüren … wie Bauchraum und Brustkorb sich heben und senken … nehmen Sie dann langsam wieder den Raum wahr … den Kontakt der Füße und der Beine …
… des Rückens und des Kopfes mit dem Boden oder mit dem, womit Sie gerade in Verbindung stehen … und wie ein Gong, eine Glocke nehmen Sie …
nun auch diese Einladung an, den Raum um Sie herum wieder wahrzunehmen, die Geräusche, das Licht … und sich mehr und mehr zurückzuorientieren in diesen Raum
… den Körper langsam wieder in Bewegung bringen … und schließlich die Übung … zu beenden … und diesen Tag im Sinne von dieser liebevollen Güte und Fürsorge zu gestalten.

*(Hinweis: Sie finden diese Meditationsübung auch als Audiodatei zum Download)*

Anschließend an diese Meditation lade ich Sie ein zu reflektieren, wie ein solch wohlwollender Beginn des Tages mit sich selbst für Sie persönlich wäre. Wie ist der Gedanke, sich morgens schon freundlich im Spiegel anzulächeln? Sich einen schönen Tag zu wünschen und zu sagen, dass man in Ordnung ist, wie man ist? Sicher, wie an verschiedenen Stellen des Buches dargestellt, seltsam bis unangenehm. Dennoch lade ich Sie ein, sich die kommenden sieben Tage derart liebevoll und freundlich zu begrüßen und nachzuspüren, welche Auswirkungen das auf Ihren Tag hat.

Mein Lieblingssatz morgens zu mir selbst:

___

Worauf will ich heute im Sinne meiner Selbstfürsorge achten?

___

*(angeregt durch Potreck-Rose & Jacob, 2015, S. 126, modifiziert und adaptiert durch Pigorsch)*

Wir unterschätzen oft den Start in den Tag, indem wir unachtsam oder missmutig mit uns und / oder der Welt unsere Hektik, negativen Affirmationen (»Wie du wieder aussiehst …«, »blöder Tag …«) automatisiert abspulen. Und in dem *Ton* setzt sich der Tag dann oft fort. Hier geht es also nochmal darum, direkt von Beginn an den richtigen *Radiosender*, die richtige *CD* abspielen zu lassen. Und das können wir tatsächlich, wider unseres emotionalen Eindrucks, aktiv beeinflussen.

**Tag 6: Meine Bedürfnisse**

Verbunden mit dem Thema Atmung erlebte ich einmal ein sehr interessantes Beispiel einer Patientin: Sie berichtete, dass sie täglich auf Zehenspitzen durch das Haus laufe, um bloß ihren Partner nicht zu stören. Dabei habe sie am Tag in der Regel mehr zu tun als er. Nun wolle sie ja gar nicht »wie ein Trampeltier« durchs Haus poltern, aber eine Tür normal zu schließen, das sei doch allemal in Ordnung (anstatt sie höchst leise zuzumachen). Diese Patientin litt unter starker Kurzatmigkeit. Im Prozess konnten wir erkennen, wie das Zurückstellen ihrer eigenen Bedürfnisse (sich einschnüren) und das sich immens unter Druck setzen (das Korsett noch enger ziehen) symptomatisch die Kurzatmigkeit hervorgerufen hatten. Wie ein Warnsignal und das Schnappen nach Luft, da »mir die Luft wegbleibt«, wie der Volksmund sagt. Mit »langem Atem« eroberte sie sich Stück für Stück zurück, die eigenen Bedürfnisse auszuleben und mit ihrem Mann in (konfliktreiche) Gespräche zu gehen. Denn auch vor diesen Gesprächen hatte ihr, so erlebte ich es als Außenstehender, der »Atem gestockt«. Hier geht es mir um keinen kausalen Zusammenhang zwischen dem Nicht-Äußern von Bedürfnissen und Atemnot, da viele weitere Faktoren diese Symptomatik mitbedingten. Und dennoch nahm ich eine deutliche Verknüpfung dieser Themen wahr.

Hier Ihre Aufgabe für den heutigen Tag:

(1) Notieren Sie Ihre spontanen Bedürfnisse für den heutigen Tag (z.B. nach Zärtlichkeit, Erholung, etwas geschafft kriegen, eine Verabredung machen usw.):
(2) Nehmen Sie sich ruhig die Bedürfnisliste der folgenden Seite zur Hilfe, um Ihren Bedürfnissen für diesen Tag auf die Spur zu kommen.
(3) Wie können Sie Ihre Bedürfnisse heute konkret umsetzen?
(4) Machen Sie sich dazu
  (a) einen kleinen Tagesplan und
  (b) mailen Sie diesen Ihrer Vertrauensperson!

Meine Bedürfnisse für:

- den Morgen: ______________________________
- den Mittag: ______________________________
- den Abend: ______________________________
- die Nacht: ______________________________

Der mich und viele andere beeindruckende Begründer der gewaltfreien Kommunikation (GfK), Marshall B. Rosenberg, beschrieb die Wichtigkeit, eigene Bedürfnisse zu kennen und zu lernen, diese auszudrücken, beispielsweise in seinem Buch »Gewaltfreie Kommunikation. Eine Sprache des Lebens« (2011). Das Sprechen über die eigenen Bedürfnisse, über das, was wir voneinander brauchen, anstatt was mit dem anderen *nicht stimmt*, sorgt dabei im Privaten wie im Berufsleben für starke positive Auswirkungen: Die Wahrscheinlichkeit zur Erfüllung der jeweiligen Bedürfnisse steigt stark an.

Eine Basiskompetenz, möchte man meinen, und doch fällt es unfassbar vielen Menschen, ob therapeutisch tätig oder nicht, sehr schwer, den Mut, das Vertrauen und die Offenheit (denn ich könnte ja mit meinem Bedürfnis zurückgewiesen werden!) zu finden, in wichtigen Beziehungen über ihre Bedürfnisse zu sprechen.

Hier nun eine von mir modifizierte und angepasste Liste zu den »Bedürfnissen an den Wurzeln unserer Gefühle« (ursprünglich Rosenberg, 2011, S. 74–75), die nochmal im Vergleich mit Grawes Sicht auf Grundbedürfnisse neue Blickwinkel auf die eigene Bedürfniswelt ermöglicht:

(1) Aufgabe: Unterstreichen Sie die Bedürfnisse, die Ihnen generell wichtig sind.

(2) Markieren Sie diejenigen darunter Grün, die aktuell gut erfüllt werden. In Gelb können Sie die Bedürfnisse markieren, die momentan etwas zu kurz kommen und Rot schließlich diejenigen, die brach liegen.

| **Autonomie (verwandt u. a. mit dem Bedürfnis nach Kontrolle, Lustgewinn und Selbstwerterhöhung)** | **Feiern und Wertschätzen (verwandt u. a. mit den Bedürfnissen nach Lustgewinn und dem nach Bindung)** | **Integrität und Sicherheit (verwandt u. a. mit dem Bedürfnis nach Kontrolle)** |
|---|---|---|
| ▶ Träume, Ziele und Werte *selber wählen* können und Pläne für deren Erfüllung entwickeln<br>▶ Selbstbestimmung<br>▶ Selbstständigkeit<br>▶ Erfolge (Dinge geschafft haben und Dinge lassen können)<br>▶ Selbstwirksamkeit<br>▶ Zu mir stehen<br>▶ Freiheit | ▶ von Leben (Geburt, Feiertage, Hochzeit, Geburtstagen, Lebensabschnitten u.v.m.) und auch von Abschieden und des Todes (Trauerfeier, Jahresgedenken u.v.m.)<br>▶ auch: Tanzen, Kochen, Singen, rituelle Feiern u.v.m. | ▶ Unversehrtheit<br>▶ Intaktheit<br>▶ Authentizität<br>▶ Vertrauenswürdigkeit<br>▶ Redlichkeit<br>▶ *Selbst*wert (ich vor mir selber) durch Bewahren der eigenen Integrität, der Konsistenz meines Wertesystems und Verhaltens<br>▶ Kontrolle<br>▶ Sicherheit<br>▶ Gradlinigkeit<br>▶ Ehrlichkeit<br>▶ Berechenbarkeit |
| Ergänzen Sie gerne die Liste um Ihre zur Spalte passenden Bedürfnisse: | Ergänzen Sie gerne die Liste um Ihre zur Spalte passenden Bedürfnisse: | Ergänzen Sie gerne die Liste um Ihre zur Spalte passenden Bedürfnisse: |

sowie

| **Interdependenz / Verbundenheit (verwandt u. a. mit dem Bedürfnis nach Bindung)** | **Nähren der physischen Existenz (verwandt u. a. mit den Bedürfnissen nach Lustgewinn und Unlustvermeidung sowie Bindung und Kontrolle)** | **Spiel / Freude (verwandt u. a. mit den Bedürfnissen nach Lustgewinn und Unlustvermeidung)** | **Spirituelle Verbundenheit und Einsicht (verwandt mit den Bedürfnissen nach Lustgewinn, Unlustvermeidung und Kontrolle)** |
|---|---|---|---|
| ▶ Akzeptanz<br>▶ Wertschätzung<br>▶ Nähe<br>▶ Distanz<br>▶ Gemeinschaft<br>▶ Rücksichtnahme<br>▶ das Leben anderer bereichern<br>▶ Austausch<br>▶ Emotionale Sicherheit<br>▶ Empathie und Trost<br>▶ Ehrlichkeit<br>▶ Liebe | ▶ Luft<br>▶ Nahrung<br>▶ Bewegung<br>▶ Sport<br>▶ Schutz vor Lebensbedrohung<br>▶ Ruhe<br>▶ Sexualleben<br>▶ Unterkunft<br>▶ Körperkontakt<br>▶ Wasser<br>▶ Nötige Medikamente<br>▶ Entspannung | ▶ Freude<br>▶ Lachen<br>▶ Kreativität<br>▶ Humor<br>▶ Sport / Wettkampf<br>▶ Muße<br>▶ »da sein«<br>▶ Urlaub | ▶ Sinnhaftigkeit<br>▶ Harmonie<br>▶ Schönheit<br>▶ Inspiration<br>▶ ordnende Struktur und Klarheit<br>▶ Frieden<br>▶ Verbundenheit mit Natur bzw. anderen Lebewesen oder Gott<br>▶ Einsicht<br>▶ Verstehen |

| **Interdependenz / Verbundenheit (verwandt u. a. mit dem Bedürfnis nach Bindung)** | **Nähren der physischen Existenz (verwandt u. a. mit den Bedürfnissen nach Lustgewinn und Unlustvermeidung sowie Bindung und Kontrolle)** | **Spiel / Freude (verwandt u. a. mit den Bedürfnissen nach Lustgewinn und Unlustvermeidung)** | **Spirituelle Verbundenheit und Einsicht (verwandt mit den Bedürfnissen nach Lustgewinn, Unlustvermeidung und Kontrolle)** |
|---|---|---|---|
| ▶ Geborgenheit<br>▶ Respekt<br>▶ Unterstützung<br>▶ Vertrauen<br>▶ Verständnis<br>▶ Zugehörigkeit | ▶ Kontakt zur Natur | | |
| Ergänzen Sie gerne die Liste: | Ergänzen Sie gerne die Liste: | Ergänzen Sie gerne die Liste: | Ergänzen Sie gerne die Liste: |

**Tag 7: Vertiefungsaufgabe zu meinen Bedürfnissen**

(1) Nehmen Sie drei der gelb oder rot markierten Bedürfnisse, also Ihnen generell wichtige und momentan kaum oder wenig erfüllte Bedürfnisse, und schreiben Sie sie in die folgenden Wolken.

(2) Überlegen Sie auch hier, wann Sie *konkret* diese Bedürfnisse, wieder mal in Ihrem Alltag einbetten werden. Erzählen Sie jemandem davon (s. Abb. 12.1).

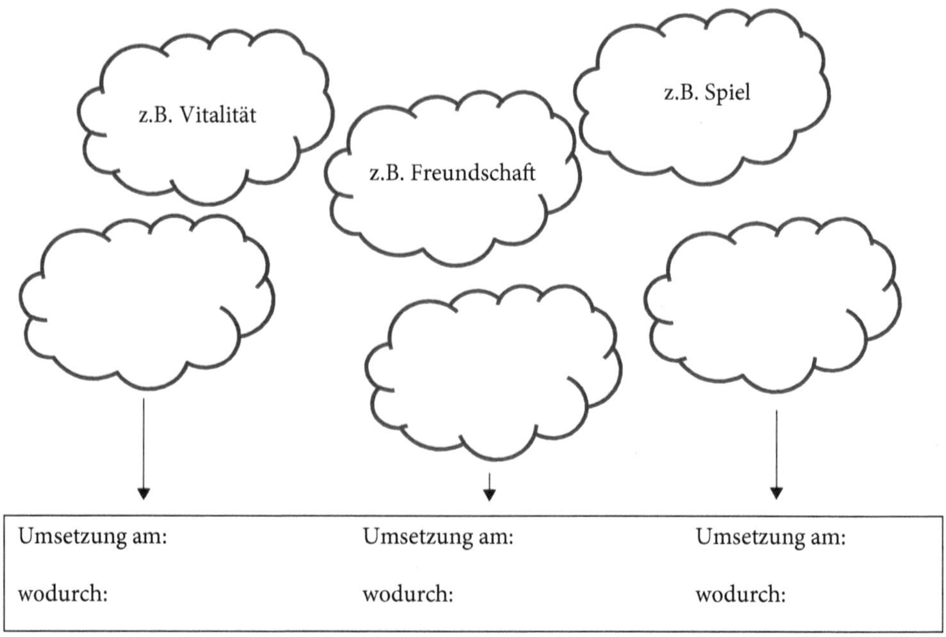


**Abbildung 12.1** Konkrete Bedürfnisse

**Tag 8: Gedankenschmelzen**

Welche Ihrer belastenden Gedanken möchten Sie üben, schmelzen zu lassen? So wie Schneekristalle auf einem warmen Stein? Eine Metapher, gehört von meiner Yoga-Lehrerin Claudia, adaptiert von mir. (s. Abb. 12.2)

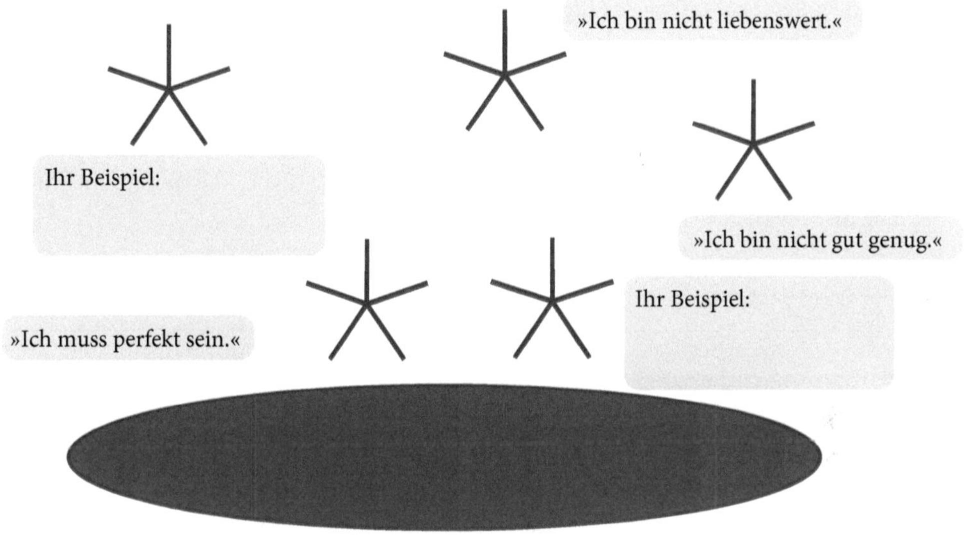


**Abbildung 12.2** Belastende Gedanken

**Aufgabe heute:** Wenn Sie belastende Gedanken wahrnehmen, dann stellen Sie sich vor, diese würden durch die Wärme des Steines geschmolzen. Legen Sie dazu beide Hände auf Ihren Bauch und atmen Sie tief in ihn hinein. Lächeln Sie und notieren Sie Ihre Beobachtungen hier:

________________________________________

________________________________________

**Tag 9: Offene Baustellen beginnen zu schließen**

**Aufgabe:** In jedem Leben gibt es offene Konfliktfelder, nicht beendete Projekte, offen gebliebene Gespräche und nicht beantwortete Fragen. Manches lässt sich nicht mehr in dem Sinne abschließen, dass eine Antwort aufkommt, ein Projektabschluss erreicht werden kann. Und doch können wir lernen, Offengebliebenes zu akzeptieren oder da, wo noch möglich, einen Abschluss zu suchen.

(1) Frage: Welches Thema, das Sie gerne abschließen würden, ist für Sie noch offen?

________________________________________

(2) Was brauchen Sie im Inneren noch für einen Abschluss? Denn äußere Faktoren können wir nicht immer beeinflussen.

________________________________________

________________________________________

(3) Eine meiner ältesten Patientinnen, die ich mit Anfang 80 in Therapie nahm, litt als Kind jahrelang unter einer Tante, die Rechtschreibfehler mit körperlicher Züchtigung bestrafte. Wir schrieben die 1930er Jahre ... Noch viele Jahrzehnte nach diesen Erfahrungen erlebte sie sich als sehr ängstlich und konfliktscheu. In der Behandlung entstand der Gedanke, ihrer lange verstorbenen Tante posthum einen Brief voller »Fählerrn« (Fehlern) zu schreiben, also voller absichtlicher Rechtschreibfehler, um diesen dann rituell zu bestatten. Sie übergab den fertigen Brief dem Rhein und war noch lange nach dem Abschließen dieser Geschichte voller diebischer Freude, dieser Tante noch eine passende Antwort gegeben zu haben! Welches Ritual passt zu ihrem Thema? Ein Brief, ein klärendes Gespräch, endlich die Kleidung tragen, die Ihnen wirklich gefällt (anstatt die, die andere an Ihnen haben wollten ...?)

**Tag 10: Kraftorte suchen und finden**

**Aufgabe:** In der Hektik des Alltags und insbesondere in den Städten sind wir oft vor lauter Reizen, wie Lärm, Werbung, Abgasen, Verkehr und Beton, überflutet bzw. sehr stark mit deren Verarbeitung beschäftigt. Viele Menschen kennen jedoch besondere Orte, auch in ihrer Stadt, an denen sie Kraft tanken, ihre Akkus aufladen, kurz die Augen schließen können, um dann erholter an das tägliche Werk zurückzukehren.

(1) Welcher Ort oder welche Orte sind Ihre Kraftorte? (s. Abb. 12.1)

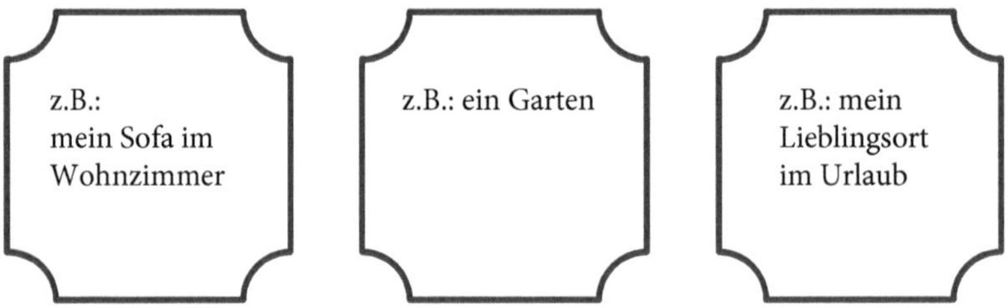
z.B.:
mein Sofa im
Wohnzimmer
z.B.: ein Garten
z.B.: mein
Lieblingsort
im Urlaub

**Abbildung 12.3** Beispiele für Kraftorte

(2) Notieren Sie Ihre Kraftorte! (s. Abb. 12.4)

**Abbildung 12.4** Meine Kraftorte

(3) Sind Sie oft genug an Ihren Kraft spendenden Orten? Wenn ja, dann freue ich mich und ermuntere Sie dazu, das unbedingt beizubehalten. Wenn nicht, lohnt die Analyse der Hindernisse: Liegt es daran, dass manche Orte finanziell bedingt (oder mangels Urlaubstagen) nicht so leicht erreichbar sind? Lohnenswerter ist oft der Blick auf die naheliegenden Ruhe- und Kraftorte, für deren Aufsuchen ich keine besonderen Mittel aufwenden muss.

(4) Gehen Sie diese Woche einmal zu Ihrem Ort und machen dort bewusst eine kleine Atemmeditation, indem Sie Ihren Atem dort achtsam sechs Mal langsam ein- und ausströmen lassen. Wenn Sie mögen, wiederholen Sie diese Übung noch einige Male und nehmen dann diesen Ort noch mal bewusst mit all Ihren Sinnen wahr.

**Tag 11: Meine Gefühle ernstnehmen**

**Aufgabe:** Welche Gefühle tabuisieren Sie? Welche Gefühle spalten Sie (unbewusst) ab und haben so den Gewinn davon, schmerzhaftes Erleben zu vermeiden und die Hinweise, die die Gefühle geben wollen, nicht wahrnehmen zu müssen?

**Beispiel**

Einer meiner Patienten nahm zu Beginn der Behandlung keine Wut, keinen Ärger wahr. Gar nicht! Er beschrieb, er könne dieses Gefühl einfach nicht spüren. Sehr interessant, vor allem da er trotz seiner netten Fassade auf passive, fast schon freundliche Art und Weise durchaus aggressiv in seinem Umfeld agierte. So ließ er Freunde, die ihn nicht genügend beachteten, links liegen und wertete sie innerlich durch Belächeln ab; er empfand ihre Nichtbeachtung als narzisstische Kränkung und sie innerlich auszulachen war sein Abwehrmechanismus – gegen den Schmerz der Kränkung und die schmerzhaften Gefühle von Trauer, Angst und später erst Ärger. Wichtig an seinem Ärger war jedoch, dass er eine Verletzung zentraler Bedürfnisse anzeigte: nämlich für die Freunde wichtig zu sein. In der Behandlung erkannte er jedoch auch, dass er viele unerfüllte kindliche Bedürfnisse auf seine Freundschaften projizierte, diese jedoch damit überfordert sein mussten, handelte es sich eben nicht um Mama oder Papa, immer da, immer präsent. Sondern um *normale* Freunde mit Familien, Jobs und allem, was dazu gehört. Gleichzeitig lernte er, seine Bedürfnisse nach Rosenberg klar und deutlich zu formulieren, ohne in Vorwürfe zu verfallen und erreichte so, dass einige Freundschaften wieder lebendiger wurden.

(5) Also nochmal: Welche Ihrer Gefühle verdrängen Sie am ehesten? Die fünf Basisemotionen lauten ja:
- **Freude** (Erheiterung, Entzücken, Begeisterung, Glücksgefühl, Euphorie, Behagen …)
- **Angst** (Sorge, Furcht, Panik, Bestürzung, Grausen, Schrecken …)
- **Ärger** (Wut, Hass, Zorn, Empörung, Grollen, Missfallen …)

- **Traurigkeit** (Melancholie, Depressivität, Schwermut, Kummer, Trübsinn, Niedergeschlagenheit …)
- **Ekel** (Widerwille, Widerstreben, Abneigung …)

und alle weiteren Gefühlsschattierungen (einige habe ich aufgeführt) innerhalb dieser Gefühlsfamilien.

(6) Ein gutes Bild für das Zurückhalten von Gefühlen, was ja lebensgeschichtlich meist viel Sinn für das Individuum machte, ist das eines Staudamms. Er schützt vor (Gefühls-)Überflutung, im besten Fall gibt es aber so etwas wie Schleusen, die den Druck innerhalb der Staumauern verringern und Wasser ins Tal abgeben, mit dem dann am Flussufer Felder gewässert werden können. Wie ist es um Ihre Schleusen bestellt? Sind diese funktionstüchtig, oder eingerostet? Gibt es etwa einen alten Schleusenwärter, der kein Wasser ablässt? Oder macht er das klug und weise, je nachdem, was gebraucht wird?

**Aufgabe:** Füllen Sie das Kästchen aus! (s. Abb. 12.5)

Staudamm von: ____________________

enthält folgende Gefühle: ____________________

____________________

schützt vor: ____________________

____________________

Schleusenwärter flexibel? (Ja/Nein/genauere Erklärung):

**Abbildung 12.5** Staudamm (Bildnachweis: © bubaone)

Wofür wirst du die (Wasser-)Kraft der Gefühle in Zukunft einsetzen? Z. B. »Meine Wut werde ich dafür einsetzen, für eine gute Sache in meiner Gemeinde einzutreten!« oder »Meine Angst vor dem Thema Sterben und Tod werde ich dafür nutzen, schöne Momente im Hier und Jetzt mit meiner Familie zu genießen und auch meinen Kindern das zu vermitteln.«

Tragen Sie hier Ihre Ideen ein:

________________________________________

________________________________________

________________________________________

________________________________________

Sehr berührt hat mich in diesem Zusammenhang die Geschichte einer Mutter, die ihre Tochter früh an den Krebs verlor. Sie trauerte jahrelang und gründete aus der Kraft der Trauer heraus einen Verein für Eltern, die Kinder verloren haben. Denn so einen Verein gab es in ihrem Bundesland noch nicht und welch ein Segen muss es sein, eine wohlwollende selbst betroffene, nicht bewertende und unterstützende Anlaufstelle in so einer Tragödie zu haben.

**Tag 12: Heute lade ich Sie zu einer weiteren Imaginationsübung ein, die ich mir zum Thema Erholung und Stärkung überlegt habe.**

**Die Bergflussgeschichte**

Herzlich willkommen zur Bergflussgeschichte. Eine Zeit für Erholung, Stärkung und Entspannung.

Nehmen Sie sich zu Beginn ausreichend Zeit … nur für Sie … an einem ruhigen, geschützten Ort … wo für die nächsten zehn bis zwanzig Minuten niemand Sie stört … sondern Sie Zeit für sich selbst haben … Sie können liegen oder … sitzen … ganz, wie es für Sie angenehm ist … schauen Sie nur, dass es bequem ist …und beginnen dann langsam …

… Ihren Atem ruhiger … fließen zu lassen … sodass sich Ihre Bauchdecke sanft hebt und wieder senkt …

… und nehmen Sie ganz genau wahr … wie der Atem einströmt … und es … atmet … einatmend das Einatmen zu spüren … und … ausatmend spüre ich das Ausatmen … EIN … und … AUS … und wenn noch Gedanken oder Gefühle … in Ihnen sind, ist das auch völlig in Ordnung … dann nehmen Sie sie wie Wolken wahr … vorüberziehend … ohne sie zu bewerten … und kehren zur Übung zurück … möglicherweise haben Sie heute schon mit einigen Patienten gearbeitet … oder anders gearbeitet …

anderen Menschen zugehört … ihr Leiden und ihren Schmerz wahrgenommen …

ihnen geholfen, eigene Lösungsschritte zu entwickeln …

… und ich weiß nicht, ob Sie gerade müde und erschöpft sind …

… oder wach oder ganz anders … alles ist in Ordnung …

… alles ist okay so, wie es gerade ist … nehmen Sie wahr, wie es Ihnen gerade geht …

und versuchen es wohlwollend zu betrachten … dann neugierig und vorfreudig … auf den Weg zu machen …

… zu diesem kleinen Fluss in den Bergen … in der Nähe …

… wo Ihr Boot liegt … gut vertäut … ein wirklich gutes, schönes und sicheres Boot … mit Paddeln oder Motor …

… oder beidem … oder ganz anders gebaut …

… einzusteigen … wenn Sie mögen … mit fließenden Bewegungen …

… inmitten schöner Natur … in den Bergen … es in die Hand zu nehmen … paddelnd oder rudernd …

… oder einfach sich treiben lassen … weil sicher und geborgen … ein Teil dieser Welt … die leichten, angenehmen Bewegungen des Bootes zu spüren …

… manchmal auch den Fluss zu riechen … Wiesen …

… und Blumen … manch einer hält seine Hand ins kühle Wasser … wie erfrischend und wohltuend … oder anders …

als würde jede Zelle des Körpers erfrischt und gereinigt … als würden Leichtigkeit, Frische und auch Freude mit jedem Atemzug … mithilfe des Wassers …

mehr und mehr entstehen … dabei mit Sicherheit auch etwas zu hören … das Gluckern des Wassers …

… vielleicht Vögel … den Wind in den Bäumen …

… alles im und am Fluss …

dabei ruhig … ruhiger … ganz ruhig… wie es vielen Menschen am Wasser ergeht … ganz im gegenwärtigen Moment zu verweilen … und alles ist in Ordnung … denn es ist gut so … alles gut genug … den Schwerpunkt wieder im Boot zu … spüren … fest und klar … die eigene Mitte zu finden … immer da … wie eine Quelle von Ruhe und Kraft … ins Reine zu kommen … oder schon längst zu sein … und das Wasser des Flusses … erfrischend und lebendig …

… wie ein Wassertropfen inmitten des Flusses zu sein … mit all seinen Lebewesen … alles Beschwerende und Erschöpfte … wird frisch und leicht … im Boot … auf dem Fluss … in den Bergen …

… kehren langsam Kraft und Frische zurück … oder sind schon … da …

… das Paddel in die Hand zu nehmen und weiter zu paddeln … oder anders … an sicherer Stelle zu schwimmen …

… nehmen Sie sich die Zeit und die Ruhe … noch etwas an diesem Ort zu verweilen … verbunden mit den Elementen …

zu erholen … Kraft und Heilung … erfahrend …

… und dann noch ein paar tiefe Atemzüge zu … nehmen … den Boden … oder den Stuhl zu spüren … und kehren Sie in Ihrer Zeit langsam wieder in den

Raum zurück … beginnen Sie sich … behutsam zu recken ……………… und zu strecken

… die Augen zu öffnen und dann sich komplett zu reorientieren … und nehmen Sie ruhig ein bisschen dieser Ruhe und dieser Kraft mit in den restlichen Tag.

*(Hinweis: Sie finden diese Meditationsübung auch als Audiodatei zum Download)*

**Tag 13: Wie wäre es mit einem kurzen Brief an den inneren Kritiker?**
Im folgenden finden Sie eine Anregung.

**Übung**

Lieber innerer Kritiker,
nach langem Hadern, Kämpfen und Leiden habe ich verstanden, dass Du ein Teil von mir bist. Du hast mir oft geholfen, schwierige Zeiten zu überstehen, einiges zu erreichen, nicht aufzugeben. Dafür will ich Dir heute danken. (…) … *nun* kommt Ihr eigener Text, denn Ihre Haltung und daraus entstehend Ihre Worte sind es, die zählen …

Wenn die Zeit noch nicht reif ist für diesen Brief, Ihre Ablehnung zu stark ist oder Sarkasmus über die Übung aufsteigen sollte (»Oh Mann, wieder so eine alberne Briefübung …«), dann stellen Sie die Übung zurück und kommen später darauf zurück. Wenn Sie den Brief jedoch ernsthaft und ohne Spielchen schreiben, kann es eine sehr tiefe und berührende Begegnung von Ihnen mit sich selbst werden, in Respekt und (beginnender) Freundschaft.

**Tag 14: Die Abendmeditation**

**Die Abendmeditation**
Guten Abend. Schön, dass Sie da sind. Ich möchte Sie nun zu einer Abend meditation für Therapeuten einladen. Wie auch bei der Morgenmeditation möchte ich Sie bitten, sich einen geschützten, ruhigen und sicheren Ort für diese Meditation auszusuchen, an dem Sie die nächsten Minuten ganz für sich üben können.

Sie können die Abendmeditation im Liegen machen, aber gerne auch im Sitzen oder Stehen, wenn das angenehmer für Sie ist. Wichtig ist auch hier, dass Sie sich wohlfühlen und dass es für Sie stimmig ist. Und nehmen Sie sich auch hier Zeit, eine passende Position zu finden. In Ihrem eigenen Tempo und auf Ihre eigene Art und Weise. Es gibt nichts zu tun und nichts zu leisten, es gibt kein Richtig und kein Falsch. Es geht einfach darum, zu Beginn wahrzunehmen, wie der Körper auf dem Boden liegt oder den Kontakt des Körpers mit dem Stuhl, der Füße mit dem Boden … möglicherweise auch der Beine und des Rückens, des Kopfes mit dem Boden wahrzunehmen … ohne diesen zu bewerten … einfach da sein und präsent sein … ganz wach … wie eine Antenne zu spüren, wie der Kontakt des Körpers mit dem Boden gerade ist …

… und wenn Sie Verspannungen merken sollten nach Ihrem Tag oder Gedanken durch den Kopf gehen … Sie vielleicht erste Bewertungen merken … dann ist das ganz normal …

… seien Sie offen dafür, was Sie zu Beginn dieser Übung wahrnehmen, bevor Sie sich langsam und behutsam … Ihrem Atem zuwenden …

… einatmend den Einatem spüren, wie er die Bauchdecke, vielleicht auch den Brustkorb hebt … und ausatmend auch den Ausatem spüren …

… und dabei dürfen Sie ruhig kräftig ausatmen … Puh … und alle Spannungen des Tages an die Matte, den Stuhl … ganz gleich … abgeben … nehmen Sie zunächst einige tiefe Atemzüge auf diese Art und Weise … für diese wohlwollende und sanfte Art … voller Fürsorge den Tag zu beschließen …

… den Arbeitstag zu beenden …

… alle Anspannung, alle Themen und Belastungen der Menschen, denen Sie heute begegnet sind … hinter sich zu lassen und … abzulegen …

… wie ein Ballast, den ich am Ende dieses Tages … ablegen darf und all das Belastende … und Schwere mithilfe meiner Atmung …

meines Mitgefühls und meiner … wohlwollenden Präsenz …

… transformieren kann … und der eine stellt sich vor, alle Belastungen … wie Gepäckstücke abzulegen … an einen guten, sicheren Platz … den kann es tatsächlich geben, oder der kann auch in der Phantasie bestehen … und jemand anders legt vielleicht alle schweren … Päckchen … in den Korb eines Heißluftballons … steht selber außerhalb des Korbes und legt

… Stück für Stück … alles, was dort hinein soll …

… was belastet hat … um dann … möglicherweise die Taue, wenn das denn gewünscht ist … zu lösen … selbst außerhalb des Korbes …

nachzuschauen, wie der Korb und der Ballon sich in Bewegung setzen …

… diese Leichtigkeit … und Freiheit …

… vielleicht mögen Sie noch einen Augenblick … vielleicht auf einer Wiese

… oder offenem … für Sie angenehmen Feld …

… verweilen … und keine Sorge …

… wer ein Päckchen oder ein Gepäckstück später wieder aufnehmen …

… oder wiederbekommen möchte … der wird es

wiederbekommen … oder auf Ihre, ganz eigene Art …

… alle Belastungen des Tages … zu verwandeln und leichter werden zu lassen

… ganz gleich mit welchen Bildern, Geräuschen …

… Körperempfindungen … Gerüchen … oder vielleicht sogar Geschmäckern Sie das verbinden … diese Transformation …

… hin zu mehr Leichtigkeit … Erholung und tiefer innerer Ruhe …

… ich lade Sie ein, alles, was heute schön für Sie war …
kraftvoll … erheiternd … alles, für das Sie heute dankbar sind
… alles, was Ihnen heute gut genug gelungen ist …
… vor Ihrem inneren Auge aufsteigen zu lassen … und jedes Geräusch, was Sie noch wahrnehmen … hilft Ihnen noch ein wenig mehr …
… dabei … mit jedem Atemzug
… Ihr Erleben zu vertiefen … Freude, Glück und Dankbarkeit zu spüren … vielleicht auch zu lächeln …
und sich all dies im Körper ausbreiten zu lassen … von den Fußspitzen bis …
… zur Krone des Kopfes … angenehm und wohltuend am Ende dieses Tages … und zum Abschluss der Übung können Sie sich …
wenn Sie mögen … bei sich selbst für diesen Tag …
… und dafür, dass Sie sich diese Zeit gerade genommen haben, bedanken …
… und mit einigen tiefen Atemzügen wieder beginnen, den Körper auf dem Boden, dem Stuhl oder im Stehen zu spüren … den Kontakt der Füße und des Rückens … auch des Kopfes zu bemerken … und dann langsam auch im Raum sich zu reorientieren … Geräusche und Licht
… und alles, was im Raum gerade zu bemerken ist, festzustellen …
… und die Übung dann für sich sanft und behutsam zu beenden.

*(Hinweis: Sie finden diese Meditationsübung auch als Audiodatei zum Download)*

Es lohnt sich als Ergänzung oder Alternative zur Meditation sehr, abends den Tag mit dem folgenden positiven Abschluss zu beenden.

Mein Lieblingssatz abends zu mir:

________________________________________

________________________________________

________________________________________

________________________________________

Was habe ich heute Gutes geschafft (auch *normale* Kleinigkeiten zählen!):

________________________________________

________________________________________

________________________________________

________________________________________

Was will ich mir noch Gutes tun?

________________________________________

*(angeregt durch Potreck-Rose und Jacob, 2016, S. 126, modifiziert durch Pigorsch)*

Dieses Arbeitsblatt können Sie natürlich jeden Abend machen! Schneiden Sie sich dieses Feld einfach aus und kleben es sich einfach in Ihren Kalender, sodass daraus ein liebevolles Ritual werden kann.

### Tag 15: Was gibt meinem Leben Sinn?

> »Wir brauchen Sinn in unserem Leben, sodass wir wissen, warum wir hier sind, warum wir tun, was wir tun.« (Khema, 2009, S. 15)

Wie stark ist mein Bedürfnis nach Sinnhaftigkeit (0 = gar nicht, 10 = sehr stark)?

Wie gut ist dieses Bedürfnis im Moment befriedigt? (0 = gar nicht, 10 = sehr stark)?

Was erfüllt mein Bedürfnis, welche Aktivitäten und Momente tragen dazu bei?

Wenn Sie zu wenig Sinn im täglichen Leben erfahren, wie wollen Sie mehr Sinnhaftigkeit schaffen?

Wen können Sie ansprechen, um diese Frage und Ihre Sinnsuche zu vertiefen?

Was werden Sie konkret in der kommenden Woche tun, um Sinnhaftigkeit zu spüren? ☺

# Anhang

Hinweise zu den Arbeitsmaterialien und Audiodateien

Literatur

Sachwortverzeichnis

# Hinweise zu den Arbeitsmaterialien und Audiodateien

Alle Arbeitsblätter, die ungekürzten Kollegeninterviews sowie die Audiodateien zu den einzelnen Meditationsübungen finden Sie auf unserer Internetseite (http://www.beltz.de).

Sie kommen zu diesen Materialien, indem Sie auf die Seite des Titels gehen, den Link zum Arbeitsmaterial anklicken und folgendes Passwort eingeben: **XFJdKUP2** (bitte Groß- und Kleinschreibung beachten).

Dann können Sie das Material herunterladen. Wenn Sie die Seite schließen, kommen Sie zurück zur Inhaltsübersicht. Da das Arbeitsmaterial nur so lange zur Verfügung steht, wie das Buch lieferbar ist, empfehlen wir Ihnen, es sich auf dem eigenen Rechner zu speichern.

### Übersicht der Arbeitsblätter:

- AB 1: Schematischer Zusammenhang zwischen innerem Kritiker und weiteren inneren Anteilen
- AB 2: Erste kleine Aufgabe in Ihrer Arbeit mit dem inneren Kritiker
- AB 3: Schematischer Zusammenhang zwischen innerem Kritiker, dem liebevollen Begleiter und einem weiteren inneren Anteil
- AB 4: Zeichnen Sie Ihre eigene Gefühlslandschaft
- AB 5: Eigene Schutzstrategien erkennen
- AB 6: Den Schmerz benennen
- AB 7: Welche weiteren Schutzstrategien benutzen Sie zum Vermeiden aversiver Gefühlszustände in Therapien?
- AB 8: Den Zusammenhang zwischen Bedürfnissen und innerem Kritiker erkennen
- AB 9: Atemmeditation
- AB 10: Gute Samen wässern!
- AB 11: Glücksmomente sammeln
- AB 12: Den eigenen Ort der Geborgenheit besuchen – Kurzform
- AB 13: Die Motive meines inneren Kritikers
- AB 14: Antworten: die Motive meines inneren Kritikers
- AB 15: Zeichnen Sie ein Bild zum inneren Kritiker
- AB 16: Erstellen Sie Ihre persönliche Plananalyse zum inneren Kritiker
- AB 17: Dem inneren Kritiker in Trance begegnen
- AB 18: Dem inneren Kritiker einen Kompromiss anbieten
- AB 19: Beobachtungsaufgabe

- AB 20: Situationen und/oder Sätze der eigenen Lebensgeschichte zum Thema Wertschätzung
- AB 21: Lob und Strafe
- AB 22: Selbstakzeptanz analysieren
- AB 23: Was ich mir noch nicht verziehen habe …
- AB 24: Ich als Beschützer treffe auf mich selbst
- AB 25: Mich bei einer Vertrauensperson mehr zeigen
- AB 26: Mir selbst einen Brief des Verzeihens schreiben
- AB 27: »Beginning a new«
- AB 28: Meine Selbstkritik in Geschwisterbeziehungen
- AB 29: Dem liebevollen Begleiter in Trance begegnen
- AB 30: Meine Krafträuber
- AB 31: Wie sorge ich für mich selber als Therapeut/in?
- AB 32: Metta-Meditation
- AB 33: Atemmeditation – eigene Verletzungen anerkennen und liebevoll versorgen
- AB 34: Notizen zur Meditation
- AB 35: Spiegelübung
- AB 36: Meine Belastung(en) liebevoll annehmen
- AB 37: Selbstfürsorge für den Körper
- AB 38: Dankbarkeit entwickeln und fördern

## Übersicht der Audiodateien:

a) Den Ort der Geborgenheit besuchen
b) Dem inneren Kritiker in Trance begegnen
c) Ich als Beschützer treffe auf mich selbst
d) Dem liebevollen Begleiter in Trance begegnen
e) Zwischenmeditation
f) Morgenmeditation
g) Bergflussgeschichte
h) Abendmeditation

## Übersicht der ungekürzten Kollegeninterviews

- Du musst es besonders richtig machen (Interview mit Lina, Abschn. 4.2)
- Wie äußere Kritiker die Entwicklung des inneren Kritikers mitgestalten (Interview mit Lukas, Abschn. 4.3)
- Dem inneren Kritiker »Danke sagen«? (Interview mit Tanja, Abschn. 4.5)
- Scheidungskind (Interview mit Sabine, Abschn. 5.3)

- Die Große oder als Scheidungskind funktionieren müssen (Interview mit Franzi, Abschn. 5.4)
- Du solltest dich ein bisschen zusammenreißen! (Interview mit Ronja, Abschn. 6.1)
- Aber das Besondere habe ich nicht! (Interview mit Kim, Abschn. 6.4)

# Literatur


Brahm, A. (2011). Die Kuh, die weinte (9. Aufl.). München: Lotos.

Bucay, G. (2013). Komm, ich erzähl dir eine Geschichte (11. Aufl.). Frankfurt a. M.: Fischer.

Caspar, F. (2018). Beziehungen und Probleme verstehen. Eine Einführung in die psychotherapeutische Plananalyse (4. Aufl.). Göttingen: Hogrefe.

Chödrön, P. (2001). Wenn alles zusammenbricht (11. Aufl.). München: Goldmann.

Chödrön, P. (2013). Den Sprung wagen. Wie wir uns von destruktiven Gewohnheiten und Ängsten befreien. München: Goldmann.

Fritzsche, K. & Hartman, W. (2010). Einführung in die Ego-State-Therapie (3. Aufl.). Heidelberg: Auer.

Grawe, K. (1998). Psychologische Therapie. Göttingen: Hogrefe.

Heidenreich, T. & Michalak, J. (2004). Achtsamkeit und Akzeptanz in der Psychotherapie. Ein Handbuch (3. Aufl.). Tübingen: dgvt.

Juul, J. (2018). Dein kompetentes Kind. Auf dem Weg zu einer neuen Wertegrundlage für die ganze Familie (15. Aufl.). Reinbek bei Hamburg: Rowohlt.

Deutsch-Vietnamesisch-Buddhistische Gemeinde (e. V.): http://www.phathue.de/buddhismus/praxis/meditation/metta-fur-kinder/(Zugriff: 24.10.2018)

Hüther, G. (2014). Biologie der Angst. Wie aus Stress Gefühle werden (12. Aufl.). Göttingen: Vandenhoeck & Ruprecht.

Jänicke, W. (2006–2009). Seminar systemische Therapie und Selbsterfahrung im Rahmen der Weiterbildung zum Psychologischen Psychotherapeuten an der Ruhr-Universität Bochum.

Khema, A. (2005). Um was geht's denn wirklich? Fragen an Ayya Khema zur buddhistischen Praxis im Alltag. Uttenbühl: Jhana.

Khema, A. (2009). Ein Leben in Weisheit und Liebe. Begegnung mit einer Mystikerin. Uttenbühl: Jhana.

Khema, A. (2016). Sei dir selbst eine Insel. Buddhas Weg zu innerem Glück und Frieden. Uttenbühl: Jhana.

Kockum, Å. F. (2018). Ett liv i balans: Hantera stress och oro med dagdrommar, ACT, meditation och mindfulness. Stockholm: Lava förlag.

Kohn, A. (2016). Liebe und Eigenständigkeit. Die Kunst bedingungsloser Elternschaft jenseits von Belohnung und Bestrafung (6. Aufl.). Freiburg: Arbor.

Peichl, J. (2013). Innere Kritiker, Verfolger und Zerstörer. Ein Praxishandbuch für die Arbeit mit Täterintrojekten (3. Aufl.). Stuttgart: Klett-Cotta.

Mühlbacher, S. (2018). Das Leben führt nach Hause. In: Intersein. Zeitschrift in der Dhyana-Tradition von Thich Nhat Hanh. (52), 26–27.

Phillips, M. & Frederick, C. (2003). Handbuch der Hypnotherapie bei posttraumatischen und dissoziativen Störungen (3. Aufl.). Heidelberg: Auer.

Potreck-Rose, F. & Jacob, G. (2015). Selbstzuwendung, Selbstakzeptanz und Selbstvertrauen. Stuttgart: Klett-Cotta.

Reddemann, L. (2003). Imagination als heilsame Kraft (20. Aufl.). Stuttgart: Klett-Cotta.

Reddemann, L. (Hrsg.). (2011). Kontexte von Achtsamkeit in der Psychotherapie. Stuttgart: Kohlhammer.

Rosenberg, M. B. (2003). Gewaltfreie Kommunikation (12. Aufl.). Paderborn: Junfermann.

Schwartz, R. (2018). Systemische Therapie mit der inneren Familie (8. Aufl.). Stuttgart: Klett-Cotta.

Thich Nhat Hanh (2006a). Kein Werden, kein Vergehen. Buddhistische Weisheiten für ein Leben ohne Angst (2. Aufl.). Frankfurt a. M.: Fischer.

Thich Nhat Hanh (2006b). Über das Wesen des Glücks. Frankfurt a. M.: Fischer.

Watkins, J. G. & Watkins, H. H. (2012). Ego-States – Theorie und Therapie. Ein Handbuch (3. Aufl.). Heidelberg: Auer.

# Sachwortverzeichnis


**A**
Abgetrenntheit 15
Achtsamkeitsretreat 204
Affären 156
Alkohol 156
Angst 62
Authentizität 129
Autoaggression 36
Autopilot 197

**B**
Bashing 137
Bindung 20
Bluff 157
Buddhismus 170

**C**
Christentum 170

**D**
Dankbarkeit 210
Demut 122
Demutsproblem 157
Dependenz 136
Dissonanz zum Selbstbild 58

**E**
Ego-States 60, 87, 116
– täternahe 59
Egozentrik 123
Eigenanteile 209
Emotionale Dissonanz 58
Empathie 129
Empathiefähigkeit 129, 209
Ernährung 208
Erziehungsstil 135
Essattacken 128
European Institute of applied Buddhism (EIAB) 65

**F**
Fassade aufbauen 40
Feuerwehr 46

**G**
Geheimnisträger 27
Gentle-Eyes-Modell 46
Geschwisterbeziehungen 174
Geschwisterkonstellationen 174
Grandiosität 33
Grundbedürfnis
– nach Bindung 29
– nach Lustgewinn / Unlustvermeidung 42
– nach Orientierung und Kontrolle 39
– nach Selbstwerterhöhung 32
Grundbedürfnisse 20
»Gute« Eltern 137

**H**
Heilsbringer 27
Hochdruck 203

**I**
Ich-Erleben 15, 129
Ich-synton 17, 78, 129
Ideal 46, 96, 197
Identifikation 17
Impulskontrolle 23
Innere Botschaften 60
Innere Familie 20
Innerer Anteil 15 ff.
Innerer Anteil 20
Innerer Beobachter 15
Innerer Kritiker 57
– flexibler 23
– schädlicher 22, 25
– unflexibler 16
Innerer Verfolger 57 f.
Innerer Zerstörer 57, 59
Introjektion 16
Ironie 184, 201

**K**
Kommunikationsmuster 174
Kompensationsstrategien 40, 128
Konsumverhalten 66
Kontrolle 21

**L**
Leidensdruck 203
Lernerfahrungen 23
Liebevoller Begleiter 180
Lob 135
Lösungsversuch 61
Lustgewinn 21

**M**
Machtlosigkeit 59
Meditation 46, 71, 177
Mettameditation 183
Minderwertigkeit 58
Mitgefühl 46
Modell für Selbstfürsorge 206
Moralvorstellung 16

**O**
Objektkonstanz 18
Ort der Geborgenheit 68

**P**
Parentifizierung 173
Plananalyse 79
Posttraumatische Belastungsstörung 18
Prestigeobjekt 135
Prokrastinieren 23
Prozessorientierung 86

**R**
Rapport 86
Repräsentanz des Objektes 17
Rollenvorbild 194

**S**
Sarkasmus 180
Scheidungskind 129, 240
Schönheitsideal 195
Schuldübernahme 59
Schutzstrategien 59
Selbsterfahrung 27, 79, 211
Selbstfürsorge 22, 140, 181, 202

Selbstmedikation 211
Selbstwerterhöhung 20
Selbstzerstörung 58
Sinn 235
Soziale Kompetenzen 209
Spannungslösern 67
Spiegeln 158
Suchtmittelgebrauch 128
Supervision 211
Supervisionsgruppen 211

**T**

Täteridentifizierte Teile 59
Terminplanung 206
Therapieprozess 30
Trancen 30
Transformation 156
Trauma 18
Trennung 136

**U**

Überlegenheitskomplex 33
Übertragungsprozesse 209
Überverantwortliche Kinder 174
Unlustvermeidung 21

**V**

Verantwortung 122
Verfolgerübung 62
Verletzungen 46
Verlustangst 59, 124
Vertikale Verhaltensanalyse 79
Verzeihen 158

**W**

Wut 59, 77, 110

**Z**

Zynismus 180